Jürgen Bauer

Epilepsie

Nützliches zu Behandlung und Beratung

Mit 38 Abbildungen und 131 Tabellen

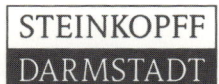

STEINKOPFF
DARMSTADT

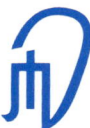

Prof. Dr. Jürgen Bauer
Universitätsklinikum Bonn, Klinik für Epileptologie
Sigmund Freud-Str. 25, 53105 Bonn

ISBN 3-7985-1357-0 Steinkopff Verlag Darmstadt

Die Deutsche Bibliothek – CIP-Einheitsaufnahme
Ein Titeldatensatz für diese Publikation ist bei
Der Deutschen Bibliothek erhältlich

Steinkopff Verlag Darmstadt
ein Unternehmen der BertelsmannSpringer Science+Business Media GmbH

http://www.steinkopff.springer.de

© Steinkopff Verlag Darmstadt 2002
  Printed in Germany

Umschlaggestaltung: Erich Kirchner, Heidelberg
Redaktion: Dr. Maria Magdalene Nabbe   Herstellung: Klemens Schwind
Zeichnungen: Albert und Regine Gattung
Satz: K + V Fotosatz GmbH, Beerfelden

SPIN 10887153   80/7231-5 4 3 2 1 0 – Gedruckt auf säurefreiem Papier

Inhaltsverzeichnis

Danksagung

Für die Unterstützung beim Erstellen des Manuskriptes bzw. die Erlaubnis zum Abdruck von Texten oder Abbildungen danke ich

Prof. Dr. P. Bülau, Prof. Dr. G.D. Burchard, Priv.-Doz. Dr. W. Burr, Prof. Dr. D. Claus, Prof. Dr. E. Doppelfeld, Prof. Dr. C.E. Elger, Prof. Dr. Friedel, Frau P. Gehle, Dr. R. Lösch, Frau D. Meinecke, Dr. M. Neumann, Dr. M. Noack-Rinck, Dr. J. von Oertzen, Frau Reith, Dr. Reith, Prof. Dr. U. Stephani, Frau H. Storma, Frau I. Tuxhorn, MB, ChB, Priv.-Doz. Dr. H. Urbach.

Herrn Dr. T. Thiekötter und Frau Dr. M.M. Nabbe, Steinkopff Verlag, danke ich für die spontane Bereitschaft, das Projekt zu realisieren.

■ Hinweis

Die Angaben in diesem Buch beziehen sich allein auf Diagnostik und Therapie bei Erwachsenen

Teil A Fakten

1 Versuch über die Epilepsie

Should I, after tea and cake and ices
Have the strength to force the moment to its crisis?
T. S. ELIOT, The Love Song of J. Alfred Prufrock

Erfahrung ist die Grundlage aller Erkenntnis, dies gilt auch für medizinische Belange und auch für die Untersuchung und Behandlung von Menschen mit Epilepsie. Die Bewegung im System einer Erkrankung schafft Standpunkte, von denen aus sich eine Struktur entwickelt, mit der man die Belange des Untersuchens, des Behandelns, und des Beratens erfasst, und die sich in Begriffen niederschlägt. Begriffe sind der Schlüssel des vermittelnden Lehrens und verstehenden Lernens, des Aufnehmens der Geschwindigkeit bekannten Wissens, des Einbindens persönlicher Sprach- und Wertvorstellungen in das Verständnis der terminologischen Dimension einer Disziplin, etwa der Epileptologie. Man müsste zurückkehren zu den Ursprüngen der medizinischen Erkenntnis, wollte man sich im Kontext des aktuell Gewussten wissend mitbewegen. Das verstehend-analysierende Zurückkehren zu den Ursprüngen, das Für-sich-selbst-Entwickeln einer Disziplin, ist faktisch nicht möglich, zu aufwändig an Zeit wäre dieses Unterfangen, und es würde nicht zwangsläufig zu denselben Erkenntnissen führen, die wir aus heutiger Sicht vermitteln. Sich dem Heutigen zu verschreiben heißt auch, sich den Fehlern und Inkongruenzen der Vergangenheit zu unterwerfen, zunächst zumindest.

Lernen aus der Sicht heutiger Kenntnis bedeutet also ein Sich-mitbewegen des Lernenden. Mitgehen heißt aber immer auch Mitgenommen werden, und genau dies will dieser Versuch, dieses Buch. Es ist ein Mitgenommen werden zu Fakten, angeordnet und kommentiert aus der Sicht des Autors, damit individuell, damit verbesserbar, damit aber in der Möglichkeit, dass sich am So-Sehen des Autors ein Eigen-Sehen des Lesers entwickelt.

Epilepsien, so lehren wir, sind Erkrankungen vielgestaltiger Ursachen mit dem wiederkehrenden Symptom epileptischer Anfall. Und dieses Grundwissen prägt unser Verständnis für viele Fragen der Diagnostik und Therapie, und ist dabei doch letztlich allzu simplifizierend.

Epilepsien sind eigentlich Erkrankungen mit einer ihnen innewohnenden Eigendynamik, mit einer Dynamik in Manifestation und Verlauf, mit überindividuellen Charakteristika, mit einem Erkrankungsprofil per se. Epilepsien sind Erkrankungen, die nur einen kleinen Bereich der von uns begrifflich damit gefassten Leiden meinen, es sind die idiopathischen Erkrankungen, etwa die Epilepsien mit Absencen, myoklonisch-impulsiven Anfällen und Grand mal.

Und all der Rest? Epilepsien nicht-idiopathischer Genese sind Begriffs-
bildungen anlässlich *eines* Symptoms einer Hirnschädigung, und hierbei
leuchtet die soziale Dimension dieser Diagnose bereits auf. Nicht Aphasie-
krank, nicht Parese-krank, nein, Epilepsie-krank ist ein Mensch mit epileptischen Anfällen als Folge einer Hirnschädigung. Epileptische Anfälle
rücken in der Wahrnehmung der Erkrankung des betroffenen Menschen in
den Vordergrund, formulieren seinen Zustand im Begriff der „Symptomatischen Epilepsie" und binden ihn ein in die sozial vorgegebene Haltung zur
Epilepsie. Hier trennt man nicht mehr die Geschichte des Individuums von
der Geschichte menschlicher Vorurteile und traditioneller Bewertungen.

Die landläufige Sicht der Bevölkerung zwingt den Erkrankten in eine
vorurteilsbehaftete Diagnose. Dies ist durchaus eine individuelle und soziale Katastrophe, neben der bereits gesundheitlichen Schädigung. Das Dilem-
ma liegt dabei letztlich auch im Patienten und in seinen ihm vertrauten
Menschen selbst: Sie sind mit ihren Vorbehalten gegenüber dieser Erkrankung Teil der traditionellen Vorstellungen. Ihre (verständliche) Abwehr gegen die Erkrankungsdiagnose und die damit verbundene Tendenz zur Dis-
simulation oder Minimierung von Symptomen (etwa so genannte kleine
Anfälle nicht als epileptisch anzuerkennen) ist dabei nur allzu verständlich,
heißt aber den Symptomen Raum zu geben, anstelle ihnen konsequent zu
begegnen. Den Patienten im Verständnis um die Ursache der Erkrankung
zu stützen, ist eine wesentliche ärztliche Aufgabe.

Epilepsien, jedweder Coleur, sind auch soziale Erkrankungen. Nicht selten gelingt es uns keineswegs die Erkrankung zu heilen, doch das Verhindern des Symptoms rezidivierender epileptischer Anfälle führt zumindest
zur sozialen Heilung. Der Betroffene verschwindet dann in der Normalität
des Alltags und hält die Attribute sozialer Akzeptanz (etwa die Fahrerlaubnis) in Händen. Das ist nicht wenig in einer Zeit, in der wir uns schon lange nicht mehr über uns, sondern über unsere Wahrnehmung durch Dritte
definieren.

Es wäre ein sozialer Gewinn, würden wir bei erworbenen Erkrankungen
mit epileptischen Anfällen nicht mehr von Epilepsien sprechen, ohne die
medizinische Konsequenz dadurch zu vergessen. Wie oft gelingt es durch
ein mit dem Patienten vereinbartes Umbenennen der Anfälle in Attacken,
Episoden oder in seine Privatsprache mit dem Symptom Anfall besser um-
zugehen. Hierin auch mitbegründet liegt die inflationäre Verwendung des
Begriffs Absence. Welcher Laie würde dahinter das Bestehen einer Epilepsie
vermuten, welche Hilfe ist dies in der inneren Wertvorstellung des betroffenen Menschen selbst? Das Rettende in der Gefahr, die Verwendung sozial
kompatibler Erkrankungsbegriffe, gefährdet allerdings die medizinische
Verständigung und das medizinische Verständnis. In dieser, mit dem Patienten kommunizierenden, Situation werden Begriffe fragil, nehmen eine
andere Bedeutung an, und sind vom Arzt hinüberzulesen in die Terminolo-
gie seiner Fachsprache, ohne sie dem Patienten zu nehmen, ohne ihn um-
erziehen zu wollen. Eine Absence gilt es zu hinterfragen (oft verbirgt sich
dahinter ein komplex-fokaler Anfall), die Angabe einer Anfallsfreiheit gilt

es subtil gegenzuhören (oft wird das Nicht-mehr-Auftreten von Grand mal bei Persistenz kleiner Anfälle gemeint). Dieses Verstehen der Patientensprache und der Patientennöte setzt die Kenntnis der Erkrankungssymptome und -verläufe voraus, dann kommt man zum subtil, aber bestimmt suchenden – dem wissenden Fragen. Dieses Leiten der Energie sinnvoller Diagnostik und konsequenter Therapie im Verständnisrahmen des betroffenen Menschen, zeichnet die übergeordnete Position des Arztes aus.

Und so beginnt ein Ringen, um die heute mögliche, optimale Behandlung aus Sicht beider Beteiligten, Patient und Arzt. Der Wunsch des Patienten ist dabei maßgeblich, der Arzt zeigt die Möglichkeiten heutiger Medizin auf, aber auch die menschlich definierten Grenzen: Fehlende Fahrerlaubnis und Nebenwirkungen der oft ungeliebten Medikation werden dem Arzt als menschlicher Willkürakt vorgehalten. Dem demiurgisch Fakten schaffenden Menschen, der scheinbaren Ungerechtigkeit seiner Entscheidungen gilt das Aufbegehren des Patienten um ein vieles mehr, als der quasi göttlichen Schicksalshaftigkeit des Erkranktseins selbst. Nicht die Chancen, die Begrenzungen prägen oft die Sicht des Betroffenen.

Menschen mit epileptischen Anfällen so wirksam wie möglich zu helfen heißt die Behandlungs- und Beratungsmöglichkeiten im Voraus ins Auge zu fassen und den Weg in all seiner Konsequenz zu verfolgen, immer im Mitnehmen des Patienten. Dabei ist nur ein informierter Arzt auch ein kompetenter Arzt. Nur er kann die Grenzen sozialer Beschränkungen für den einzelnen Patienten ausloten. Nur er kann auch die Konsequenz der Therapie überzeugend vermitteln. „Der große Wille hat mit der großen Leidenschaft jene Ruhe des langsamen Sichbewegens gemeinsam, die schwer antwortet, schwer reagiert, nicht aus Unsicherheit und Schwerfälligkeit, sondern aus der weit ausgreifenden Sicherheit und der inneren Leichtigkeit des Überlegenen" (Heidegger, 1996).

Wissen heißt Fakten zu kennen und diese in den Kontext einer Entscheidung einzubetten, sei es in Diagnostik oder Therapie. In diesem Bereich begegnet uns die Epilepsie sehr wohl in vielen Facetten, veritablen Stadien. Die Unterteilung in eine beginnende, eine etablierte und eine chronische Phase der Erkrankung erweist sich hierbei als hilfreich. Damit lässt sich auch die Vielfalt der therapeutischen Optionen vereinfachend strukturieren und stringent einsetzen, Verträglichkeit und antikonvulsiver Potenz in unterschiedlichem Maße Bedeutung gebend.

Die Reduktion der Epilepsien auf eine Abfolge epileptischer Anfälle in variabler Frequenz vermittelt rasch eine vermeintliche ärztliche Kompetenz. Auf dem Boden eines solchen Wissens zunächst einmal zu verharren und Erfahrung zu sammeln, ist nicht grundsätzlich falsch.

Schon bald wird man feststellen, Epileptologie ist nicht allein Iktologie. Die Vielfalt von Symptomen durch epileptische Anfälle, durch epileptische Aktivität und durch die mittelbare Reaktion des sozialen Umfeldes bedarf einer vorausschauenden und begleitenden Überprüfung der Sinnhaftigkeit möglicher Behandlungskonzepte. In der Unterschiedlichkeit der Epilepsieverläufe und der Variabilität sozialer Umstände wird man immer weiter hinzu lernen müssen, in asymptotischer Annäherung an das Optimum der Behandlung und sozialen Beratung für den Patienten sich bewegend, aus dem medizinischen Wissen und der Erfahrung schöpfend.

> *Jetzt wär es Zeit, dass Götter träten aus bewohnten Dingen...*
> *Und dass sie jede Wand in meinem Haus umschlügen. Neue Seite.*
> *Nur der Wind, den solches Blatt im Wenden würfe, reichte hin,*
> *die Luft, wie eine Scholle, umzuschaufeln: ein neues Atemfeld.*
> *Oh Götter, Götter! Ihr Oftgekommenen, Schläfer in den Dingen,*
> *die heiter aufstehn, die sich an den Brunnen,*
> *die wir vermuten, Hals und Antlitz waschen*
> *und die ihr Ausgeruhtsein leicht hinzutun*
> *zu dem, was voll scheint, unserem vollen Leben.*
> *Noch einmal sei es euer Morgen, Götter.*
> *Wir wiederholen. Ihr allein seid Ursprung.*
> *Die Welt steht auf mit euch, und Anfang glänzt*
> *An allen Bruchstellen unseres Mißlingens...*
> RAINER MARIA RILKE

■ Literatur

Eliot TS (1998) Gedichte. Suhrkamp, Frankfurt am Main
Rilke RM (1997) Gedichte. Reclam, Stuttgart
Heidegger M (1996) Nietzsche, 6. Aufl. Neske, Stuttgart

2 Diagnose und Verlauf

Time present and time past
Are both perhaps present in time future,
And time future contained in time past.
T. S. ELIOT, Four Quartets

■ Was ist eine „Epilepsie"?

Die Erkrankung Epilepsie wird erkannt und terminologisch gefasst mit dem Auftreten epileptischer Anfälle. Sie kann sich allerdings bereits über Jahre oder Jahrzehnte in Statu nascendi befunden haben. Zufallsbefunde epilepsietypischer Aktivität im Elektroenzephalogramm (EEG), die eine solche Entwicklungsphase belegen könnten, berechtigen jedoch noch nicht zur klinischen Diagnose „Epilepsie", da nicht jeder dieser Personen später manifest erkrankt, d. h. epileptische Anfälle erleidet.

Mit der Diagnose „Epilepsie" unterstellt man, dass die Anfälle sich wiederholen werden und dass ihrem Auftreten eine chronisch funktionell gestörte Neuronenpopulation im zerebralen Kortex zugrunde liegt (Tabelle 2.1 und 2.2). Damit grenzt man die „Epilepsie" ab vom Auftreten epileptischer Anfälle als Folge einer flüchtigen Verstärkung der neuronalen kortikalen Exzitabilität durch (extra)zerebrale Auslösefaktoren bei einer ansonsten nicht gestörten Hirnfunktion (Gelegenheitsanfälle; siehe auch Abschnitt B, „Der erste epileptische Anfall im Erwachsenenalter"). Die Epilepsiediagnose beinhaltet nicht eine Mindestanzahl von epileptischen Anfällen, die sich in einer vorgegebenen Zeiteinheit manifestieren. Epilepsien mit geringer Anfallsfrequenz bezeichnet man als „Oligo"-Epilepsien.

Für viele diagnostische und therapeutische Fragen ist eine Trennung in verschiedene Ebenen und Stadien der Erkrankung hilfreich, die in Abbildung 2.1 schematisch dargestellt sind. Aus dem Anfallstyp schließt man auf das Antiepileptikum, die Ätiologie gibt Auskunft über die Therapieprognose (günstig bei idiopathischen Epilepsien), das Stadium definiert das therapeutische Vorgehen (siehe Kapitel 4: Therapie).

Eine Epilepsie ist mehr als die Summe der auftretenden epileptischen Anfälle. Auch die interiktalen epileptischen Entladungen können zu Funktionsstörungen führen. Dies ist insbesondere dann der Fall, wenn der epileptische Fokus im Temporallappen lokalisiert ist. Kognitive, endokrine und psychische Störungen werden dann gehäuft manifest.

Tabelle 2.1. Diagnosekategorien von Epilepsie

■ **Epilepsie:** Chronische Erkrankung auf dem Boden einer gesteigerten Exzitabilität kortikaler Neurone, gekennzeichnet durch die rezidivierende Manifestation epileptischer Anfälle

■ **Wissenschaftliche Epilepsiediagnose:** (Erster) epileptischer Anfall plus Nachweis einer gesteigerten Exzitabilität kortikaler Neurone mittels Elektroenzephalogramm

■ **Klinisch-therapeutische Diagnose:** Rezidivierende Manifestation (überwiegend) unprovozierter epileptischer Anfälle

Tabelle 2.2. Epidemiologische Daten und Definitionen zu Epilepsie (nach Gubermann und Bruni, 1999)

■ **Prävalenz der Epilepsien:** 1% (USA, Europa) bis 4–5% (Afrika)

■ **Aktive Epilepsie:** Menschen mit epileptischen Anfällen innerhalb der letzten 5 Jahre

■ **Fieberkrämpfe:** 2–5% der Kinder < 5. Lebensjahr

■ **Inzidenz der Epilepsien:** 40–70 Neuerkrankungen pro 100 000 Menschen pro Jahr (bis 100–190 in den so genannten Entwicklungsländern), erhöht im Alter und bei Kindern

■ **Kumulative Inzidenz der Epilepsien und epileptischen Anfälle:** 2–4% der Menschen entwickeln innerhalb ihres Lebens eine Epilepsie. 8% aller Menschen erleiden einmalig einen epileptischen Anfall

■ **Verhältnis fokale zu generalisierte Anfälle:**
<40. Lebensjahr: 1 : 1
>40. Lebensjahr: 3 : 1

Anfall	fokal	generalisiert		Wahl des AED
Epilepsie	symptomatisch/ kryptogen	idiopathisch	unklare Ursache	Therapieprognose
Stadium	beginnend	etabliert	chronisch	Strategie der Therapie

Abb. 2.1. Ebenen in der Klassifikation epileptischer Anfälle und Epilepsien. Der Anfallstyp bestimmt die Wahl des Antiepileptikums (AED), die Ätiologie der Epilepsie gibt Auskunft über die Behandlungsprognose, das Stadium der Erkrankung bestimmt die Behandlungsstrategie

■ Wie belegt man die Diagnose „Epilepsie"?

Man muss nachweisen, dass der Patient epileptische Anfälle erleidet, die sich a) auch spontan wiederholen oder bereits wiederholt haben (Nachweis durch Beobachtung oder Anamnese) und/oder b) für deren Entstehen eine umschriebene oder diffuse Funktionsstörung **neokortikaler Neurone** nachweisbar ist (Nachweis von Funktionsstörungen im interiktalen Elektroenzephalogramm). Die zeitlichen Abstände zwischen den Anfällen sind dabei nicht von Belang. Epilepsien mit seltener Manifestation epileptischer Anfälle (meist Grand mal) werden als Oligoepilepsien bezeichnet (Tabelle 2.3 bis 2.9).

Tabelle 2.3. Rezidivrisiko nach einem ersten epileptischen Anfall im Erwachsenenalter

	Kommentar	Quelle
Erhöhtes Rezidivrisiko	fokaler Anfall epilepsietypische EEG-Potenziale abnormer neurologischer Untersuchungsbefund	
Rezidivrisiko nach einem 1. Anfall (Meta-Analyse)	30–75% (im Mittel 51%)	Berg & Shinnar, 1991
Rezidivrate: Kohortenstudie	Rezidiv bei 50% in 4 Jahren, davon 61% im ersten Jahr Rezidiv bei 77% in 5 Jahren bei symptomatischer Ätiologie Rezidiv bei 45% in 5 Jahren bei idiopathischer Ätiologie	Annegers et al., 1986
Rezidivrate: prospektive Studie	Rezidiv bei 39% in 5 Jahren. 74% der Patienten wurden allerdings nach 1. Anfall behandelt Ein dritter Anfall folgte in 5 Jahren bei 64% bei idiopathischer Ätiologie, bei 87% bei symptomatischer Ätiologie	Hauser et al., 1998
Rezidivrate: behandelt vs unbehandelt	Nach 1. Grand-mal-Rezidiv in 22% (behandelt) vs 71% (unbehandelt) in 3 Jahren	Gilad et al., 1996
Rezidivrate: behandelt vs unbehandelt	Follow-up nach 1. Grand mal über 2 Jahre Rezidiv bei 24% (behandelt) vs 42% (unbehandelt) häufigste Rezidive in den ersten 6 Monaten	Musicco et al., 1997

Tabelle 2.4. Rezidivrisiko nach einem ersten unprovozierten epileptischen Anfall (nach Hauser, 1993)

Risikofaktoren	Anfallsrezidiv nach		
	12 Monaten	24 Monaten	36 Monaten
■ Alle Patienten (N=78)	7%	12%	16,7%
■ Idiopathische Genese, Zwilling erkrankt (N=10)	20%	20%	31,4%
■ Idiopathische Genese mit SWP im EEG (N=10)	10%	55%	55%
■ Idiopathische Genese, zuvor provozierte Anfälle (N=7)	–	14,3%	28,6%
■ Idiopathische Genese, Auffälligkeiten im klinischen Untersuchungsbefund (N=13)	9,3%	15,4%	20,3%
■ Idiopathische Genese, Auffälligkeiten im klinischen Untersuchungsbefund und weitere Auffälligkeiten (N=26)	14,3%	14,3%	22,7%
■ Chronisch symptomatische Genese (N=32)	15,9%	15,9%	24,8%
■ Chronisch symptomatische Genese mit Todd-Parese (N=4)	–	25%	50%
■ Chronisch symptomatische Genese, zuvor provozierte Anfälle (N=3)	100%	100%	100%
■ Chronisch symptomatische Genese mit vielen Anfällen oder Status epilepticus (N=8)	25%	37,5%	37,5%

SWP Generalisierte Spike-wave-Paroxysmen; *EEG* Elektroenzephalogramm

Tabelle 2.5. Wiederholungsrisiko nach einem ersten Anfall (meist Grand mal) (Meta-Analyse aus 7 Studien) (nach van Donselaar, 1997)

	Wiederholungsrisiko
Nach 1. Anfall	36–42%
>1 Jahr nach 1. Anfall	6–10%
>2 Jahre nach 1. Anfall	3–7%
>3 Jahre nach 1. Anfall	0–6%
>4 Jahre nach 1. Anfall	1–2%

Beispiele für Befunde bei Diagnosestellung

■ Durch die Anamnese belegte Grand mal mit Rezidiven alle 1–2 Jahre und unauffälligen Zusatzbefunden (Grand-mal-Epilepsie).

■ Komplex-fokale Anfälle, Sharp-wave-Fokus temporal links mit oder ohne morphologische Auffälligkeit im kraniellen MRT (Temporallappenepilepsie).

Tabelle 2.6. Relatives Risiko der Manifestation einer Epilepsie (Risiko der Kontrollgruppe = 1,0) (nach Hauser und Hesdorffer, 1990; Hesdorffer und Verity, 1997)

Aspekt	Relatives Risiko
■ Schädel-Hirn-Trauma	
– militärisch	580
– zivil schwer	29
– zivil mäßig	4
– zivil leicht*	1,5
■ Hirninfarkt	20
■ Enzephalitis	16
■ Alkoholabusus	10,1
■ Alzheimer-Erkrankung	10
■ Bakterielle Meningitis	4
■ Multiple Sklerose	4
■ Depression*	3,7
■ Enzephalomyelitis disseminata	3,6
■ Alkoholabusus	3
■ Heroinabusus	3
■ Familiäre Belastung	2,5
■ Erhöhtes Embolierisiko	2,3
■ Aseptische Meningitis	2
■ Bluthochdruck*	1,3
■ Elektrokrampfbehandlung*	1,5
■ Trizyklische Antidepressiva*	1,5
■ Neuroleptika*	1,3
■ Marihuanaabusus	0,4

* kein signifikanter Unterschied

■ Ein durch Schlafmangel ausgelöster erster Grand mal mit dem Nachweis generalisierter bilateraler Spike-wave-Paroxysmen im Intervall-EEG mit oder ohne anamnestischen Hinweis auf zusätzlich kleine Anfälle z. B. Absencen (idiopathische Epilepsie mit generalisierten Anfällen).

Unwillkürliche Entäußerungen und Empfindungen werden nur dann als epileptisch bezeichnet, wenn die Ursprungsneurone ihren Sitz im Neokortex des Großhirns haben. Entladungen aus zerebellären, spinalen, Hirnstamm- oder Basalganglienneuronen werden definitionsgemäß nicht als epileptische Phänomene gefasst.

Tabelle 2.7. Risikofaktoren für posttraumatische Epilepsien (nach Magun und Laub, 1996)

Schädigungsaspekt	Geschätzte Häufigkeit der Anfälle
Frühanfälle (Anfälle in den Tagen 0–7 nach Trauma)	
■ Global	2–6%
■ Schädeltrauma mit linearer Schädelfraktur	7%
■ Impressionsfraktur	10–11%
■ Koma >24 Stunden	11–14%
■ Intrakranielles Hämatom	20–30%
Spätanfälle (ab Tag 8 nach Trauma)	
■ Global	1–5%
■ Schädeltrauma >24 Stunden	5%
■ Impressionsfraktur	17–25%
■ Zustand nach Frühanfällen	15–30%
■ Intrakranielles Hämatom	35%
■ Penetrierende Schussverletzung	40–50%

Tabelle 2.8. Risiko für die Manifestation epileptischer Anfälle in der Akutphase von Hirninfarkt und -blutung (nach Labovitz et al., 2001)

■ Marklagerinfarkt	0,6%
■ Lobulärer Infarkt	5,9%
■ Marklagerblutung	4,0%
■ Lobuläre Blutung	14,3%
■ Subarachnoidalblutung	8,0%

■ Wie erfasst man epileptische Anfälle?

Selten ist es möglich einen Anfall zu beobachten oder aufzuzeichnen. Daher sind retrospektiv durchgeführte Untersuchungen von großer praktischer Bedeutung. Je zeitlich näher diese zum Anfall liegen, um so aussagekräftiger sind die Ergebnisse (Tabelle 2.10).

■ Gibt es besondere Faktoren durch die epileptische Anfälle ausgelöst werden können?

Typische Triggerfaktoren können darauf hinweisen, dass der Patient an einer Reflex-Epilepsie leidet (nahezu ausschließliche Manifestation von Anfällen im Kontext spezifischer Auslösefaktoren) oder an Epilepsien, bei denen

Tabelle 2.9. Risiko der Manifestation einer Epilepsie nach Hirninfarkt (nach So et al., 1996)

N = 535	
Anfallsmanifestation	Prozentualer Anteil der Patienten
■ Anfall in der 1. Woche nach Hirninfarkt (signifikant nach Infarkt der Arteria cerebri anterior)	6% (davon 78% in den ersten 24 Stunden)
■ Anfall nach > 1 Woche	5% (darin beinhaltet 3,4% mit mehreren Anfällen in der Folge = Epilepsie).
■ Kumulatives Risiko für die Manifestation eines ersten Anfalls > 1 Woche nach Hirninfarkt nach 1 Jahr nach 2 Jahren nach 5 Jahren nach 10 Jahren	3% 4,7% 7,4% 8,9%

Auslösefaktoren zusätzlich zu spontan auftretenden Anfällen relevant sind (z. B. idiopathische Epilepsien: Photostimulation oder Schlafmangel) (Tabelle 2.11).

■ Was sagt die Diagnose „Epilepsie" aus?

Mit der Diagnose „Epilepsie" drückt man aus, dass der betroffene Mensch durch die Manifestation eines oder mehrerer Anfälle gezeigt hat, dass er dazu neigt spontan manifest werdende epileptische Anfälle zu erleiden, und dass Anfallsrezidive sehr wahrscheinlich sind. Dies bedeutet allerdings im Einzelfall noch nicht, dass man jeden Menschen mit Epilepsie sofort antikonvulsiv medikamentös prophylaktisch behandeln muss. Die Diagnose „Epilepsie" ist also nicht per se identisch mit einer Indikation zur medikamentösen Therapie (wenn dies auch bei vielen Patienten mittelfristig der Fall ist). Die Entscheidung zur Behandlung hängt, insbesondere zu Beginn der Erkrankung, von vielen individuellen Umständen ab (siehe Kapitel 4, Therapie).

■ Wie formuliert man eine Epilepsiediagnose?

Terminologisch muss man das Hauptsymptom der Epilepsien, die epileptischen Anfälle, von der übergeordneten Erkrankung Epilepsie trennen (Tabelle 2.12 bis 2.15).

Tabelle 2.10. Möglichkeiten zum verbesserten Erfassen von Symptomen bei vermutet epileptischen Anfällen (nach Bauer und Elger, 1994; Bauer et al., 1993; Bauer, 1999)

Methode	Kommentar
■ Eigenanamnese	Symptome aktiv erfragen, gerade bei vermuteten kleinen Anfällen. Beachte: 50% der Auren eines Grand mal werden nicht erinnert!
■ Fremdanamnese	Im Zweifelsfall von elementarer Bedeutung. Symptome aktiv erfragen, gerade bei vermuteten kleinen Anfällen.
■ Videoaufzeichnung	Motivieren zur ambulanten heimischen Videodokumentation erbringt in vielen Fällen Klarheit und ist technisch zunehmend kein Problem mehr
■ Postiktale Prolaktinbestimmung	Blutentnahme innerhalb von 30 Minuten. Zu Vergleichen mit Normwert nach Blutentnahme 2 Stunden nach morgendlichem Erwachen. Wenig valide, da auch nach Synkopen und psychogenen Anfällen erhöht.
■ Postiktale Creatinkinasebestimmung	Nach Grand mal sinnvoll. Blutentnahme 12–24 Stunden postiktal. Bei Verletzung durch nicht-epileptischen Anfall ebenfalls erhöht.
■ Postiktale EEG-Untersuchung	Höchste Ausbeute abnormer Befunde (von iktalen Aufzeichnungen abgesehen) Zu erwartender Nachweis epilepsietypischer Potenziale bis 12 h postiktal 51%, 12–24 h postiktal 34%
■ Postiktale körperliche Untersuchung	Nach fokalen Anfällen und Grand mal passageres Defizit wie Sprachstörung oder Parese (Todd'sche Lähmung) Lateraler Zungenbiss nach Grand mal Petechiale Stauungsblutung nach Grand mal periorbital und nuchal (Forellenphänomen)
■ Elektroenzephalogramm (EEG)	Mobiles Langzeit-EEG bei Anfallsfrequenz von >2/Woche zur Anfallsdokumentation. Mobiles Langzeit-EEG zum Nachweis interiktaler Spike-wave-Paroxysmen. EEG am Morgen in den 2 Stunden nach Erwachen bei vermuteter genetischer Disposition (Nachweis interiktaler Spike-wave-Paroxysmen). Cave: Schlafentzug kann Anfälle provozieren, Schlaf-EEG am Nachmittag vorziehen

EEG Elektroenzephalogramm

Tabelle 2.11. Triggerfaktoren für epileptische Anfälle (nach Guberman und Bruni, 1999; Bauer et al., 2000; Burdette, 1992)

■ **Allgemeine Faktoren**	■ **Somatosensorische Faktoren**
Schlafmangel	Berührung
Non-Compliance	Heißes Wasser
	Zähneputzen
■ **Visuelle Faktoren**	
Photostimulation	■ **Mentale Faktoren**
Mustersehen	Rechnen
Television	Problemlösung
Videospiele	Kartenspiel
Augenschluss	Zeichnen
Lidflattern	
Farben	■ **Motorische Faktoren**
	Bewegung (kinesiogen)
■ **Auditorische Faktoren**	Schlucken
Musik	Augenbewegung (Konvergenz)
Spezieller Stimmfall	
Spezieller Sound	■ **Weitere Faktoren**
	Lesen
	Essen
	Arbeit
	Schreck

Zunächst beschreibt man die Anfälle nach den Klassifikationsvorschlägen der Internationalen Liga gegen Epilepsie (Tabelle 2.12 bis 2.14). Grundgedanke dabei ist die Trennung in drei Kategorien:

1. Anfälle, die einen umschriebenen Ursprung im Kortex haben. Dies kann man aufgrund der Anfallssymptome oder einem umschriebenen hierfür relevanten Befund im Elektroenzephalogramm (EEG) oder der kraniellen Magnetresonanztomographie (MRT) mittelbar belegen. Man unterscheidet fokale (synonym: partielle) Anfälle mit möglicher sekundärer Ausweitung etwa zum Grand mal (tonisch-klonischer Anfall). Bei fokalen Anfällen kennzeichnet man begrifflich, ob eine Bewusstseinsstörung im Anfall vorlag (*komplex*-fokal) oder nicht bestand (*einfach*-fokal).

2. Anfälle, deren Ursprung man nicht kennt, die aber im EEG iktal und interiktal mit hierfür typischen bilateral generalisierten Spike-wave-Paroxysmen einhergehen. Aufgrund dieses Verteilungsmusters der epileptischen Aktivität erhielten diese Anfälle (etwa die Absencen) die Bezeichnung „generalisierte" Anfälle. Der Begriff „Petit mal", der myoklonisch-astatische Anfälle, Absencen und myoklonisch-impulsive Anfälle umfasste, ist nicht mehr gebräuchlich.

Tabelle 2.12. Klassifikation epileptischer Anfälle

Fokale (= partielle) Anfälle	
■ Anfälle *ohne* Bewusstseinsstörung *Einfach* (fokal) partiell	motorisch Bsp.: Ausbreitung (Jackson-Anfälle), Versivbewegung, Haltungsanfälle
	sensorisch Bsp.: visuelle, somatosensorische, akustische, olfaktorische, gustatorische oder vertiginöse Symptome
	psychisch Bsp.: dysphasische, dysmnestische, halluzinatorische oder affektive Symptome
	autonom Bsp.: epigastrische, Aura, Blässe, Erröten, Pupillenweitung/-verengung
■ Anfälle mit Bewusstseinsstörung Komplex (fokal) partiell	mit einfach fokalem Beginn
	mit Bewusstseinsstörung von Beginn an
	mit Automatismen
■ (Fokale) partielle Anfälle mit sekundärer Generalisation zu einem generalisierten Anfall	
Generalisierte Anfälle ohne bekannten umschriebenen Ursprung	
■ Absencen	ausschließlich mit Bewusstseinsstörung mit atonischen, tonischen, autonomen Symptomen und/oder Automatismen
■ Myoklonische Anfälle	einzelne oder mehrfache Myoklonien
■ Tonisch-klonische Anfälle	
■ Atonische Anfälle	
Unklassifizierbare Anfälle	

3. Anfälle, deren Ursprung man nicht fassen kann oder bei denen eine diffuse, multifokale Ursache zugrunde liegt und deren EEG-Korrelate nicht einheitlich sind, bezeichnet man als unklassifizierbare Anfälle.

Im übergeordneten Begriff der Erkrankung Epilepsie fasst man das Hauptsymptom, die epileptischen Anfälle, mit der Ursache ihrer Entstehung terminologisch zusammen. Die Ursachen zerfallen in drei Kategorien:
1. Eine Schädigung des zerebralen Kortex kann nachgewiesen (MRT) oder sicher angenommen (Anamnese, körperlicher Untersuchungsbefund) werden. Eine solch fassbare Ursache bezeichnet man als symptomatisch.
2. Eine Schädigung des zerebralen Kortex wird aufgrund des Anfallstyps (fokale Anfälle) angenommen, ein Ursachennachweis gelingt mit heuti-

Tabelle 2.13. Iktale Hinweise auf den Ursprung des fokalen Anfalls

Ausgangspunkt der Anfälle	Anfallssymptomatik
■ Temporallappen	epigastrische Aura orale Automatismen zu Beginn des Anfalls Nestelbewegung der Hände ambulatorische Automatismen oft Amnesie langsames Ausklingen Dauer 30 Sekunden bis 2 Minuten und mehr
■ Frontallappen	oft keine Amnesie abrupter Beginn, abruptes Ende iterative Lautäußerungen hypermotorische Bewegung Spreizen der Beine und Arme Erbrechen Dauer 10–30 Sekunden, selten länger motorische Jackson-Symptomatik Dauer Minuten, bei Epilepsia partialis continua permanent
■ Parietallappen	sensible Jackson-Symptomatik Schwindel Dauer Sekunden bis Minuten
■ Okzipitallappen	visuelle Aura postiktales passageres Erblinden Dauer Minuten

gen Methoden allerdings nicht. Dies bezeichnet man als kryptogene (= vermutet symptomatische) Ursache.

3. Eine genetische Disposition ist als Ursache bekannt oder anzunehmen (Anamnese, Anfallstyp, Verlauf, EEG). Dies bezeichnet man als genetische Disposition, man spricht von idiopathischer Ursache.

Solange die Diagnostik noch nicht als beendet gilt, spricht man zunächst von unklarer Ursache.

Man versucht nun in der Diagnose das Wissen um die individuelle Erkrankung möglichst exakt zu fassen. Gelingt es eine bekannte Epilepsieform zu diagnostizieren, so gibt man dieser einen traditionell etablierten Eigennamen, z.B. Impulsiv-Petit-mal. Ansonsten verbleibt man im Deskriptiven.

Beispiele
■ Epilepsie mit fokalen Anfällen als Folge einer Hirnverletzung durch Sturz. Diagnose: symptomatische Epilepsie mit fokalen Anfällen. Genauer: posttraumatische Epilepsie mit fokalen Anfällen.
■ Epilepsie mit myoklonisch-impulsiven Anfällen und Grand mal, im EEG generalisierte Spike-wave-Paroxysmen.

Tabelle 2.14. Iktale Hinweise auf einen ipsi- oder kontralateralen Anfallsursprung (nach Baumgartner, 2001)

Vermuteter Anfallsursprung	Iktales Zeichen
■ Ipsilateral	unilaterale Automatismen der oberen Extremitäten nicht-versive frühe Kopfwendung einseitiges Augenblinzeln postiktales Abwischen der Nase
■ Kontralateral	dystone Halteschablone der oberen Extremität einseitige tonische Kontraktion des Mundwinkels einseitige Kloni in Gesicht oder Hand asymmetrische Streckung eines Arms vor Generalisation iktale und postiktale Hemiparese
■ Dominante Hemisphäre	postiktale Aphasie
■ Nichtdominante Hemisphäre	iktal erhaltene Sprache iktales Erbrechen Automatismen bei erhaltenem Bewusstsein iktales Lächeln iktales Spucken iktaler Harndrang

Tabelle 2.15. Klassifikation epileptischer Syndrome

■ Idiopathische Epilepsiesyndrome	benigne neonatale Anfälle benigne Epilepsien im Kindesalter Absenceepilepsie des Kindes- oder Jugendalters juvenile myoklonische Epilepsie (inkl. Aufwach-Grand-mal-Epilepsie) idiopathische Epilepsien, nicht näher klassifiziert
■ Symptomatische Epilepsiesyndrome	West-Syndrom (infantile Spasmen) Lennox-Gastaut-Syndrom myoklonische Epilepsie des frühen Kindesalters Epilepsia partialis continua (z.B. Rasmussen-Enzephalitis) erworbene epileptische Aphasie (Landau-Kleffner-Syndrom) Temporallappenepilepsie extratemporale fokale Epilepsie andere symptomatische Epilepsien
■ Epilepsiesyndrome mit unsicherer Zuordnung	Neugeborenenkrämpfe Fieberkrämpfe Reflexepilepsien andere Epilepsiesyndrome

Diagnose: idiopathische Epilepsie mit myoklonisch-impulsiven Anfällen und Grand mal. Alternativ: Impulsiv-Petit-mal (oder Janz-Syndrom).

Epilepsien mit fokalen und/oder sekundär generalisierten Anfällen kommen mit etwa 70% am häufigsten, Epilepsien mit generalisierten Anfällen deutlicher seltener (12%) vor, weitere Epilepsien sind nicht distinkt klassifizierbar.

Der Begriff Absence wird sehr häufig allzu unkritisch verwendet, oft verbergen sich dahinter komplex-fokale Anfälle, die durchaus auch manchmal klinisch schwer von Absencen zu unterscheiden sein können (siehe Tabelle 2.18). Dennoch bezeichnet man mit dem Begriff Absence einen distinkten Anfall, der sich im Rahmen einer idiopathischen Epilepsie manifestiert. Seine Kernphänomene sind:
■ kurze (<20 Sekunden) Abwesenheit
■ starrer Blick
■ Verharren
■ Lidmyoklonien
■ abrupter Beginn, abruptes Ende.

Um den Zusammenhang mit der idiopathischen Genese der Epilepsie bei solchen Absencen zu unterstreichen spricht man auch von *typischer* Absence. Diese findet sich etwa bei kindlichen Absenceepilepsien (Pyknolepsie). Absencen können aber auch weitere Symptome aufweisen und sind dann schwerer zu trennen von fokalen Anfällen, insbesondere frontalen Ursprungs. Letztere verlaufen semiologisch ähnlich (wenn auch oft ohne Bewusstseinsstörung) und auch im Elektroenzephalogramm können sich die Potenziale fokalen und primär generalisierten Ursprungs annähern (man spricht von einer sekundären bilateralen Synchronie bei Ausbreitung der fokalen Aktivität). Um zu kennzeichnen, dass Absencen nicht den Kernsymptomen typischer Absencen entsprechen gibt man ihnen eine Zusatzbezeichnung:
■ *atypische* Absence (fokale Symptome im Anfall oder im Elektroenzephalogramm)
■ *myoklonische* Absence (einem Impulsiv-Petit-mal ähnelnd, aber mit Bewusstseinsstörung)
■ *komplexe* Absence (mit Automatismen).

Je untypischer die Absence verläuft, um so ungünstiger ist die Behandlungsprognose.

Man sollte beachten, dass die Gruppe der generalisierten Anfälle diesen Namen von der generalisierten Ausprägung des iktalen und interiktalen Musters im Elektroenzephalogramm erhalten hat. Nicht jeder generalisierte Anfall erfasst alle Körperteile und nicht jeder solche Anfall geht mit einer Bewusstseinsstörung einher etwa wie die myoklonisch-impulsiven Anfälle (Impulsiv-Petit-mal-Anfälle): Die kurzen Myoklonien dieser Anfälle, die repetitiv auftreten können, manifestieren sich meist an den Armen, seltener an den Beinen und verursachen nur ausnahmsweise einen Sturz. Ihre Dauer beträgt Sekunden. Gegenstände werden losgelassen und weggeschleudert, das Bewusstsein bleibt erhalten.

Die Einteilung der Anfälle in fokal und generalisiert muss berücksichtigen, dass das Leitsymptom eines fokal beginnenden Anfalls, die Aura, nach einem Anfallsereignis nicht immer vom Patienten erinnert wird. Nur 50% der Auren vor einem Grand mal konnten in einer Untersuchung später berichtet werden (Theodore et al., 1994). Der lokalisatorische Hinweis der Aurasymptomatik auf die Region des Anfallsursprungs ist begrenzt, da viele Aurasymptome in verschiedenen Regionen des zerebralen Kortex generiert werden können. Eine gewisse Hinweiskraft haben epigastrische oder emotionale Auren (Temporallappen), eine fehlende Aura (Frontallappen), somatosensorische Auren (zentroparietale Region) und visuelle Auren (Okzipitallappen) (So, 1993). Im Unterschied zu Auren bezeichnet man als Anfallsprodrom eine meist psychische Befindlichkeitsänderung, die dem Anfall Stunden oder einen Tag vorangehen kann (unter Umständen auch nach einem symptomfreien Intervall), während eine Aura unmittelbar in einen ausgeprägteren Anfall übergeht.

Die Semiologie eigenständiger fokaler Anfälle gibt ebenfalls Hinweise auf den wahrscheinlichen Ursprung (Tabelle 2.13 und 2.14).

■ Was sagen die Epilepsie-Diagnosebezeichnungen aus?

Im Namen der Epilepsiediagnose verbergen sich Kenntnisse um den Verlauf der Erkrankung, die für das weitere diagnostische und therapeutische Vorgehen von erheblicher Relevanz sind. Um so genauer sollte man diese erste Grundlage, die Beurteilung der Erkrankung, begrifflich fassen.

Das epileptologische Denken ist für klinische Belange fast erdrückend simplifizierend, benennt damit aber doch die Kernbereiche unserer diagnostischen und therapeutischen Schlussfolgerungen. Man versucht die Erkrankung in eine läsionelle und eine genetisch determinierte Dimension zu zwingen! Warum ist dies von so großer Bedeutung?

■ Was leiten wir aus der Diagnose „Symptomatische oder Kryptogene Epilepsie" ab?

Zu einer solchen Diagnose führen Anfälle, die in ihrer Symptomatik Hinweise darauf geben, dass sie fokalen Ursprungs im Kortex des Großhirns sind. Ihr Auftreten zieht eine intensive Kausaldiagnostik nach sich, deren Geschwindigkeit und Ausmaß davon abhängen, welche Ursache vermutet wird und wie das Allgemeinbefinden des Patienten sich zeigt (etwa Hinweise auf Hirninfarkt, Enzephalitis, Trauma oder chronisch residuale Strukturstörungen) (Tabelle 2.16 und 2.17). Es versteht sich, dass die verschiedenen Ursachen der Hirnschädigung nicht dazu führen, dass solche Epilep-

Tabelle 2.16. Progressive neurologische Erkrankungen, die mit epileptischen Anfällen einhergehen können (nach Duncan et al., 1995)

■ Strukturelle Läsionen	■ Biochemische Störungen
Hydrozephalus	Rett-Syndrom
Gliom/Lymphom	Neuroakanthozytose
Zerebrale Durchblutungsstörung	juveniler Morbus Huntington
■ Leukodystrophien	polyzystische Lipomembranöse Osteodysplasie mit sklerotisierender Leukenzephalopathie
Metachromatische Leukodystrophie	
Morbus Krabbe	■ Infektionen
Adrenoleukodystrophie	HIV/AIDS
Spongiforme Leukodystrophie	Morbus Creutzfeldt-Jakob
Morbus Alexander	subakut sklerosierende Panenzephalitis
Morbus Pelizaeus-Merzbacher	Syphilis
■ Bekannte neurometabolische Störungen	■ Unklare Ätiologie
Aminoacidurie	Rasmussen-Enzephalitis
Störung des Harnstoffzyklus	Morbus Alzheimer
Organische Acidämie	■ Speicherkrankheiten
Morbus Alper	GM1, GM2 Gangliosidose
MERRF- und MELAS-Syndrom	neuronale Zeroidlipofuscinose
Morbus Menke	Morbus Niemann-Pick
Morbus Wilson	Morbus Gaucher
Porphyrie	Sialidose
Folat- und Kobalaminstoffwechselstörung	Lafora-Körperchen-Erkrankung
Morbus Lesch-Nyhan	

MERRF Myoclonus Epilepsy with Ragged Red Fibers; *MELAS* Myopathy Encephalopathy Lactic Acidosis Stroke; *HIV* Human Immundeficiency Virus; *AIDS* Acquired Immundeficiency Syndrome

sien einen einheitlichen Verlauf zeigen. Im Gegenteil, bei diesen Patienten ist (im Gegensatz zu den idiopathischen Epilepsien) die Manifestation der Anfälle eines vieler Symptome einer vielfältigen Grunderkrankung, sodass die übergeordnete Benennung als Epilepsie fast irreführend anmutet. So leidet ein Patient nach einem Hirninfarkt an einer Parese und epileptischen Anfällen und wird vorrangig als an Epilepsie erkrankt bezeichnet. Letztlich sind die Anfälle aber zusammen mit anderen Beschwerden die Folge der übergeordneten Erkrankung „Durchblutungsstörung".

Begrifflich wäre es korrekter von einer Erkrankung mit epileptischen Anfällen als von einer „Epilepsie" zu sprechen.

Generell kann man sagen, Epilepsien symptomatischer oder kryptogener Ursache

■ heilen selten aus,
■ sind medikamentös schwierig zu behandeln,

Tabelle 2.17. Altersabhängige Ursachen von Epilepsien und epileptischen Anfällen (nach Chadwick, 1991)

Lebensalter (in Jahren)	Ursache
0–1	Hypoxie Hypoglykämie Hypokalzämie Geburtstrauma intrakranielle Blutung
1	kongenitale Anomalien tuberöse Sklerose Speicherkrankheiten
1–5	Fieberkrämpfe intrakranielle Infektion
5–15	genetische Disposition
15–25	Kopfverletzung
ab 20	Drogen und Alkohol
30–50	Hirntumor
ab 60	zerebrovaskuläre Durchblutungsstörung

◼ gehen, je nach Läsionsort (meist temporal), mit weiteren, durch die interiktale epileptische Aktivität bedingten Symptomen einher (mnestische, endokrine oder psychische Störungen),
◼ bedürfen bei medikamentöser Therapieresistenz ggf. einer operativen Behandlung,
◼ manifestieren sich, mit unterschiedlichen Ursachen, in jedem Lebensalter.

Will man diese Epilepsien aus dem Blickwinkel von Prognose, Diagnostik und Folgeschäden exakter fassen, so kann man sie in distinktere Untergruppen einteilen, etwa nach
◼ dem Ort der Läsion
◼ der Art der Läsion
◼ der akuten oder residualen Schädigung.

So spricht man von Temporallappen-, Frontallappen-, Parietallappen-, Okzipitallappenepilepsie.
So teilt man residuale Schädigungen ein nach (Ammonshorn)Sklerose, Fehlbildungstumor, Heterotopie, Angiom, o.a.
So kennzeichnet man die Schädigungsart in der Diagnose, etwa Ischämie, Entzündung, Trauma.

■ Sonderfall „Temporallappenepilepsie"

Der Temporallappen ist am häufigsten Ausgangspunkt symptomatischer oder kryptogener Epilepsien. Offenbar sind die Neurone dort eher zu synchronen epileptischen Entladungen imstande als in anderen Kortexarealen und/oder erleiden häufiger eine Schädigung. Die Sonderstellung der Temporallappenepilepsie besteht auch darin, dass die interiktal bestehende Exzitabilitätssteigerung der erkrankten Neurone die Leistung des Temporallappens oder seiner Efferenzareale nachhaltig stört, während solche Einflüsse in anderen Hirnarealen weitaus weniger zum Tragen kommen. Die anhaltende, durch interiktale epileptische Aktivität vermittelte Störung der Funktion des limbischen Systems des Temporallappens (Amygdala, Hippokampus) bedingt mnestische Störungen (durch den Einfluss auf lokale gedächtnisbildende Abläufe) und endokrine Störungen (durch Efferenzen des mesialen Temporallappens zum Hypothalamus) sowie psychische Störungen.

Hinweise auf eine spezielle Form der Temporallappenepilepsie, die mesiale Temporallappenepilepsie, ergeben sich aus folgenden Befunden:
■ Fieberkrämpfe in der Kindheit
■ typische Symptomatik der fokalen Anfälle (epigastrische Aura, orale Automatismen)
■ Hippokampussklerose im Magnetresonanztomogramm
■ umschriebener temporaler Fokus im Elektroenzephalogramm
■ Pharmakotherapieresistenz der Anfälle
■ mnestische Störungen.

Leidet ein Patient an einer mesialen Temporallappenepilepsie, dann sollte er rasch an ein spezialisiertes Zentrum überwiesen werden, um rechtzeitig die Möglichkeiten einer operativen Therapie evaluieren zu können.

Semiologisch können sich komplex-fokale Anfälle temporalen Ursprungs und Absencen idiopathischer Genese im Bericht der Patienten sehr ähneln, doch repräsentieren sie distinkte Epilepsien mit unterschiedlicher Prognose und Therapiestrategie, sodass ihre Unterscheidung in jedem Fall gelingen sollte (Tabelle 2.18).

■ Was leiten wir aus der Diagnose „Idiopathische Epilepsie" ab?

Idiopathische Epilepsien sind die eigentlichen Epilepsieerkrankungen. Mit ihnen etabliert sich in dem betroffenen Menschen eine Erkrankung, deren Verlauf von der Eigendynamik der Epilepsie selbst geprägt ist. In diesem Falle sind die epileptischen Anfälle nicht Symptom einer erworbenen zerebralen Läsion, die die Neurone in eine Funktionsstörung zwingt, vielmehr ist die Erkrankungsdisposition Teil der betroffenen Person.

Idiopathische Epilepsien weisen einen relativ einheitlichen durchaus gut vorhersagbaren Verlauf auf. Dieses Wissen kann man zu diagnostischen

Tabelle 2.18. Unterscheidung zwischen Absence und komplex-partiellem Anfall

	Absence	Komplex-partieller Anfall
■ Neurologischer Befund	unauffällig	je nach Grunderkrankung Auffälligkeiten möglich
■ Alter bei Erkrankung	meist Kindheit/Jugend	jedes Alter
■ Dauer	10–30 Sekunden	bis 2 Minuten
■ Beginn	abrupt	ZT Aura
■ Ende	abrupt	verzögerte Erholung (temporal), abrupt (frontal)
■ Frequenz	häufig, z. T. täglich mehrfach, betont nach dem Erwachen	seltener, oft mehrfach pro Woche oder Monat, Cluster möglich
■ Manifestationszeitpunkt	oft vormittags	diffus im Wachen, auch aus dem Schlaf
■ Tageszeit	im Wachen	jederzeit
■ Automatismen	bei Dauer über 30 Sekunden möglich. Sonst meist nur Verharren und Lidmyoklonien	häufig (oral, nesteln, ambulatorisch)
■ Postiktale Erholung	rasch	verzögert (temporal) rasch (frontal)
■ Provokation	Hyperventilation, Photostimulation	Schlafmangel
■ EEG	generalisierte Spike-wave-Paroxysmen	Herdbefund mit oder ohne steile Potenziale (oft bei temporalem Ursprung, selten bei frontalem Ursprung)
■ Ätiologie	idiopathisch	kryptogen oder symptomatisch
■ Kranielle Bildgebung	unauffällig	häufig Strukturstörungen nachweisbar
■ Behandlungsprognose	gut	mäßig

und beratenden Zwecken nutzen. Das Wissen um das Typische führt zum gezielten wissenden Fragen und damit zur korrekten Diagnose.

Beispiel

■ Die seltenen Grand mal im Verlaufe idiopathischer Epilepsien werden häufig (ca. 50%) durch plausible Provokationsfaktoren, insbesondere Schlafmangel, ausgelöst. Nicht selten werden sie deshalb fälschlicherweise als Gelegenheitsanfälle bezeichnet. In Kenntnis darum untersucht man gezielt das Elektroenzephalogramm am Morgen nach dem Erwachen und fragt nach kleinen generalisierten Anfällen (Absencen, myoklonisch-impulsiven Anfällen), die in aller Regel zusätzlich auftreten und meist bereits Jahre diagnostisch unerkannt dem ersten Grand mal vorausgehen. Der anamnestische Nachweis von kleinen Anfällen etabliert die Diagnose Epilepsie und begründet den Beginn einer prophylaktischen medikamentösen Therapie.

Epilepsien idiopathischer Ursache
■ manifestieren sich meist in einem typischen Lebensalter (Grundschulalter, Pubertät),
■ gehen mit typischen Anfallsformen einher,
■ zeigen oft eine Bindung der Anfallsmanifestation an bestimmte Tageszeiten (Aufwach- oder Feierabendphase),
■ zeigen oft eine Provokation der Anfälle und EEG-Paroxysmen durch Auslöser wie Schlafmangel oder Photostimulation,
■ haben charakteristische EEG-Veränderungen (generalisierte Spike-wave-Paroxysmen),
■ lassen sich medikamentös gut behandeln (z. B. Valproat),
■ werden durch nicht indizierte Antiepileptika unter Umständen in ihrer Anfallsfrequenz verstärkt (z. B. durch Carbamazepin),
■ zeigen einen unauffälligen morphologischen Befund im kraniellen Magnetresonanztomogramm,
■ haben oft eine familiäre Belastung mit Epilepsie,
■ persistieren (als Disposition) bis zum Lebensende,
■ tangieren andere Leistungsbereiche des Menschen meist nicht.

Beispiele idiopathischer Epilepsien
■ Idiopathische Epilepsie mit pyknoleptischen Absencen und Grand mal, beginnend im Grundschulalter (Pyknolepsie, Friedmann-Syndrom).
■ Idiopathische Epilepsie mit myoklonisch-impulsiven Anfällen, ggf. Absencen und Grand mal (Impulsiv-Petit-mal; Janz-Syndrom).
■ Idiopathische Epilepsie mit zentrotemporalen Spikes und fokalen Anfällen (benigne Partialepilepsie; Rolando-Epilepsie).

Die Abbildungen 2.2–2.5 skizzieren schematisch den Verlauf solcher Epilepsien in Symptommanifestation, Alter und Therapieprognose. Tabelle 2.19 fasst Kriterien zusammen, an Hand derer man eine Unterscheidung zwischen der vermutlich idiopathischen oder symptomatischen Genese der Epilepsieerkrankung treffen kann.

Absencen, der paradigmatische Anfallstyp idiopathisch generalisierter Epilepsien, kommen im Rahmen vieler Epilepsiesyndrome vor. Die Diagnose Absenceepilepsie kann daher sehr unterschiedliche Erkrankungsformen meinen, die sich jedoch in ihrer (Therapie-)Prognose deutlich unterscheiden.

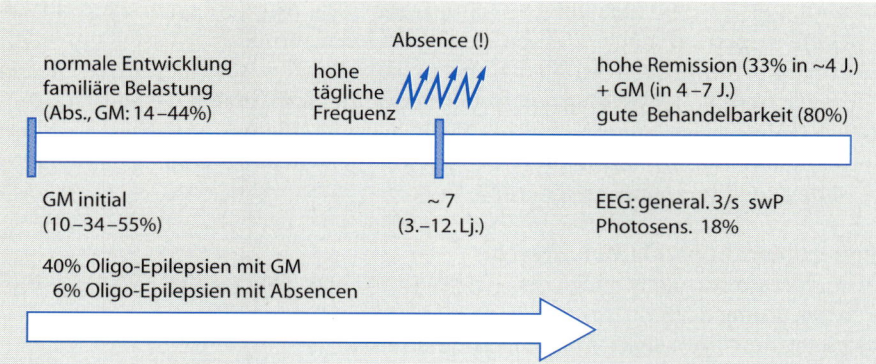

Abb. 2.2. Schematische Darstellung des Verlaufs einer kindlichen Absenceepilepsie. *Abs.* Absence; *GM* Grand mal; *EEG* Elektroenzephalogramm; *swP* Spike-wave-Paroxysmen; *J* Jahre

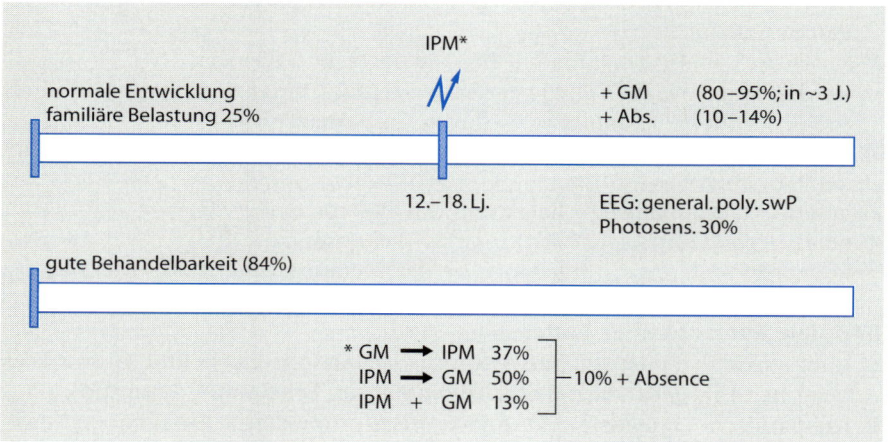

Abb. 2.3. Schematische Darstellung des Verlaufs einer juvenilen Epilepsie mit myoklonisch-impulsiven Anfällen (Impulsiv-Petit-mal). *IPM* Impulsiv-Petit-mal; *GM* Grand mal; *EEG* Elektroenzephalogramm; *poly swP* Poly-Spike-wave-Paroxysmen; *J* Jahre; *LJ* Lebensjahre

Ungünstige Faktoren für den (Behandlungs-)Verlauf einer Epilepsie mit Absencen sind (nach Janz und Christe, 1992)
■ pyknoleptische Häufung der Anfälle
■ Absencen mit Myoklonien
■ mehr als 10 Grand mal im Erkrankungsverlauf
■ diffuse tageszeitliche Manifestation von Grand mal
■ Absencestatus
■ Entwicklungsverzögerung
■ mentale Retardierung
■ Verlangsamung der EEG-Grundaktivität

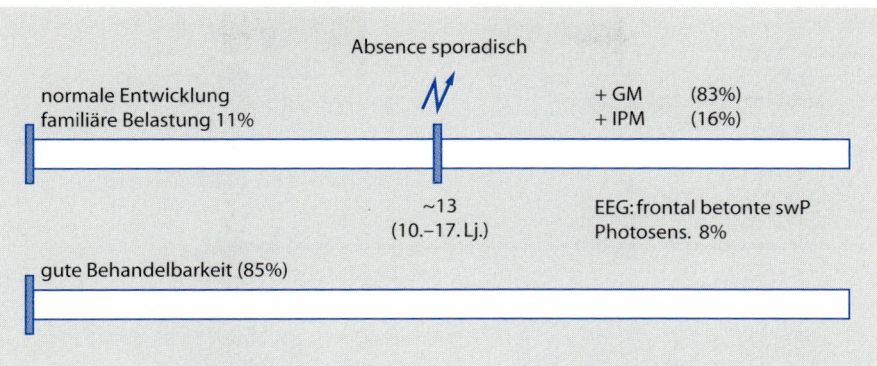

Abb. 2.4. Schematische Darstellung des Verlaufs einer juvenilen Absenceepilepsie. *GM* Grand mal; *IPM* Impulsiv-Petit mal; *EEG* Elektroenzephalogramm; *swP* Spike-Wave-Paroxysmen; *LJ* Lebensjahre

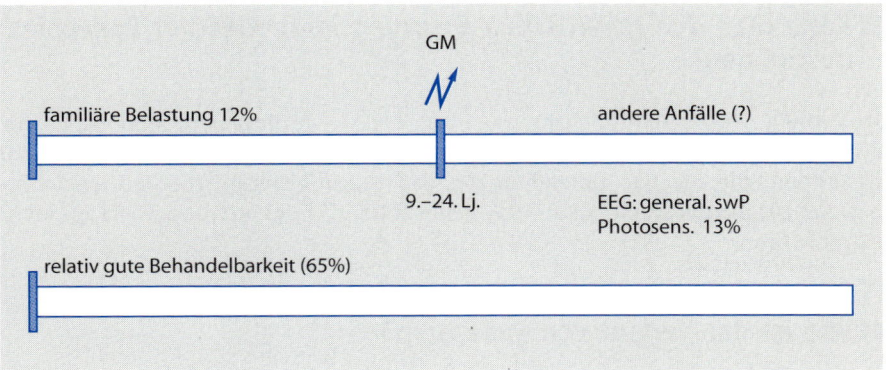

Abb. 2.5. Schematische Darstellung des Verlaufs einer idiopathischen Grand-mal-Epilepsie. *GM* Grand mal; *EEG* Elektroenzaphalogramm; *swP* Spike-wave-Paroxysmen; *LJ* Lebensjahre

■ unprovozierte Manifestation von Spike-wave-Paroxysmen im EEG
■ Spike-wave-Dauer von >5 Sekunden
■ asymmetrische Ausprägung der Spike-wave-Paroxysmen
■ Erkrankungsbeginn vor dem 11. Lebensjahr
■ Manifestation von Absencen nach dem 25. Lebensjahr
■ Absencemanifestation von >12 Jahre Dauer.

Tabelle 2.19. Kriterien für eine Zuordnung zu Epilepsien symptomatisch/kryptogener versus idiopathischer Ursache

Symptomatisch/kryptogene Epilepsie	Idiopathische Epilepsie
■ Anfälle aus dem Schlaf	Anfälle in den Stunden nach dem Erwachen oder am Nachmittag (Vigilanzwechsel)
■ Anfallsaura	fehlende Aura morgendliche Myoklonien familiäre Belastung mit Epilepsie Erkrankung im Schulalter
■ Herdbefund im EEG	generalisierte Spike-wave-Paroxysmen im EEG
■ Kortikale Strukturstörung im Kernspintomogramm	unauffälliges Kernspintomogramm

■ Kann man den genetischen Ursprung idiopathischer Epilepsien bestimmen?

In großen Untersuchungsgruppen oder Familienuntersuchungen ist es für einige idiopathische Epilepsieformen gelungen Chromosomenabschnitte zu benennen, die für das Entstehen der Erkrankung verantwortlich sind (Tabelle 2.20). Individuell lässt sich eine solche Untersuchung bislang nicht durchführen.

■ Wie ist der Verlauf von Epilepsien?

Epilepsien idiopathischer Genese haben einen in gewissem Rahmen vorhersagbaren Verlauf (Abb. 2.2–2.5). Epilepsien symptomatischer oder kryptogener Ätiologie sind in ihrer Ursache und dem Schädigungsort so heterogen, dass keine einheitliche Aussage möglich ist (Bauer und Burr, 2000). Abbildung 2.6 fasst schematisch die zeitliche Abfolge der Manifestation fokaler Anfälle und Grand mal zusammen. Mit zunehmender Dauer kann es zu Zu- und Abnahme der Anfallsfrequenz kommen. Anfallsfreie Intervalle von 1–2 Jahren sind (unter Einfluss der Medikation) im Langzeitverlauf durchaus möglich. Eine clusterförmige Häufung der Anfallsmanifestation, mit einer Serie von Anfällen an wenigen aufeinander folgenden Tagen, gefolgt von einem anfallsfreien Intervall sind nicht selten. Nur im Falle der Zyklusbindung bei Frauen kann man hierfür eine kausale Erklärung geben (katameniale Anfälle, siehe Kapitel 5).

Man schätzt, dass bei etwa 30% der Erkrankten über eine begrenzte Zeit wenige Anfälle (meist Grand mal) auftreten und die Manifestation von allein sistiert. Der Verlauf solcher Epilepsien entzieht sich weitgehend der medizinischen Dokumentation. Je sporadischer die Anfälle über ein großes

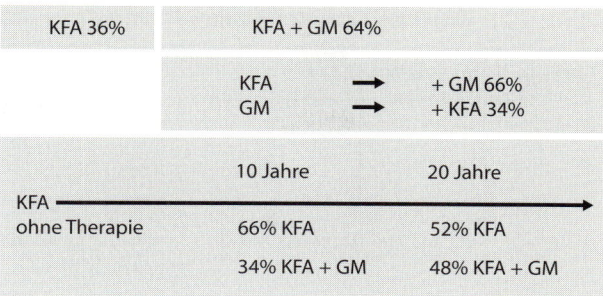

Abb. 2.6. Schematische Darstellung des Verlaufs einer Epilepsie mit fokalen Anfällen und Grand mal. *KFA* komplex-fokale Anfälle; *GM* Grand mal

Tabelle 2.20. Genetisch determinierte idiopathische Epilepsien (nach Scheffer und Berkovic, 1999)

Epilepsie	Chromosom
Generalisierte Epilepsien	
Benigne Neugeborenenkrämpfe	20q; 8q
Idiopathische generalisierte Epilepsie	8q; 3p
Juvenile myoklonische Epilepsie	6p; 15q
Absenceepilepsie mit myoklonischen Anfällen	1p
Absenceepilepsie mit Grand mal	8q
Generalisierte Epilepsie mit Fieberkrämpfen	2q; 19q
Fokale Epilepsien	
Benigne familiäre Neugeborenenkrämpfe	19q; 16
Autosomal dominante nächtliche Frontallappenepilepsie	20q; 15q24
Fokale Epilepsie mit akustischen Symptomen	10q
Familiäre fokale Epilepsie mit variablen Foki	2q
Fieberkrämpfe	8q; 19p

Zeitintervall hin auftreten, um so günstiger ist die Spontanheilung, um so weniger konzise aber auch die Verlaufsbeobachtung (Tabelle 2.21).

In epidemiologischen Untersuchungen wurde die durchschnittliche Dauer von Epilepsien mit 13,4 Jahren festgestellt. Spontanheilung und effiziente medikamentöse Therapie (> 5 Jahre anfallsfrei mit oder ohne Medikation galt als aktuell nicht mehr erkrankt) tragen zu diesem Ergebnis bei (Hauser und Hesdorffer, 1990) (Tabelle 2.22).

Tabelle 2.21. Verlaufsprognose von Epilepsien

Günstige Spontan-/Behandlungsprognose	Ungünstige Spontan-/Behandlungsprognose
■ Absenceepilepsie des Kindesalters	West-Syndrom
■ benigne Partialepilepsie	frühe infantile epileptische Enzephalopathie
■ Fieberkrämpfe	neonatale Anfälle
■ benigne idiopathische neonatale Anfälle	schwere myoklonische Epilepsie des Kindesalters Epilepsia partialis continua
Günstige Behandlungsprognose	Lennox-Gastaut-Syndrom
■ juvenile myoklonisch-impulsive Epilepsie	Landau-Kleffner-Syndrom
■ Epilepsie bei älteren Menschen	progressive Myoklonusepilepsie
	Temporallappenepilepsie rezidivierende nonkonvulsive Status epileptici Epilepsie bei kortikaler Dysplasie

Tabelle 2.22. Ursachen des Endens einer Epilepsie

■ Spontanheilung	bei Rolando-Epilepsie und kindlicher Absenceepilepsie möglich
■ Medizinische Heilung	erfolgreiche Therapie der Grunderkrankung ohne Residuum, erfolgreiche epilepsiechirurgische Therapie
■ Soziale Heilung	Anfallsfreiheit (auch mit Medikation), dadurch keine Beeinträchtigung des allgemeinen Lebens mehr
■ Epidemiologische Heilung	kein Erfassen in Prävalenzstudien bei > 5-jähriger Anfallsfreiheit

■ Differenzialdiagnose zu Epilepsie und epileptischen Anfällen

Das sporadische Auftreten epileptischer Anfälle als Reaktion des Gehirns auf exogene oder endogene Noxen führt bei bis zu 5% aller Menschen einmal im Leben zu einem Anfall, der einem epileptischen Anfall entspricht, den man als Gelegenheitsanfall bezeichnet (Bauer, 2001). Die Differenzierung zwischen epileptischem Anfall und Gelegenheitsanfall ist im zweiten Teil des Buches detailliert nachzulesen (siehe Abschnitt B, „Der erste epileptische Anfall im Erwachsenenalter"). Nicht primär zerebrale Erkrankungen können zur Manifestation von Gelegenheitsanfällen beitragen. In den Tabellen 2.23 und 2.24 sind nicht primär neurologische Erkrankungen und Einflussfaktoren aufgelistet, in deren Kontext es zur Manifestation epileptischer Anfälle kommen kann.

Als nichtepileptische Anfälle sind Synkopen und psychogene Anfälle vorrangig differenzialdiagnostisch abzugrenzen (Tabelle 2.25 bis 2.29). Die Koexistenz von epileptischen und psychogenen Anfällen bei bis zu 20% der Menschen mit Epilepsie kann die Differenzierung erschweren. Die folgen-

Tabelle 2.23. Internistische Ursachen epileptischer Anfälle (Serles, 2001)

Morbidität	Kommentar
■ Hyponatriämie	Epileptische Anfälle bei akutem Abfall der Natriumkonzentration möglich
■ Hyperthyreose	Thyreotoxische Krise kann mit Anfällen einhergehen (< 10%)
■ Hypothyreose	Anfälle bei chronischer Hypothyreose, bei Myxödemkoma oder Hashimoto-Enzephalopathie (auch mit euthyreoter Stoffwechsellage) möglich
■ Diabetes mellitus	Bei Hypoglykämien oder nichtketotischer Hyperglykämie sowohl als fokale wie als generalisierte Anfälle. Phenytoin kann die Insulinfreisetzung behindern!
■ Porphyrie	Anfälle im akuten Schub einer hepatischen Porphyrie möglich (akute intermittierende Porphyrie; Porphyria variegata; hereditäre Koproporphyrie). Mögliche Antiepileptika zur Therapie: Gabapentin, Vigabatrin, Oxcarbazepin, Brom, ggf. Lorazepam
■ Nierenerkrankungen	Fokale und generalisierte Anfälle bei urämischer Enzephalopathie → chronisches oder akutes Nierenversagen oder bei Dialyse-Dysequilibrium-Syndrom. Therapie z.B. mit Carbamazepin, Valproat, Phenytoin, Phenobarbital (potenziell verringerte Eiweißbindung und verzögerte Ausscheidung beachten).
■ Gastrointestinale Erkrankungen	Anfälle bei Sprue, Zöliakie, Morbus Crohn, Colitis ulcerosa, Morbus Whipple
■ Lebererkrankungen	Fokale oder generalisierte Anfälle bei hepatischer Enzephalopathie bei Leberzirrhose > akutes Leberversagen. Kontrolle der Serumkonzentration (auch freier Anteil) bei antikonvulsiver Medikation mit hepatischer Metabolisierung.
■ Kollagenosen	Fokale oder generalisierte Anfälle bei systemischem Lupus erythematodes (häufig) > Sjögren-Syndrom, progressiver systemische Sklerose
■ Vaskulitiden	Anfälle bei Angiitis des Zentralnervensystems, Wegener-Granulomatose, Polyarteriitis nodosa, rheumatoider Arthritis, Sarkoidose

den Tabellen geben Hinweise auf Unterscheidungskriterien zwischen epileptischen und nichtepileptischen Anfällen. So wertvoll solche Darstellungen auch sind, so sehr lebt die differenzialdiagnostische Unterscheidung von der Erfahrung in der Behandlung von Menschen mit verschiedenen Anfallsursachen. Die heutzutage vielfältig zugänglichen Videoaufnahmen von Anfallsereignissen (z.B. als Supplement von Epileptic Disorders oder Movement Disorders zu beziehen) helfen, die eigenen Kenntnisse zu vertiefen. In der Diagnostik psychogener Anfälle ist die suggestive Provokation eine Möglichkeit, mit der man bei vielen Menschen eine klare Zuordnung des Anfalles treffen kann. Die Methode ist nicht unumstritten. Sie gilt als ein

Tabelle 2.24. Allgemeinmedizinisch erfasste Erkrankungen, durch die oder in deren Kontext epileptischer Anfälle auftreten können (nach Aminoff, 1995)

Ursache	Ursache
Akute Hyperkapnie	Makroglobulinämie
Anästhesie	Morbus Marchiafava-Bignami
Asparaginase-Nebenwirkung	Masernimpfung
Angiitis	Meningeale Leukämie
Arteriitis temporalis	Meningovaskuläre Syphilis
Bestrahlung	Metamphetamin-induziert
Briquet-Syndrom	Methotrexatnebenwirkung
Cisplatin-Nebenwirkung	Mixed-Connective-Tissue-Erkrankung
Diabetische Ketoazidose	Myelographie
Dysäquilibriumsyndrom bei Dialyse	Neurozystizerkose
Disseminierte intravaskuläre Koagulation	Neurofibromatose
Eklampsie	Nichtketotisches hyperosmolares Koma
Elektrounfall	PCP-Abusus
Fieber nach Impfung	Phäochromozytom
Folsäuremangel	Porphyrie
Herzchirurgie	Reye-Syndrom
Hirnabszess	Rheumatoide Arthritis
Hämolytisch-urämisches Syndrom	Rötelninfektion, kongenital
Hämophilie	Septische Enzephalopathie
Hyperkalzämie	Syndrom der inadäquaten ADH-Produktion (SIADH)
Hypernatriämie	Sickle-cell-Erkrankung
Hypertensive Enzephalopathie	Sjögren-Syndrom
Hyperthyroidismus	Sturge-Weber-Syndrom
Hypokalzämie	Subakut sklerosierende Panenzephalitis
Hypoglykämie	Systemischer Lupus erythematodes
Hypomagnesämie	Sinusvenenthrombose
Hyponatriämie	Thrombozytopenische Purpura
Hypoparathyroidismus bei Hypothyroidismus	Tuberöse Sklerose
Infektiöse Endokarditis	Urämie
Kokainabusus	Vitamin-B_6-Mangel
Kranielles Myelom	Vitamin-E-Mangel
Kryptokokkale Meningitis bei AIDS (Acquired Immundeficiency Syndrome)	Zentrale pontine Myelinolyse
Limbische Enzephalitis	Zerebrale Amöbiasis
Morbus Addison	Zerebrale Malaria
Morbus Behcet	Zerebrale Sarkoidose
Morbus Gaucher	Zerebrale Toxoplasmose
Morbus Leigh	Zentralnervöses Lymphom
Morbus Whipple	Zentralnervöse Tuberkulose

Tabelle 2.25. Differenzialdiagnose epileptischer Anfälle (nach Guberman und Bruni, 1999)

■ **Leitsymptom Bewusstseinsverlust/ -störung**

Synkope

Transierte zerebrale Ischämie

Metabolische Störung (z. B. Hypoglykämie)

Narkolepsie

Intoxikation

Migräne*

Psychogene Anfälle/Fugue

Transiente globale Amnesie

■ **Leitsymptom Sturz**

Hirnstammdurchblutungsstörung

Vestibuläre Störung

Kardiale Arrhythmie

Bewegungsinduzierte Dystonie

Kataplexie

Hydrozephalus

Polyneuropathie

Parkinson-Syndrom

Gangstörung bei älteren Menschen

Psychogene Anfälle

Syndrome des Genoux bleus

■ **Leitsymptom Sensomotorische Störung**

Psychogene Anfälle

Transiente zerebrale Ischämie

Extrapyramidale Bewegungsstörung

Tic

Startle-Reaktion

Posthypoxischer Myoklonus

Vestibuläre Störung

Kataplexie

Tonische Anfälle bei Multipler Sklerose

Hemifazialer Spasmus

Parasomnie

Einschlafmyoklonien

Restless-Leg-Syndrome

■ **Leitsymptom Psychische Störung**

Psychogene Anfälle

Psychose

Panikattacken

Intoxikation

■ **Leitsymptom „Aura"**

Migräne

Transiente zerebrale Ischämie

Synkope

* Kasuistisch wurden Grand mal nach migräneartiger Aura oder in Folge repetitiver Migräneattacken berichtet (Niedermeyer, 1990).

Verfahren, das dem Vertrauen zwischen Patient und Arzt im Wege steht, da der Patient „überlistet" werde. Unsere Erfahrungen in der Anwendung dieser Untersuchung sind allerdings sehr gut. In der Hand eines geübten und korrekt mit dem Patienten umgehenden Arztes eröffnet diese Untersuchung (Gabe eines als prokonvulsiv benannten Placebo) das Beenden der immer wieder diagnostisch verunsichernden Epilepsiediagnose und erlaubt den Beginn einer, wenn auch nicht immer leichten, psychotherapeutischen Behandlung. Immerhin ist die Latenz bis zur sicheren Diagnose psychogener Anfälle mit durchschnittlich 7 Jahren sehr lange (Reuber et al., 2002).

Tabelle 2.26. Unterscheidung zwischen Synkope und epileptischem Anfall

	Synkope	Epileptischer Anfall
■ Alter	jedes Alter	jedes Alter
■ Provokation	emotionale Belastung	Schlafentzug, spezifische Trigger bei Reflexepilepsien
■ Position	aufrecht	jede Position
■ Tageszeit	Wachen	Wachen und Schlaf
■ Hautkolorit	blass	normal oder zyanotisch
■ Aura	Schwindel, Sehstörung, Übelkeit	vielgestaltig, z. T. ähnlich der Synkope geschildert
■ Beginn	schleichend, selten abrupt	plötzlich oder nach Aura
■ Motorische Symptome	bei Asystolie > 15 Sekunden Tonisierung möglich	häufig
■ Zungenbiss/Einnässen	möglich	möglich, bei Grand mal häufig
■ Autonome Störungen	üblich	selten
■ Dauer	kurz	kurz bis länger
■ Verletzung	selten	möglich
■ Einnässen	selten	häufiger vorkommend
■ Postiktale Desorientiertheit	selten, eher rasche Erholung	möglich, langsamere Erholung durchaus zu erwarten
■ Motorische Entäußerung	je nach Dauer Tonisierung	häufig
■ Automatismen	nicht zu erwarten	häufig bei fokalen Anfällen oder Grand mal
■ EEG	interiktal unauffällig, iktal verlangsamt	interiktal häufig abnorme Befunde, iktal Rhythmisierung fokal oder generalisiert je nach Anfallstyp

Tabelle 2.27. Unterscheidung zwischen epileptischem und psychogenem Anfall

	Psychogener Anfall	Epileptischer Anfall
■ Alter	jedes Alter	jedes Alter
■ Aura	möglich	möglich
■ Provokation	emotionale Belastung	Schlafentzug, spezifische Trigger bei Reflexepilepsien
■ Dauer	oft 15–30–60 Minuten	Minuten
■ Motorische Entäußerung	irreguläre, asynchrone Bewegungen unbewegliches schlaffes Daliegen abwehrendes Verhalten Pendelbewegungen mit dem Kopf selten Arc de Cercle	synchrone, kraftvolle Kloni Automatismen
■ Augen	geschlossen, vereinzelt geöffnet, oft zusammengekniffen	geöffnet, im Verlauf bei KPA auch geschlossen
■ Lautäußerung	selten, im Verlauf des Anfalls	möglich zu Beginn des Anfalls
■ Tagesverteilung	aus dem Wachen	jederzeit
■ Einnässen	selten	möglich
■ Verletzung	selten	möglich
■ Suggestiv provozierbar	häufig	sehr selten
■ EEG	interiktal häufig abnorme Befunde, iktal Rhythmisierung fokal oder generalisiert je nach Anfallstyp Cave: Komorbidität mit Epilepsie nicht selten	interiktal normal oder verlangsamt (bei Patienten mit Entwicklungsverzögerung) iktal Artefakte

Tabelle 2.28. Unterscheidung zwischen nächtlicher Frontallappenepilepsie und Parasomnie (nach Tinuper und Baruzzi, 1999)

Aspekt	Nächtliche Frontallappenepilepsie	Parasomnie (Schlafwandeln/Sleep terror)
▦ Familiäre Belastung mit Parasomnie	39%	62–96%
▦ Beginn (Mittelwert)	14 ± 10 Jahre	meist < 10 Jahren
▦ Sistieren	?	7.–14. Lebensjahr
▦ Durchschnittliche Frequenz/Monat	20 ± 11	1–4
▦ Durchschnittliche Frequenz/Nacht	3 ± 3	1
▦ Schlafstadium	2 NREM (65%)	3–4 NREM
▦ Manifestation nach Einschlafen	jederzeit	erstes Drittel der Nacht
▦ Dauer	2–3 Minuten	15 s–30 Minuten
▦ Bewegungsmuster	stereotyp, kraftvoll	komplex, nichtstereotyp
▦ Iktales EEG	normal (43%) > epilepsietypisch (< 10%)	Hochgespannte langsame Aktivität
▦ Autonome Zeichen	vorhanden	vorhanden
▦ Provokationsfaktoren	keine	möglich

NREM Non Rapid Eye Movement

■ Myoklonusepilepsien

Myoklonusepilepsien sind Erkrankungen unterschiedlicher Ätiologie mit folgenden Kernsymptomen:
▦ epileptische Anfälle
▦ Myoklonien
▦ Demenzentwicklung
▦ Ataxie
▦ genetische Disposition.

Unterschieden werden im Wesentlichen die in Tabelle 2.30 zusammengefassten Formen.

Tabelle 2.29. Differenzialdiagnose nächtlicher Anfallszustände (Radtke, 1990)

Erkrankung	Erkrankungsalter	Zeitpunkt in der Nacht	Verhalten im Anfall	Postikatale Verwirrtheit	Effekt einer Ansprache	Erinnerung	Dauer
Schlafwandeln	Kindheit	erstes Drittel	Trance-artig	nein	Unterbrechen des Anfalls	gering	Sek.–Min.
Night Terror	Kindheit	erstes Drittel	Vokalisation, Terror, autonome Symptome	nein	Unterbrechen des Anfalls	gering	Sek.–Min.
Epileptische Anfälle	jederzeit	variabel	stereotypes Verhalten	möglich	kein Effekt	gering	Sek.–Min.
REM-Schlaf Verhaltensstörung	höheres Alter	letztes Drittel	Verhalten abh. vom Trauminhalt	nein	Unterbrechen des Anfalls	Trauminhalt	Sek.–Min.
Automatisches Verhalten	jederzeit	variabel	ungeschickt, einfaches Verhalten	nein	Unterbrechen des Anfalls	gering	Sek.–Min.
Fugue	jederzeit	variabel	wach, komplexes Verhalten	nein	variabel	gering	Min.–Stunden
Confusional Episodes	höheres Alter	variabel	wach, komplexes Verhalten	variabel	variabel	variabel	Min.–Stunden

Tabelle 2.30. Myoklonusepilepsien

■ Typ Unverricht-Lundborg	Erkrankungsbeginn 6.–15. Lebensjahr autosomal rezessiver Erbgang Ataxie ausgeprägte Myoklonien Grand mal allenfalls milde Demenz
■ Typ Lafora	Erkrankungsbeginn 10.–18. Lebensjahr Lafora-Körperchen-Nachweis Myoklonien Grand mal Okzipitallappenanfälle Demenz Erblindung
■ Myoklonusepilepsie mit Ragged Red Fibers (MERRF-Syndrom)	Erkrankungsbeginn 10.–50. Lebensjahr Defekt in der mitochondrialen Atmungskette (Ragged Red Fibers im Skelettmuskel) Myoklonien Grand mal Ataxie progrediente Demenz Optikusatrophie Schwerhörigkeit Polyneuropathie
■ Neuronale Zeroidlipofuscinosen (lysosomale Speicherkrankheiten) – spätinfantile Form (Jansky-Bielschowski) – juvenile Form (Batten-Spielmeyer-Vogt) – adulte Form	Erkrankungsbeginn 2.–50. Lebensjahr Demenz Visusverlust mit Makuladegeneration und Optikusatrophie (außer bei der adulten Form)
■ Sialidosen (Typ I und II)	Erkrankungsbeginn 8.–30. Lebensjahr Visusverlust (Cherry Red Spot im Augenfundus) Ataxie (Typ I) Dysmorphien (Typ II)
■ Sphingolipidosen – juvenile Form des Morbus Gaucher – GM_2-Gangliosidosen (Typ Tay-Sachs und Sandhoff)	Erkrankungsbeginn 3.–6. Lebensmonat autosomal-rezessiver Erbgang stimulusinduzierte epileptische Anfälle Myoklonien Blindheit (Cherry Red Spot im Augenfundus) Hypotonie Hepatosplenomegalie Demenz

■ Literatur

Aminoff MJ (1995) Neurology and General Medicine. Churchill Livingstone, New York

Annegers JF, Shirts SB, Hauser WA, Kurland LT (1986) Risk of recurrence after an initial unprovoked seizures. Epilepsia 27:43–50

Bauer J (1999) Rational diagnosis of non-epileptic seizures. In: Schmidt D, Schachter S (eds) Epilepsy. Problem solving in clinical practice. Martin Dunitz, London, pp 29–41

Bauer J (2001) Der erste epileptische Anfall im Erwachsenenalter. Dtsch Ärzteblatt 98:A1331–1334

Bauer J, Burr W (2001) Course of chronic focal epilepsy resistant to anticonvulsant drugs. Seizure 10:239–246

Bauer J, Elger CE (1994) Objektivierbare Befunde zur retrospektiven Anfallsdiagnostik. Aktuel Neurol 21:220–223

Bauer J, Güldenberg V, Elger CE (1993) Das „Forellenphänomen": Ein seltenes Symptom epileptischer Anfälle. Nervenarzt 64:394–395

Bauer J, Saher MS, Burr W, Elger CE (2000) Precipitating factors and therapeutic outcome in epilepsy with generalised tonic-clonic seizures. Acta Neurol Scand 102:205–208

Baumgartner C (2001) Anfallsformen – klinische Symptomatik. Baumgartner C (Hrsg) Handbuch der Epilepsien. Springer, Wien, S 17–34

Berg AT, Shinnar S (1991) The risk of seizure recurrence following a first unprovoked seizure: a quantitative review. Neurology 41:965–972

Burdette DE, Feldmann RG (1992) Factors that can exacerbate seizures. In: Resor SR, Kutt H (eds) The medical treatment of epilepsy. Marcel Dekker, New York, pp 79–89

Chadwick D (1991) How do you diagnose epilepsy? In: Dam M (ed) A Practical Approach to Epilepsy. Pergamon Press, New York, pp 61–73

Duncan JS, Shorvon SD, Fish DR (1995) Clinical Epilepsy. Churchill Livingstone, New York

Eliot TS (1988) Gedichte. Suhrkamp, Frankfurt am Main

Gilad R, Lampl Y, Gabbay U, et al (1996) Early treatment of a single generalized tonic-clonic seizure to prevent recurrence. Arch Neurol 53:1149–1152

Guberman A, Bruni J (1999) Essentials of Clinical Epilepsy, 2nd edn. Butterworth Heinemann, Boston

Hauser WA (1993) The natural history of seizures. In: Wyllie E (ed) The Treatment of Epilepsy. Lea & Febiger, Philadelphia, pp 165-170

Hauser WA, Rich SS, Lee JRJ, et al (1998) Risk of recurrent seizures after two unprovoked seizures. N Engl J Med 38:429-434

Hauser WA, Hesdorffer DC (1990) Epilepsy: Frequency, Causes, and Consequences. Demos Press, New York

Hesdorffer DC, Verity CM (1997) Risk factors. In: Engel J Jr, Pedley TA (eds) Epilepsy: A Comprehensive Textbook. Raven Press, New York, pp 59-67

Janz D, Christe W (1992) Generalized epilepsies. In: Resor SR, Kutt H (eds) The medical treatment of epilepsy. Marcel Dekker, New York, pp 145-162

Labovitz DL, Hauser WA, Sacco RL (2001) Prevalence and predictors of early seizure and status epilepticus after first stroke. Neurology 57:200-206

Magun JG, Laub MC (1996) Posttraumatische Epilepsie. In: Besser R, Groß-Selbeck G (Hrsg) Epilepsiesyndrome – Therapiestrategien. Thieme, Stuttgart, S 98–208

Musicco M, Beghi E, Solari A, Viani F (1997) Treatment of first tonic-clonic seizure does not improve the progosis of epilepsy. Neurology 49:991–998

Niedermeyer E (1990) The Epilepsies. Urban & Schwarzenberg, Baltimore

Radtke RA (1980) Sleep disorders. In: Daly DD, Pedley TA (eds) Current Practice of Clinical Electroencephalography. Raven Press, New York, pp 561–592

Reuber M, Fernandez G, Bauer J, et al. (2002) Diagnostic delay in patients with psychogenic non-epileptic seizures. Neurology 58:493–495

Scheffer IE, Berkovic SF (1999) Rational diagnosis of genetic epilepsies. In: Schmidt D, Schachter S (eds) Epilepsy. Problem solving in clinical practice. Martin Dunitz, London, pp 111–131

Serles W (2001) Epileptische Anfälle bei internen Erkrankungen. In: Baumgartner C (Hrsg) Handbuch der Epilepsien. Springer, Wien, S 202–211

So EL, Annegers JF, Hauser WA, O'Brien PC, Whisnant JP (1996) Population-based study of seizure disorders after cerebral infarction. Neurology 46:350–355

So NK (1993) Epileptic auras. In: Wyllie E (ed) The Treatment of Epilepsy. Lea & Febiger, Philadelphia, pp 369–377

Theodore WH, Porter RJ, Albert T, Kelley K, Bromfield E, Devinsky O, Sato S (1994) The secondarily generalized tonic-clonic seizure: A videotape analysis. Neurology 44:1403–1407

Tinuper P, Baruzzi A (1999) Seizures during sleep. In: Schmidt D, Schachter S (eds) Epilepsy. Problem solving in clinical practice. Martin Dunitz, London, pp 5–17

Van Donselaar CA (1997) Recurrence risk after a first seizure. In: Sonnen AH (ed) Epilepsy and Driving: an European View. International Bureau against Epilepsy, Heemstede, pp 85–90

3 Methoden

I am no prophet –
And here's no great matter
T. S. Eliot, The Love Song of J. Alfred Prufrock

Mit welchen Untersuchungsmethoden kann man belegen, dass ein Mensch an Epilepsie leidet?

Keine einzige Methode beweist, dass eine Epilepsie besteht. Die Untersuchungsergebnisse müssen immer im Zusammenhang mit klinischen Angaben gewertet werden. Das Elektroenzephalogramm zeigt allerdings potenziell Funktionsstörungen auf, die auch nach einem einzigen sicher epileptischen (unprovozierten) Anfall die Diagnose einer Epilepsie erlaubt oder eine genetische Disposition zu Epilepsie aufzeigt. Diese Methode steht der Diagnosestellung einer Epilepsie am hilfreichsten zur Seite. Bildgebende Untersuchungen hingegen erlauben die Zuordnung zur Ätiologie einer symptomatischen Epilepsie (siehe auch Teil B, Kommissionsberichte).

Welche Informationen bezüglich der Erkrankung Epilepsie erhält man mit den verschiedenen Untersuchungsmethoden?

- Elektroenzephalogramm (EEG)
  Hinweise auf neuronale kortikale Funktionsstörung sowie eine neuronale Exzitabilitätssteigerung. Typische Befunde (etwa generalisierte Spike-wave-Paroxysmen) dienen als Zeichen einer genetischen Disposition zu Epilepsie. Beispiele typischer EEG-Befunde bei Menschen mit Epilepsie sind in den Abbildungen 3.1 bis 3.10 dargestellt.
- Kranielles Computertomogramm (CT) und Kernspintomogramm (MRT)
  Nachweis einer Strukturstörung als möglicher Ursache epileptischer Anfälle. Somit Hinweis auf die symptomatische Ätiologie der Erkrankung Epilepsie. Der Informationswert des MRT liegt deutlich über demjenigen des CT (noch sinnvoll zum Nachweis verkalkter Strukturen (Oligodendrogliom) sowie in der Akutdiagnostik und bei Kontraindikation gegen MRT (Metall)). MRT ist obligat zum Nachweis auch subtiler Strukturänderungen. Allenfalls bei typisch verlaufender idiopathischer Epilepsie nicht notwendig. Beispiele typischer MRT-Befunde bei Menschen mit Epilepsie sind in den Abbildungen 3.11 bis 3.18 dargestellt.

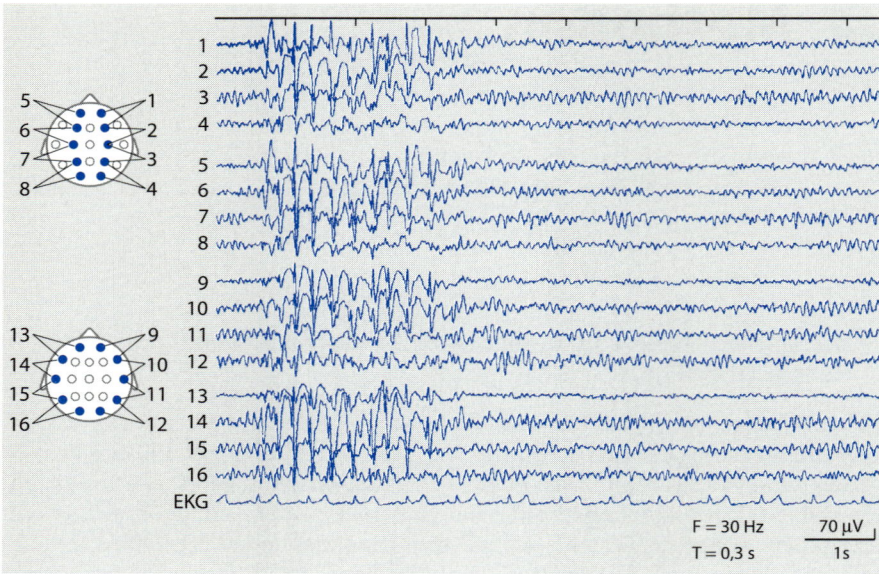

Abb. 3.1. Generalisierte bilaterale Spike-wave-Paroxysmen. Interiktaler Befund bei idiopathisch generalisierten Epilepsien

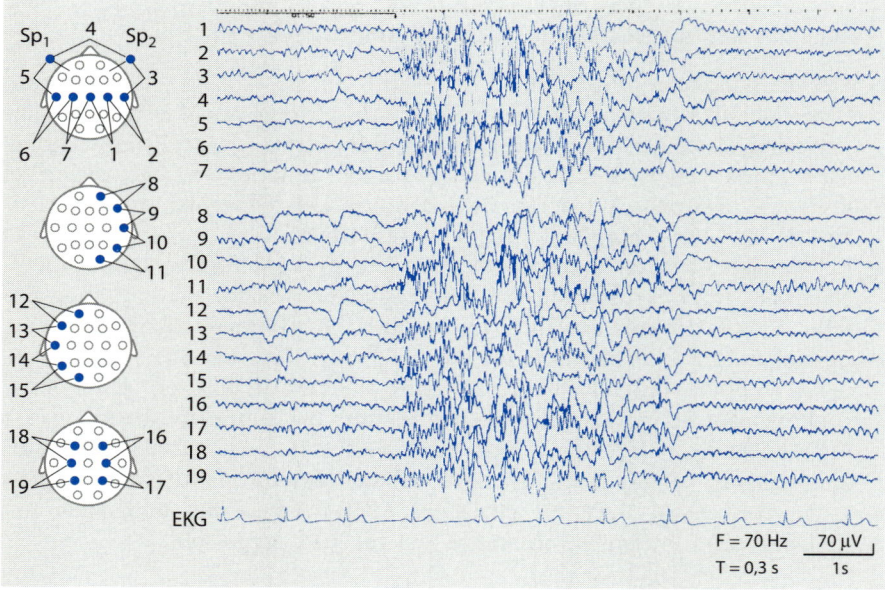

Abb. 3.2. Lidschluss-korrelierte Induktion generalisierter Spike-wave-Paroxysmen unter Photostimulation bei idiopathisch generalisierter Epilepsie

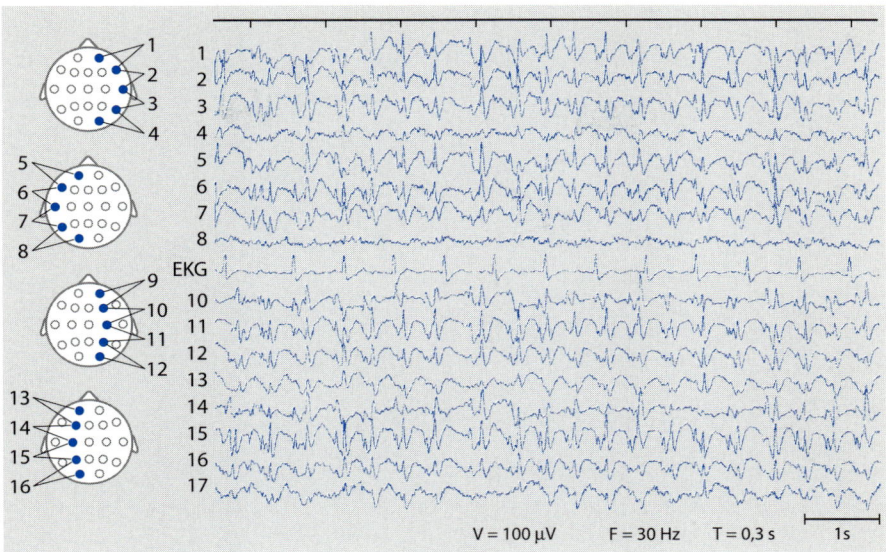

Abb. 3.3. Kontinuierliche generalisierte Spike-wave-Paroxysmen während eines Absencestatus

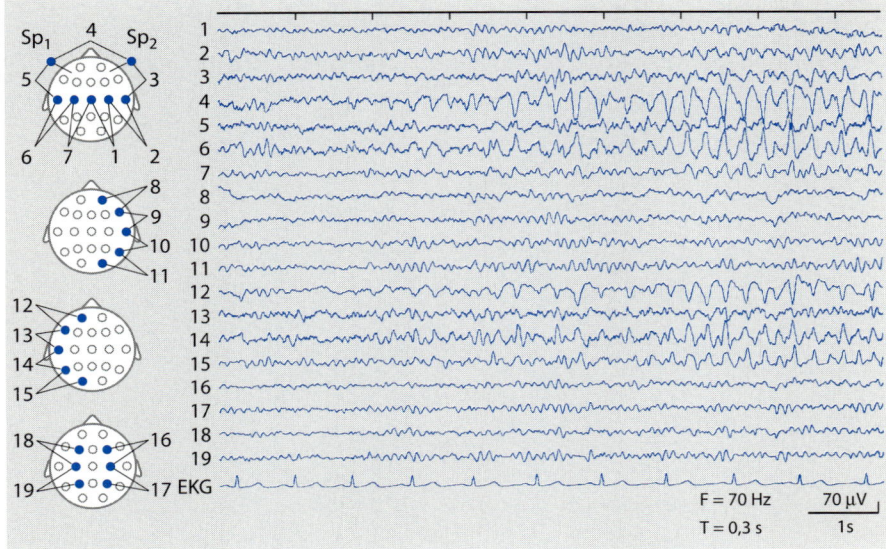

Abb. 3.4. Rhythmische fokale Theta-Aktivität links-temporal bei fokaler Epilepsie

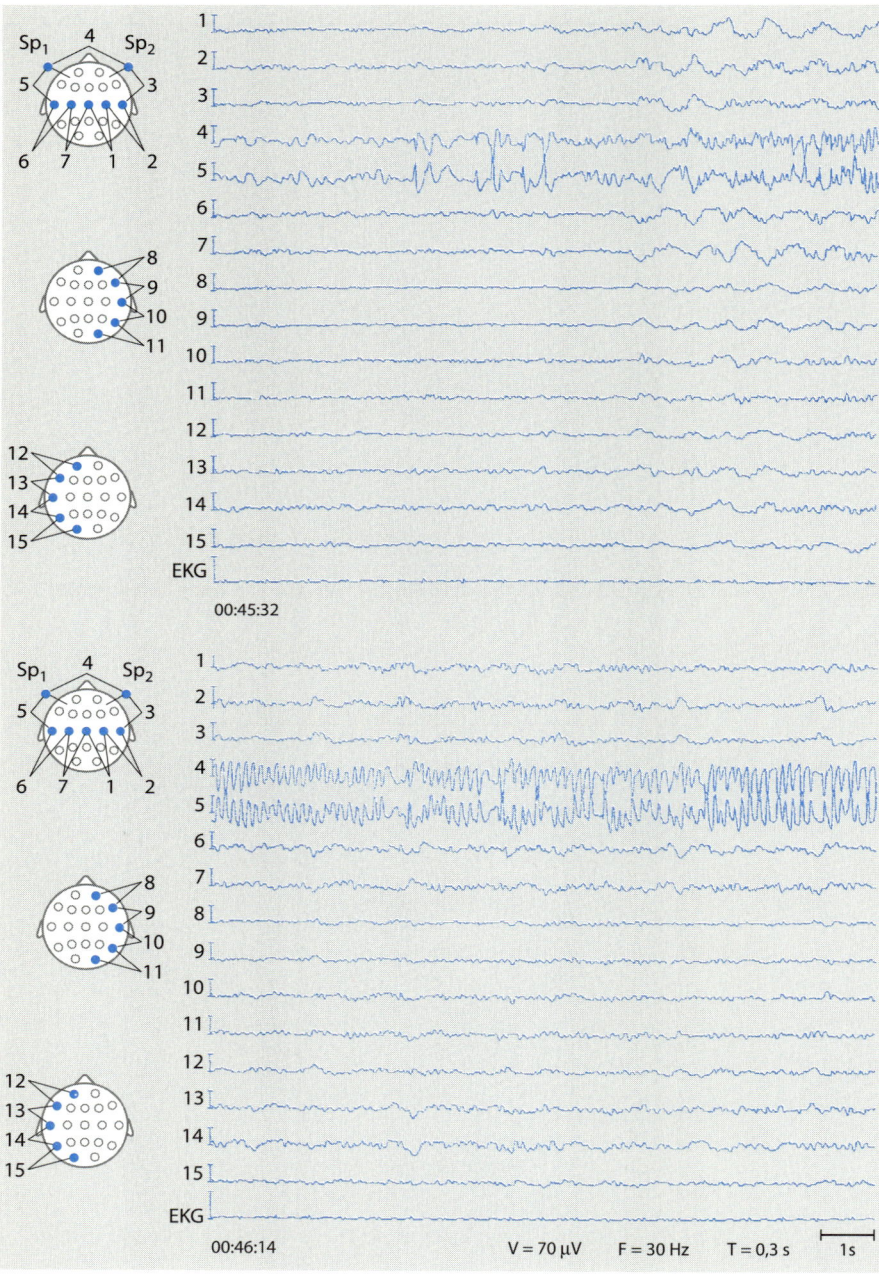

Abb. 3.5. Hochfrequente rhythmische Aktivität links-temporal im Beginn eines fokalen Anfalls

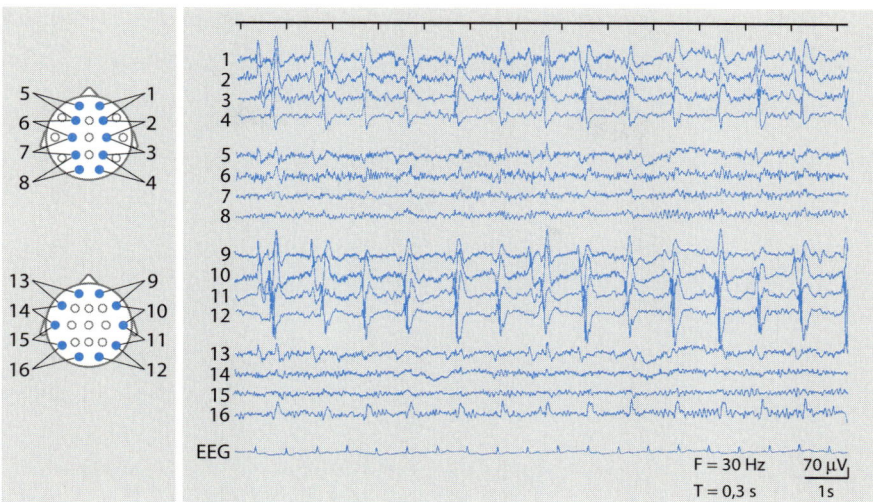

Abb. 3.6. Rhythmische Sharp-wave-Potenziale rechts hemisphärisch während eines Status epilepticus mit komplex-fokalen Anfällen

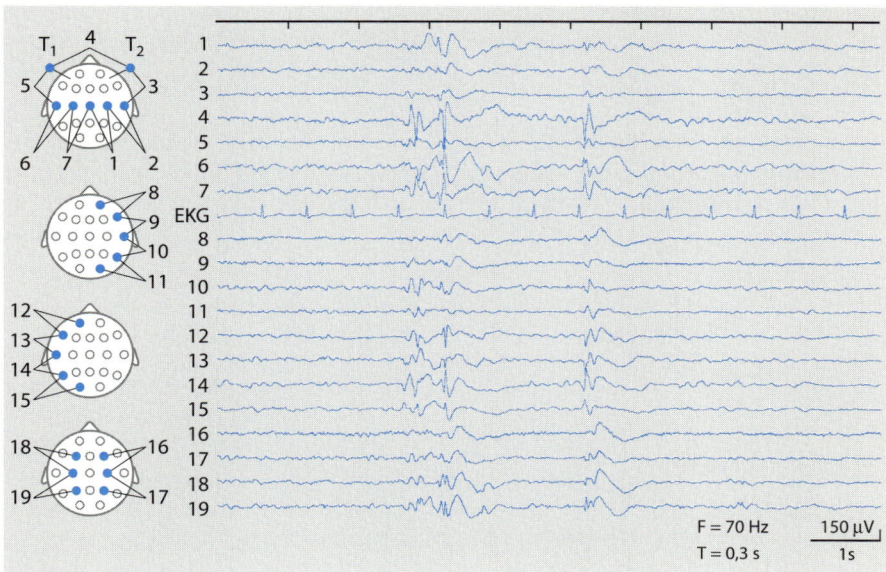

Abb. 3.7. Links zentro-temporaler Sharp-wave-Fokus als Intervallbefund einer Rolando-Epilepsie

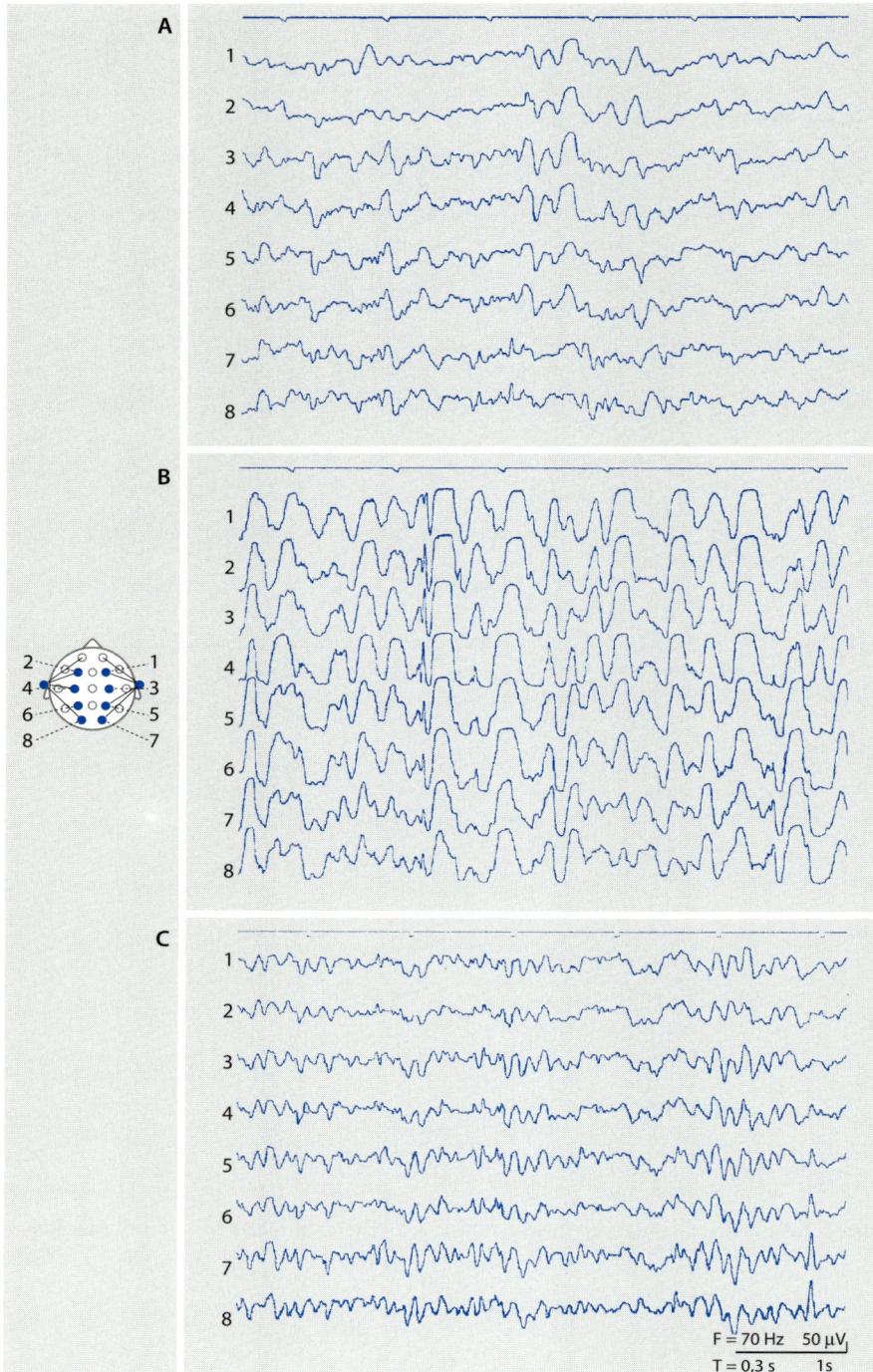

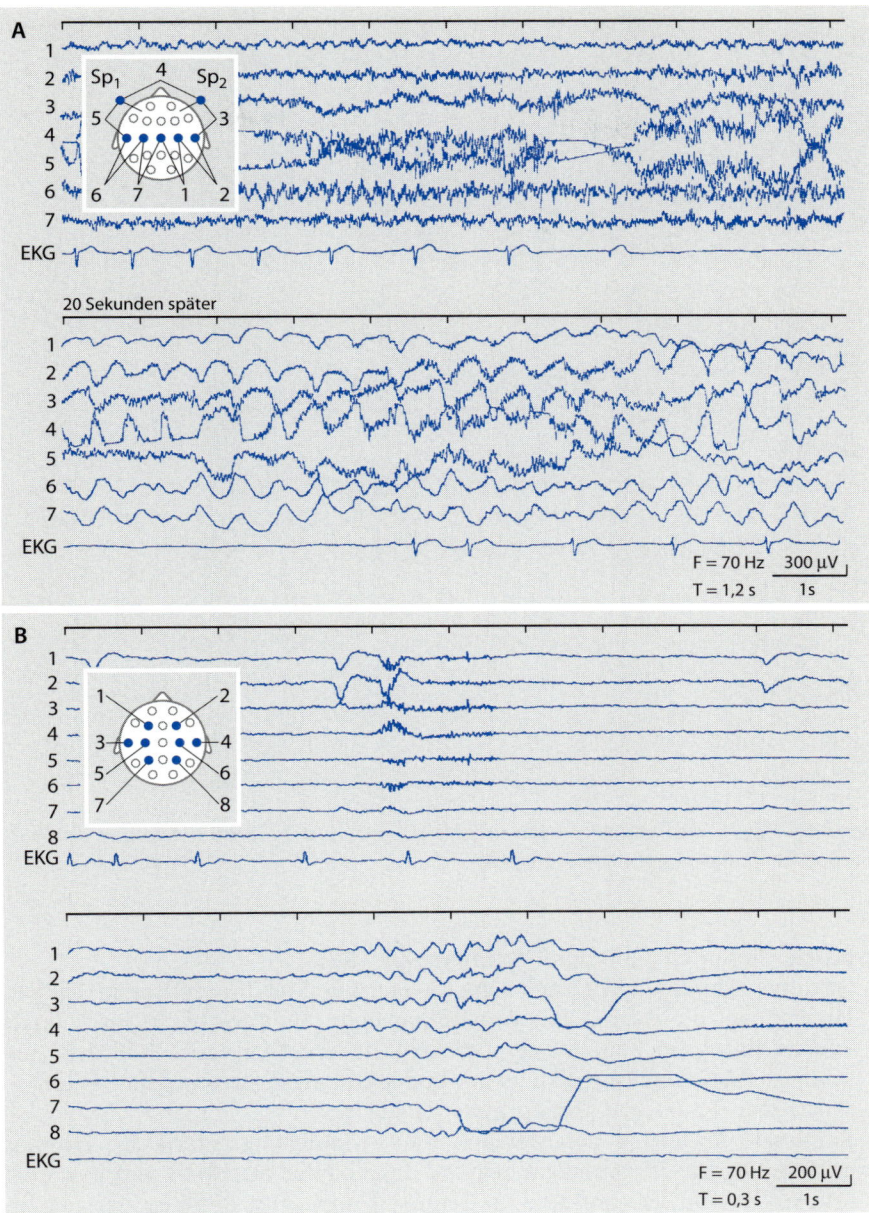

Abb. 3.9. Asystolie, induziert durch einen links-temporal eingeleiteten fokalen epileptischen Anfall **A**, sowie primär kardiale Synkope mit Asystolie und konsekutiver Theta Verlangsamung im Elektroenzephalogramm **B** (nach Kowalik et al., 1998)

◀

Abb. 3.8. Generalisierte Theta-Verlangsamung (**B**) während einer Valproat-Enzephalopathie mit Rückkehr zum Ausgangsbefund (**A**) nach Beenden der Therapie (**C**) (nach Bauer und Elger, 1993)

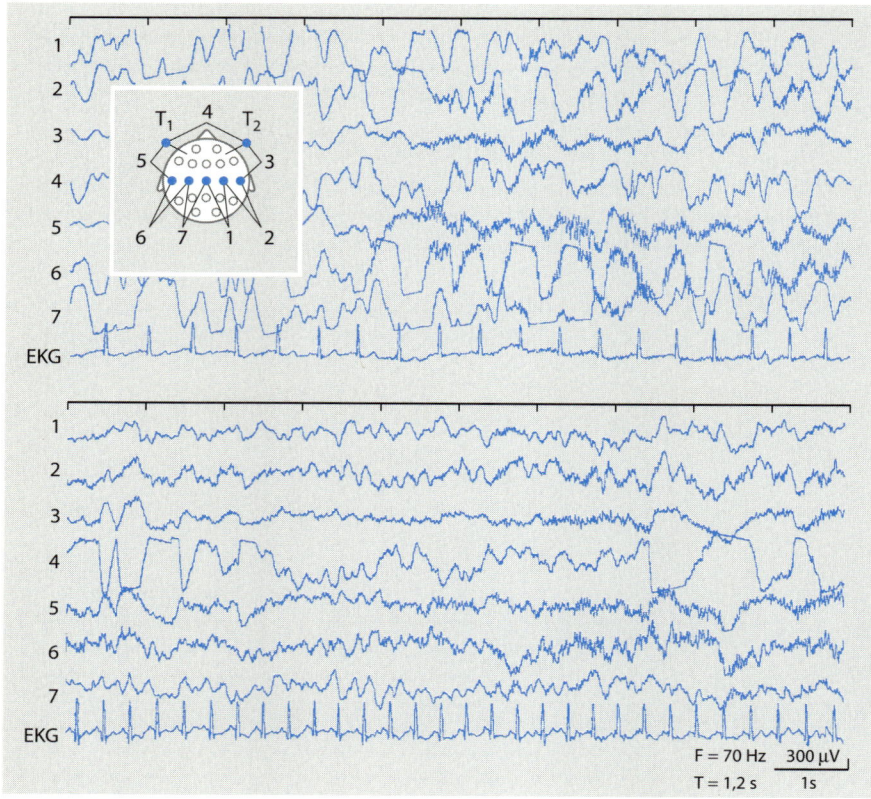

Abb. 3.10. Diffuse Verlangsamung während Schlafwandelns (mit freundlicher Erlaubnis von Herrn Priv.-Doz. Dr. W. Burr, Bonn; nach Bauer, 1999)

■ Single Photonen Emissions Tomographie (SPECT)
Regionale Durchblutungsänderung (Steigerung iktal, Minderung interiktal). Hinweis auf die Region des Anfallsursprungs. Hauptsächlich durch iktale Untersuchung im Rahmen der prächirurgischen Diagnostik hilfreich zum Nachweis des Anfallsursprungs bei Epilepsien ohne strukturelle Läsion.

■ Positronen Emissions Tomographie (PET)
Regionale Änderung des Metabolismus (Minderung interiktal). Hinweis auf die Region des Anfallsursprungs. Interiktaler Nachweis von hypometabolen Zonen insbesondere im Temporallappen im Rahmen der prächirurgischen Diagnostik bei unauffälligem MRT.

■ Magnetenzephalographie (MEG)
Nachweis einer neuronalen kortikalen Funktionsstörung. Hinweis auf neuronale Exzitabilitätssteigerung. Selten angewendete Untersuchungsmethode, deren Vorteil gegenüber dem EEG in einer größeren Tiefenauflösung bei der Lokalisation von Potenzialänderungen besteht.

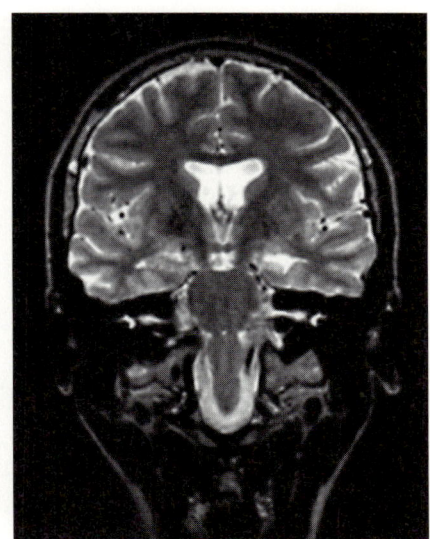

Abb. 3.11. Hippokampusatrophie links

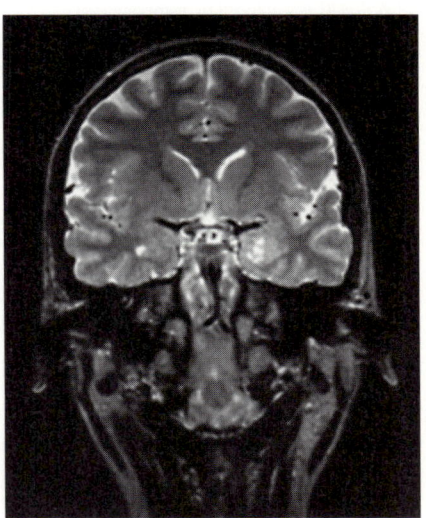

Abb. 3.12. Gangliogliom temporomesial links

■ Neuropsychologische Testverfahren
Hilfreiche Methoden zum Erfassen funktionell gestörter eloquenter Area-
le. Die Methode liefert mittelbar Informationen zum möglichen Ur-
sprungsareal der Anfälle durch den Nachweis der Beeinträchtigung
kognitiver Funktionen als Folge der Erkrankung und/oder der antikonvulsiven Medikation (Tabelle 3.1).

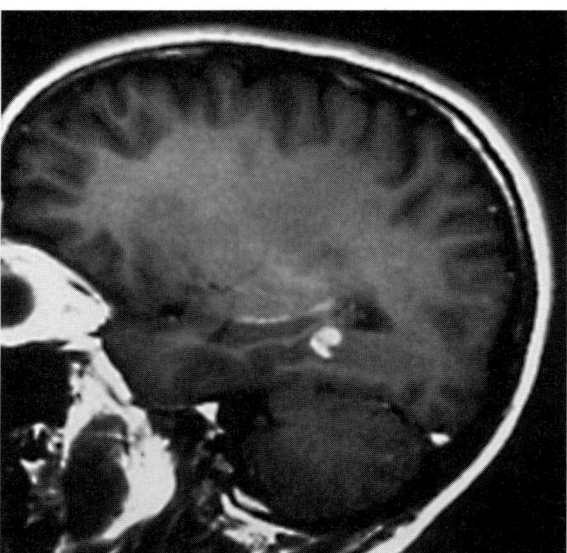

Abb. 3.13. Gangliogliom temporal links

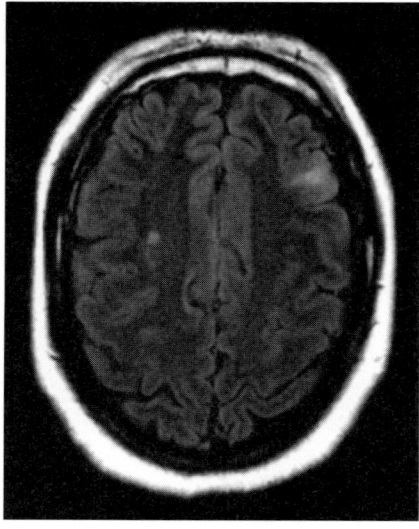

Abb. 3.14. Kortikale Fehlbildung frontal links

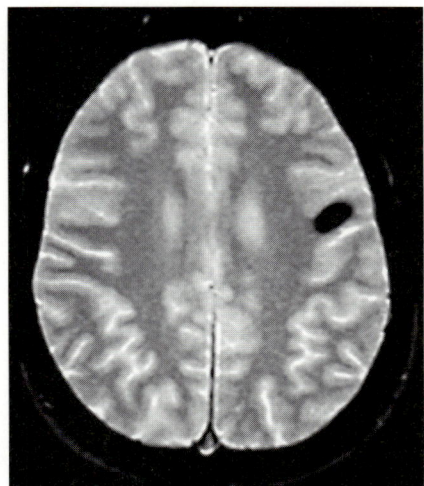

Abb. 3.15. Cavernom frontal links

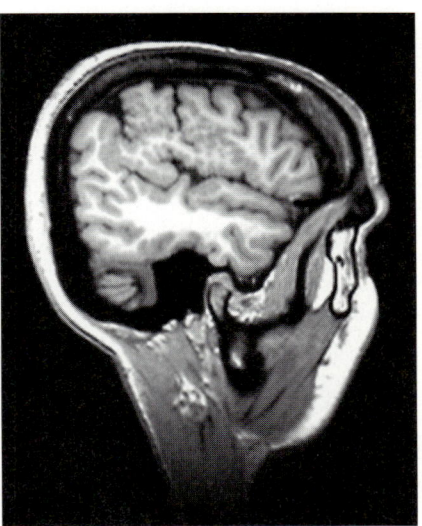

Abb. 3.16. Heterotopie frontoparietal links

■ Laboruntersuchungen
Durch eine postiktale Blutentnahme können Laborbefunde erhoben werden, die auf einen stattgehabten epileptischen Anfall rückschließen lassen (s. Tabelle 2.10; Abb. 3.19 und 3.20).

■ Körperliche Untersuchung
Durch eine postiktale körperliche Untersuchung können Befunde erhoben werden, die auf einen stattgehabten epileptischen Anfall rückschließen lassen (s. Tabelle 2.10; Abb. 3.21).

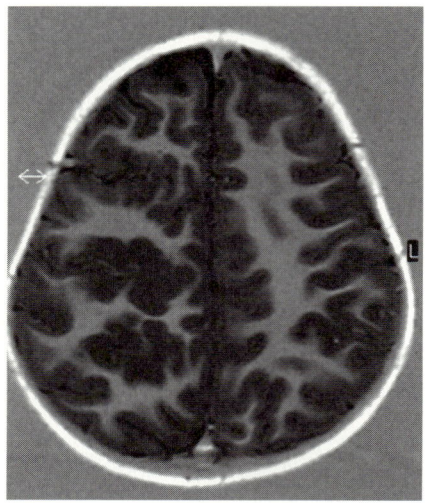

Abb. 3.17. Heterotopie frontoparietal rechts

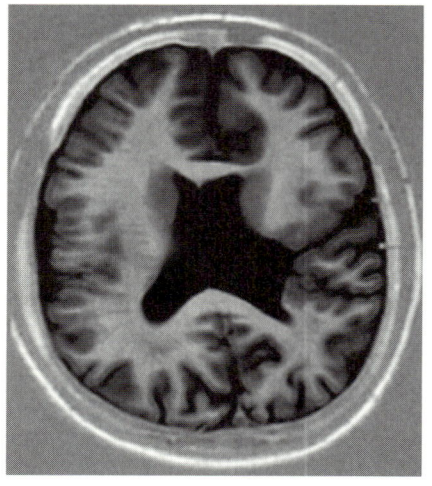

Abb. 3.18. Schizenzephalie zentral links

Was sagen die Untersuchungsmethoden zur Ätiologie einer Epilepsie aus?

■ Das interiktale EEG kann Entladungen aufweisen, die typisch für eine bestimmte, meist idiopathische Epilepsieform sind. Das EEG stützt daher unter Umständen die Diagnose einer „idiopathischen" Epilepsie.
Beispiel: Generalisierte Spike-wave-Paroxysmen bei Absenceepilepsie. Zentrotemporale Sharp waves bei Rolando-Epilepsien (s. Abb. 3.1, 3.2, 3.7).

Tabelle 3.1. Neuropsychologische Testverfahren (nach Helmstaedter, 2000)

Funktion	Testverfahren
▨ Intelligenzquotient	HAWIE (R), WIP
▨ Sprache	Token-Test
▨ Auditive oder räumlich-visuelle Funktion	Mosaik-Test Labyrinth-Test von Chapuis
▨ Aufmerksamkeit	d2-Aufmerksamkeitsbelastungstest
▨ Motorik, Psychomotorik	Reaktionszeiten Fingeroszillation Koordination und Sequenzierung (Luria)
▨ Flexibilität, Interferenzvermeidung, Abstraktion, Fluency	Wortflüssigkeit Stroop-Test Design Fluency
▨ Gedächtnis (sprachlich)	VLMT Digit Span
▨ Gedächtnis (bildhaft visuell)	Benton Visual Retention Corsi Block Sequence Learning
▨ Hemisphärendominanz	Händigkeit: Oldfield Edinburgh Questionnaire Dichotischer Hörtest Tachistoskopie WADA-Test

VLMT Verbaler Lern- und Merkfähigkeits-Test; Hamburg-Wechsler-Intelligenztest für Erwachsene; *WIP* Kurzform des HAWIE

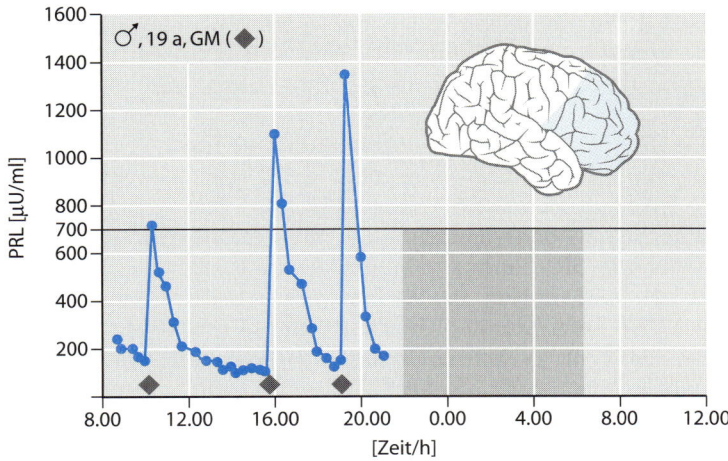

Abb. 3.19. Postiktaler Anstieg von Serumprolaktin (PRL) nach fokalen Anfällen frontalen Ursprungs. *a* Jahre; *GM* Grand mal (nach Bauer et al., 1991)

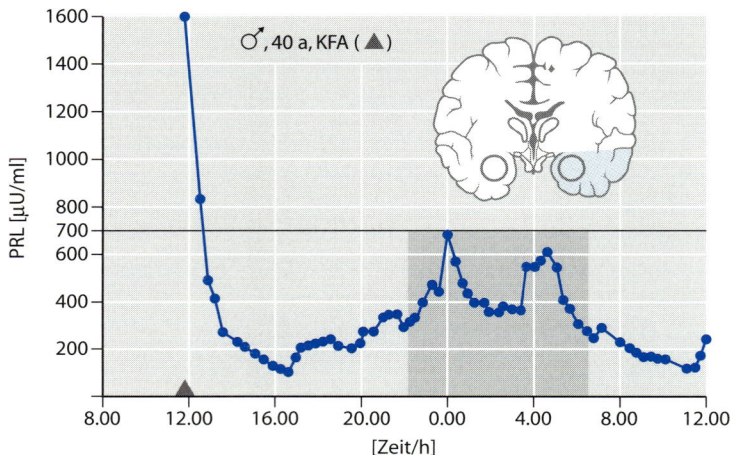

Abb. 3.20. Postiktaler Anstieg von Serumprolaktin nach fokalen Anfällen temporalen Ursprungs. *a* Jahre; *KFA* komplex-fokaler Anfall

Anfall	Zeitraum postiktal				
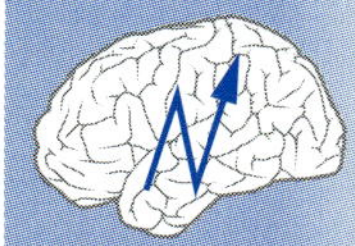	0–30′	30′–24 h	24–48 h	48–72 h	72 h –1 Woche
PRL	—	—	—	—	
	—	CK	CK	CK	
Todd-Parese	Todd-Parese	—	—		
Forellenphän.	Forellenphän.	Forellenphän.	Forellenphän.	—	
Zungenbiss	Zungenbiss	Zungenbiss	Zungenbiss	—	
Einnässen/ Einkoten	—	—	—	—	
EEG	EEG	EEG	—	—	
SPECT	—	—	—	—	

Abb. 3.21. Postiktale Diagnostik zum retrospektiven Nachweis eines stattgehabten epileptischen Anfalls (nach Bauer und Elger, 1994). *PRL* Prolaktin; *CK* Kreatinkinase; *EEG* Elektroenzephalogramm; *SPECT* Single Photonen Emissions Tomographie; Forellenphänomen: subkutane petechiale Stauungs-blutungen, meist periorbital und nuchal

Tabelle 3.2. Kortikale Fehlbildungen als mögliche Ursache von epileptischen Anfällen (Auswahl) (nach Guberman und Bruni, 1999)

■ Abnorme neuronale oder gliale Proliferation	Mikrozephalie
	Hemimegalenzephalie
	Tuberöse Sklerose
	Kortikale Dysplasie
	Dysembryoplastischer neuroepithelialer Tumor (DNT)
	Gangliogliom
	Gangliozytom
■ Neuronale Migrationsstörung	Lissenzephalie
	Pachygyrie
	Polymikrogyrie
	Heterotopie
■ Abnorme kortikale Organisation	Polymikrogyrie
	Schizenzephalie

■ MRT (und weniger das CT) zeigen Strukturstörungen, die als symptomatische Ursache einer Epilepsie mit fokalen oder sekundär generalisierten Anfällen vorkommen. Kortikale Fehlbildungen, die im MRT fassbar werden, sind in Tabelle 3.2 aufgeführt. Daneben finden sich u. a. Kavernome, Tumore, Sklerosen, entzündliche Veränderungen, ischämische und posttraumatische Strukturstörungen (s. Abb. 3.11.–3.18).

Welchen Stellenwert hat das EEG in der Untersuchung von Menschen mit (vermuteter) Epilepsie?

Das Ableiten eines EEG gehört in jedem Fall zur Untersuchung eines Menschen mit (vermuteter) Epilepsie. Wichtig bei der Einordnung der Methode ist:
■ EEG-Befunde müssen nicht konstant sein. Der deutlichste abnorme Befund hat den höchsten Aussagewert, der durch häufige Normalbefunde nicht widerlegt werden kann.
■ Das EEG ist ein Summenpotenzial und erfasst nur einen Bruchteil der Entladungen an der Kortexoberfläche. Unauffällige Befunde kommen auch bei Menschen mit Epilepsie vor.

Die Rolle der EEG-Untersuchung zu Beginn und im Verlauf der Epilepsieerkrankung fasst Tabelle 3.3 zusammen.

Zu welchem Zeitpunkt sollte man sinnvollerweise ein EEG ableiten?

■ Im Anfall (iktal): Selten möglich, z. T. durch Artefakte nur begrenzt beurteilbare Untersuchung.

Tabelle 3.3. Nutzen der EEG-Diagnostik

Zu Beginn der Erkrankung	Im Verlauf der Erkrankung
▓ Differenzialdiagnose zu nicht epileptischen Anfällen	Dokumentation eines konstanten Herdbefundes bei Pharmakoresistenz (hilfreich bei prächirurgischer Diagnostik)
▓ Differenzialtypologie der epileptischen Anfälle (fokal versus generalisiert)	Nachweis einer antiepileptikainduzierten Enzephalopathie (Pathologisierung des EEG)
▓ Nachweis subtiler, klinisch nicht erfasster Anfälle (Absencen im Langzeit-EEG)	Nachweis nonkonvulsiver Status epileptici
	Differenzierung eines Anfallstyps bei neuartigem Anfallsmuster (epileptisch versus nichtepileptisch)

▓ Zwischen den Anfällen (interiktal): Häufigste Untersuchungssituation. Da die anfallsauslösenden Zellen auch interiktal eine Funktionsstörung aufweisen, kann man auch im anfallsfreien Intervall die Diagnose Epilepsie mittels EEG stützen.

▓ Nach einem Anfall (postiktal): Deutlich höhere Ausbeute abnormer Befunde als bei einer interiktalen Untersuchung. Oft vernachlässigte Untersuchungsmöglichkeit. Ausbeute wegweisender Befunde ist in den ersten 24 Stunden postiktal hoch.

Welche Ableiteverfahren des EEG gibt es?

1. Ruhe-Wach-EEG (RWE): Übliche Untersuchung im anfallsfreien Intervall.
2. RWE mit Provokation durch Hyperventilation (HV) und Photostimulation (FS)
3. Schlaf-EEG
4. Schlaf-EEG nach Schlafentzug
5. Mobiles Langzeit-EEG (MLE)
6. Stationäres Langzeit-EEG mit synchroner Videoüberwachung (Video-EEG).

Tabelle 3.4 fasst die Indikation der möglichen EEG-Ableitungen in der Diagnostik von Epilepsien zusammen.

Wie häufig findet man mit dem Ruhe-Wach-EEG (RWE) abnorme Befunde, die epilepsierelevant sind?

Befunde, die hinweisend für eine vermutete Epilepsiediagnose sind, findet man in einem ersten RWE nach einem ersten Anfall in 29–55% (Bauer, 2000).

Tabelle 3.4. EEG-Diagnostik bei vermuteten (ersten) epileptischen Anfällen (modifiziert nach Bauer, 2000)

Fokale und sekundär generalisierte Anfälle	Generalisierte Anfälle
1. Ruhe-Wach-EEG wenn unauffällig im weiteren Verlauf wiederholen (bis zu 6 × in den nächsten 12–18 Monaten) plus Hyperventilation (3′) bei Verdacht auf temporalen Anfallsursprung temporoanteriore Elektroden oder Sphenoidalelektroden	Ruhe-Wach-EEG wenn unauffällig im weiteren Verlauf wiederholen (bis zu 6× in den nächsten 18 Monaten) mit Ableitung nach dem Erwachen plus Hyperventilation (5′) plus Photostimulation
2. Schlaf-EEG	2. Schlaf-EEG, ggf. Schlaf-Entzugs-EEG
3. Postiktales EEG	3. Postiktales EEG
4. 48 Stunden mobiles Langzeit-EEG wenn > 2 Anfälle/Woche	4. Mobiles Langzeit-EEG zur Anfallsdokumentation (wenn > 2 Anfälle/Woche) oder zum Erfassen generalisierter Spike-wave-Paroxysmen

Wie kann man die Ausbeute interiktaler Befunde mit dem Ruhe-Wach-EEG (RWE) steigern?

■ Durch das Wiederholen eines RWE in den nächsten Wochen und Monaten. Durch das Ableiten von bis zu 6 RWE Nachweis abnormer Befunde bei 60–80% der Untersuchten. Somit Verdopplung der Befundausbeute im Vergleich zum ersten RWE.

■ Ableiten des EEG in den Stunden nach dem Erwachen bei Verdacht auf idiopathisch generalisierte Anfälle (höchste Spike-wave-Paroxysmen-Dichte in den Stunden vor und nach dem Erwachen).

Sind nur steile Potenziale relevant für die Epilepsiediagnose?

Bei Menschen, die an Epilepsien mit idiopathisch generalisierten Anfällen (z.B. Absencen) leiden, sind generalisierte Spike-wave-Paroxysmen zu erwarten, selten treten rhythmische generalisierte Komplexe ohne steile Abläufe auf.

Bei Patienten mit fokalen Anfällen und sekundär generalisierten Grand mal ist der Nachweis fokaler steiler Potenziale weniger konstant. Herdbefunde mit Theta-Wellen sind in der Bedeutung bezüglich einer Epilepsiediagnose und Anfallsrezidivprognose gleichbedeutend mit Herdbefunden aus steilen Potenzialen (Bauer, 2000; Burr und Bauer, 1998) (Tabelle 3.5).

Ein RWE nach einem ersten unprovozierten epileptischen Anfall zeigt bei 12–59% der Untersuchten einen abnormen Befund, bei 6–45% zeigten sich dabei keine steilen Abläufe (Walczak, 1997).

Tabelle 3.5. Typische EEG-Intervallbefunde bei Epilepsien

Epilepsie	EEG
■ Infantile Spasmen	Hypsarrhythmie
■ Kindliche Absenceepilepsie	Generalisierte 3/s Spike-wave-Paroxysmen
■ Juvenile myoklonische Epilepsie	Generalisierte 4–5/s (Poly)Spike-wave-Paroxysmen
■ Benigne Partialepilepsie (Rolando-Epilepsie)	Uni- oder bilaterale Sharp-wave-Potenziale zentro-temporal
■ Benigne okzipitale Epilepsie	Uni- oder bilaterale okzipitale Sharp waves, akzentuiert nach Augenöffnen
■ Landau-Kleffner-Syndrom	Uni- oder bilaterale Spike-wave-Aktivität betont über dem Gyrus temporalis superior
■ Lennox-Gastaut-Syndrom	Generalisierte irreguläre 2–2,5/s Spike-wave-Aktivität (Spike-wave-Variant-Muster)
■ Temporallappenepilepsie	Uni- oder bilateraler Theta/sharp-wave-Fokus
■ Frontallappenepilepsie	Oft unauffällig. Frontaler oder temporaler Theta/sharp-wave-Fokus

Wie sollten die Elektroden zum Ableiten des EEG platziert werden?

Grundsätzlich wird das 10–20-System zum Platzieren der Elektroden verwendet. Insbesondere bei Verdacht auf temporal generierte Anfälle sollten zusätzlich temporoanteriore Elektroden verwendet werden (Abb. 3.22). Hierdurch steigert sich die Ausbeute relevanter Befunde, da die temporomesialen Strukturen besser erfasst werden. Die Ausbeute steiler Potenziale, die im temporomesialen Schläfenlappen entstehen, variiert (Walczak, 1997):

■ konventionelles 10–20-System: 43–58%
■ nasopharyngeale Elektroden: 57–69%
■ temporoanteriore Elektroden: 81–90%
■ Sphenoidalelektroden: 75–100%.

Die temporoanteriore Elektrode (T1/T2) wird wie folgt platziert: Gedachte Verbindungslinie zwischen Tragus und lateralem Augenwinkel dritteln und Elektrode 1 cm oberhalb des Überganges vom äußeren zum mittleren Drittel platzieren.

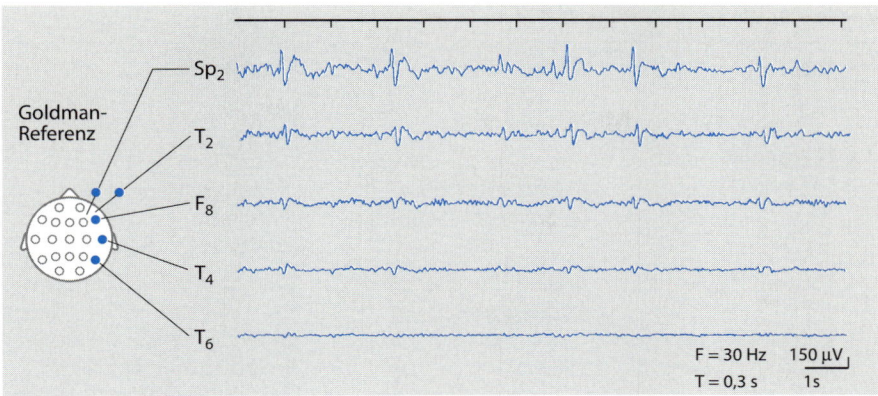

Abb. 3.22. Darstellung eines rechts-temporalen Sharp-wave-Fokus durch Elektroden unterschiedlicher Lokalisation. *SP2* Sphenoidalelektroden; *T2* temporoanteriore Elektrode; *F8, T4, T6* temporale Elektroden

Welche Bedeutung hat die Hyperventilation (HV) während der EEG-Untersuchung?

Durch HV akzentuieren sich fokale und generalisierte Funktionsstörungen. Dauer der HV 3–5 Minuten (s. Tabelle 3.4).

Welche Bedeutung hat die Photostimulation (FS) während der EEG-Untersuchung?

Durch die FS können generalisierte Spike-wave-Paroxysmen bei idiopathisch generalisierten Epilepsien provoziert und damit nachgewiesen werden (bei 10–30% der Untersuchten mit solchen Epilepsien). Die Provokation von generalisierten Spike-wave-Paroxysmen belegt mittelbar die genetische Disposition zu Epilepsie. Ihr Nachweis gelingt oft dann besonders gut, wenn während der FS die Augenlider geöffnet und wieder geschlossen werden (lidschlussinduzierte Provokation). Die Therapie mit Valproat mindert den Provokationseffekt der FS (Tabelle 3.6, Abb. 3.2).

Schlaf-EEG oder Schlafentzugs-EEG?

Im Schlaf sind abnorme epilepsie-relevante (fokale wie generalisierte) Befunde besser zu erfassen als im Wachen, egal ob der Schlaf durch Schlafentzug induziert wurde oder nicht. Schlafentzug-EEGs bergen die Gefahr einer Anfallsprovokation durch den vorangegangenen Schlafmangel. Die Befundausbeute im Schlaf steigert sich durch den Schlafentzug nicht. Ein Vorteil des Schlafentzug-EEGs kann es sein, dass die Untersuchung meist am Morgen erfolgt und daher die Ausbeute des Nachweises generalisierter Spike-wave-Paroxysmen per se höher als am Mittag ist, wenn üblicherweise eine Schlaf-EEG-Untersuchung durchgeführt wird.

Tabelle 3.6. Effekte der Photostimulation

▨ Photic driving	Rhythmisierung des okzipitalen Grundrhythmus	Normvariante
▨ Photomyogene Reaktion	Überlagerung der anterioren Ableitekanäle mit hochgespannter Muskelaktivität	Vermutlich durch Hirnstammaktivierung induzierte Muskelanspannung. Keine Relation zu Epilepsie
▨ Photosensible Reaktion	Generalisierte bilaterale Spike-wave-Paroxysmen	Wenn diese mit Ende der Photostimulation sistieren: kein Hinweis auf manifeste Epilepsie; Zeichen einer genetischen Disposition zu Epilepsie. Wenn diese das Ende der Photostimulation überdauern: häufig Ausdruck einer bereits manifesten Epilepsie
▨ Photokonvulsive Reaktion	Generalisierte bilaterale Spike-wave-Paroxysmen mit klinisch manifest werdendem epileptischen Anfall	Beleg einer genetischen Disposition zu Epilepsie, in der Regel Ausdruck einer bereits manifesten Epilepsie

Tabelle 3.7. Nachweis epilepsietypischer Potenziale im Kurzschlaf-EEG (nach Wittenbecher und Kubicki, 1982)

Schlafstadium	N = 573
1	114 (19,8%)
2	323 (56,3%)
3*	88 (15,3%)
4*	48 (8,3%)

* Ergebniszuwachs bei unauffälligem Befund in Stadium 1 und 2: 0,8%

Die abnormen Befunde zeigen sich in den leichten Schlafphasen (Stadium 1 + 2), eine Steigerung des Nachweises relevanter Potenziale, im Tiefschlaf gelingt nur bei < 1% der Untersuchten ein zusätzlicher Informationsgewinn (Tabelle 3.7).

Wie sollte man ein Schlaf-EEG durchführen?

▨ Ableiten gegen Mittag ab ca. 14.00 Uhr
▨ Normale Aufstehzeit
▨ Kein Kaffee, Tee, Cola am Vormittag vor der Ableitung
▨ Reichliches Mittagessen vor der Ableitung

Tabelle 3.8. Einfluss von Medikamenten auf das EEG (modifiziert nach Glaze, 1980)

Substanz	Therapeutische Dosierung	Intoxikation
■ Neuroleptika	kaum Veränderungen, allenfalls leichte Verlangsamung oder Zunahme von Theta-Wellen	diffuse Verlangsamung
■ Trizyklische Antidepressiva	Zunahme von Theta-Aktivität	diffuse Verlangsamung
■ Benzodiazepine	vermehrte hochgespannte Beta-Aktivität (frontal betont)	diffuse Verlangsamung mit überlagerter hochgespannter Beta-Aktivität
■ Barbiturate	vermehrte hochgespannte Beta-Aktivität; bei hoher Dosierung auch Zunahme von Theta/Delta-Aktivität	diffuse Verlangsamung mit überlagerter hochgespannter Beta-Aktivität
■ Bromide	diffuse Zunahme von Beta- und Theta-Aktivität	diffuse Verlangsamung
■ Phenytoin	allenfalls dezente Zunahme von Theta-Aktivität	Verlangsamung der Alpha-Aktivität und diffuse Delta-Aktivität
■ Carbamazepin	verlangsamte Alpha-Aktivität und vermehrte Theta-Wellen	diffuse Verlangsamung
■ Ethosuximid	kein Einfluss	diffuse Verlangsamung
■ Valproat	kaum Einfluss, außer Minderung von Spike-wave-Paroxysmen. FIRDAs und gruppierte dysrhythmische Gruppen bei Enzephalopathie	diffuse Verlangsamung
■ Levetiracetam	Minderung der Rate interiktaler generalisierter Spike-wave-Paroxysmen	
■ Lamotrigin	Minderung der Rate interiktaler generalisierter Spike-wave-Paroxysmen	
■ Topiramat	Minderung der Rate interiktaler generalisierter Spike-wave-Paroxysmen	

FIRDA Frontal intermittierende rhythmische Delta Aktivität

■ Ruhiger Ableiteraum
■ Ableitedauer ca. 100 Minuten (ein Schlafzyklus).

Wann ist ein Mobiles Langzeit-EEG (MLE) sinnvoll?

■ Zum Nachweis von schlafgebundenen Potenzialen, falls Schlaf-EEG nicht realisierbar.
■ Zum Nachweis generalisierter Spike-wave-Paroxysmen.
■ Zur Anfallsaufzeichnung, wenn Anfälle mindestens an 2 Tagen der Woche auftreten (Ableitung über 48 Stunden) (s. Tabelle 3.4).

Was sind die Nachteile eines mobilen Langzeit-EEG (MLE)?

Durch unkontrollierte Artefakte falsch positive Befunde, da Kopf- und Körperbewegungen Artefakte mit steilen Abläufen bewirken können. Hoher Personalaufwand.

Wann ist eine EEG-Ableitung im Behandlungsverlauf sinnvoll?

■ Bei Verdacht auf Enzephalopathie durch Antiepileptika (meist generalisierte Verlangsamung oder frontale intermittierende rhythmische Delta-Aktivität, FIRDA) (Abb. 3.8).
■ Bei Verdacht auf nonkonvulsiven Status epilepticus (s. Abb. 3.3 und 3.6).
■ Bei Wunsch des Patienten (Gefühl der adäquateren Versorgung).
■ Bei Verdacht auf Alternativpsychose (Normalisierung des EEG parallel zur Änderung des psychischen Befindens).

EEG-Befunde und Beenden der antiepileptischen Therapie

EEG-Befunde korrelieren weder mit der Anfallsrezidivprognose zu Beginn der Erkrankung noch bei langer Anfallsfreiheit und geplantem Beenden der Therapie.

Generalisierte Spike-wave-Paroxysmen gehen mit einem erhöhten Rezidivrisiko nach langer Anfallsfreiheit einher. Dies ist allerdings eine redundante Aussage, da diese Paroxysmen eine idiopathische Epilepsie kennzeichnen und solche Epilepsien dauerhaft persistieren (abgesehen von einigen Patienten mit kindlicher Absenceepilepsie).

EEG-Befund und Fahrtauglichkeit

Zum Erwerb oder Erhalt der Fahrerlaubnis ist die Dokumentation des EEG zwar nicht verbindlich nötig, wird aber von den Behörden (in Unkenntnis zu medizinischen Plausibilitäten) gerne gesehen. Die Leitlinien zur Fahrtauglichkeit halten den Arzt an, anhand des EEG-Befundes zu überdenken, ob eine besondere Rezidivgefahr besteht (siehe auch Teil B: Leitlinien zur Fahrtauglichkeit).

Welchen Effekt haben Antiepileptika auf das EEG?

Valproat unterdrückt die durch Photostimulation induzierte Manifestation von generalisierten Spike-wave-Paroxysmen. Ein Jahr nach Therapiebeginn mit Valproat war die Photosensibilität bei 75% der Untersuchten nicht mehr nachweisbar (Schmidt, 1982). Tabelle 3.8 fasst mögliche Einflüsse der Antiepileptika auf die EEG-Befunde bei visueller Auswertung zusammen.

Wann kann ein EEG-Befund zu einer Fehldiagnose in Sachen Epilepsie beitragen?

■ Verkennen von Artefakten als steile Potenziale (besonders im mobilen Langzeit-EEG).
■ Überinterpretation zufällig nachgewiesener generalisierter Spike-wave-Paroxysmen als Epilepsiebeleg ohne bislang manifeste Anfälle (genetische Disposition zu Epilepsie).
■ Fehlinterpretation von epileptiformen, nicht epileptogenen Potenzialen als epilepsie-korreliert.
■ Fehlinterpretation von Grundrhythmus-Normvarianten.
■ Fehl- oder Überinterpretation von durch Photostimulation ausgelösten Potenzialen: Photic driving. Photomyogene Reaktion. Photosensible Reaktion ohne klinische Anfälle.

Was ist bei der Untersuchung mit der Magnetresonanztomographie (MRT) zu beachten?

Um eine optimale Befundausbeute zu erhalten, muss der Radiologe über die vermutete Ursprungsregion der epileptischen Anfälle informiert sein. Nur dann kann er das Gerät in der Schichtführung adäquat einstellen. Die Befunde eines MRT geben Auskunft über die mögliche Ursache epileptischer Anfälle, sie belegen die Diagnose Epilepsie aber nicht allein. Trotzdem gibt es morphologisch nachweisbare Strukturstörungen, die häufig bei Menschen mit Epilepsie nachweisbar sind, und deren Zusammenhang mit manifesten Anfällen sehr wahrscheinlich ist (Ammonshornsklerose; Fehlbildungstumore im Temporallappen).

Tabelle 3.9 fasst die Geräteeinstellung bei einer MRT-Untersuchung zum Nachweis epileptologisch relevanter Strukturstörungen zusammen.

Die initiale kranielle MRT-Untersuchung sollte folgende Einstellungen beinhalten (nach von Oertzen et al., 2000):
■ sagittale T1-gewichtete Aufnahmen
■ axiale TSE
■ axiale Flair
■ koronare T1 vor und nach Kontrastmittelgabe
■ koronare TSE, temporal anguliert
■ bei Tumorverdacht nach Kontrastmittelgabe Darstellung aller drei Ebenen.

Tabelle 3.9. Sequenzen zur kernspintomographischen Diagnostik unter epileptologischen Gesichtspunkten (mit freundlicher Erlaubnis von Herrn Priv.-Doz. Dr. Urbach, Bonn)

Sequenz	sag 3D-T1-TFE	ax T2-TSE	ax FLAIR-TSE	cor FLAIR-TSE	cor T2-TSE	Cor IR-TSE	ax T1 SE-Dyn.
Orientierung	sagittal	parallel zum Gyrus temporalis superior oder C.a.-C.p.-Linie	parallel zum Gyrus temporalis superior oder C.a.-C.p.-Linie	senkrecht zum Gyrus temporalis superior oder senkrecht zum Hirnstamm	senkrecht zum G. temporalis superior	senkrecht zum Gyrus temporalis superior oder senkrecht zum Hirnstamm	parallel zum Gyrus temporalis superior oder C.a.-C.p.-Linie
FOV	256	230					
RFOV	84%	80%					
Matrix	256×256	256×256					
Scan %	70%	78%					
TI	–	–	2000	2000	–	400	–
TR	12	4849	6000	6000			
TE	3,60	100	120	120			
FA	10	90	90	90			
Turbofaktor		17	29	27	23	7	
Schichtdicke	1,1	5	5	3	2	5	5
Schichtlücke	keine	1	1	0	0	1	1
Anzahl	135	24	24	40	40	24	24
NSA	1	3	4	2	4	4	
Akquisitionszeit	5:31 min	2:21 min	4:12 min	3:54 min	5:15 min	6:20 min	

FOV Field of View; *RFOV* Relative Field of View; *TI* Inversion time; *TR* Relaxation time; *TE* Echo time; *TSE* Turbo Spin Echo; *FA* Flip angle; *FLAIR* Fluid attenuated inversion recovery; *C.a.* Commissura anterior; *C.p.* Commissura posterior; *G.* Gyrus

■ Literatur

Bauer J (1999) Rational diagnosis of non-epileptic seizures. In: Schmidt D, Schachter S (eds) Epilepsy. Problem solving in clincial practice. Martin Dunitz, London, pp 29–41

Bauer J (2000) Elektroenzephalographische Diagnostik im Erwachsenenalter aus klinisch-epileptologischer Sicht. Neurophysiol Labor 22:177–190

Bauer J, Elger CE (1993) Die akute Valproinsäure-Enzephalopathie. Aktuel Neurol 20:16–21

Bauer J, Elger CE (1994) Objektivierbare Befunde zur retrospektiven Anfallsdiagnostik. Aktuel Neurol 21:220–223

Bauer J, Landgraf S, Schrell U, Stefan H (1991) Anstieg der Serum-Prolactinkonzentration nach Frontallappenanfällen. Dtsch Med Wschr 116:1824–1827

Burr W, Bauer J (1998) EEG-Diagnostik in der Epileptologie. EEG-Labor 20:32–45

Eliot TS (1988) Gedichte. Suhrkamp, Frankfurt am Main

Glaze DG (1980) Drug effects. In: Daly DD, Pedley TA (eds) Current Practice in Clinical Electroencephalography. Raven Press, New York, pp 489–512

Guberman A, Bruni J (1999) Essentials of Clinical Epilepsy, 2nd edn. Butterworth Heinemann, Boston

Helmstaedter C (2000) Neuropsychologie bei Epilepsie. In: Sturm W, Herrmann M, Wallesch CW (Hrsg) Lehrbuch der klinischen Neuropsychologie. Swets & Zeitlinger, Lisse, NL, S 571–580

Kowalik A, Bauer J, Elger CE (1998) Asystolische Anfälle. Nervenarzt 69:151–157

Schmidt D (1982) The influence of antiepileptic drugs on the electroencephalogram: a review of controlled clinical studies. Electroencephal clin Neurophysiol 36 (suppl):453–466

Von Oertzen J, Urbach H, Reul J, Elger CE (2000) MRT und epileptogene Foci. Klin Neurophysiol 31 (Suppl 1):S43–S48

Walczak TS, Jayakar P (1997) Interictal EEG. In: Engel J Jr, Pedley TA (eds) Epilepsy: a comprehensive textbook. Lippincott-Raven, Philadelphia, pp 831–848

Wittenbecher H, Kubicki S (1982) Kurzschlafableitungen nach vorangegangener Schlafreduzierung. Auswertung von 719 Registrierungen. Z EEG-EMG 13:86–91

4 Therapie

And would it have been worth it, after all,
Would it have been worth while,
After the sunsets and the dooryards and the sprinkled streets,
After the novels, after the teacups, after the skirts that trail
along the floor
And this, and so much more?
T.S. ELIOT, The Love Song of J. Alfred Prufrock

Was kann man mit einer antiepileptischen Therapie erreichen?

Epilepsien sind Erkrankungen, die man medikamentös nicht heilen, deren Verlauf man allenfalls modifizieren, deren Symptomausprägung man aber beeinflussen kann. Die übliche medikamentöse Behandlung ist eine prophylaktische anti*konvulsive,* keine anti*epileptische* Therapie. Nur wenn die Anfälle Folge einer Grunderkrankung sind, die man kausal behandeln kann und nach deren Ende keine neuronale Funktionsstörung verbleibt, kann man von der Behandlung der so genannten Epilepsie (oft sind die epileptischen Anfälle ja nur Symptom der Grunderkrankung) sprechen.

Allein die operative Resektion des fokalen epileptogenen Areals bietet die Möglichkeit einer kurativen Behandlung einer fokalen Epilepsie selbst. Dies gelingt auch bei vielen der so behandelten Patienten. Bei einigen Patienten allerdings verbleibt auch nach der Operation epileptisch aktives Gewebe und bedarf zur Anfallsprophylaxe der weiterführenden medikamentösen Therapie.

Ziel der medikamentösen Therapie ist also die Prophylaxe erneut auftretender epileptischer Anfälle. Andere mögliche Symptome der Erkrankung Epilepsie, wie mnestische oder endokrine oder psychische Störungen, werden nicht direkt beeinflusst. Eine ungünstige Auswahl der Medikation kann diese Beschwerden aber verstärken, z.B. kognitive Störungen durch Sedierung, endokrine Störungen durch Gewichtszunahme, psychische Störungen durch depressions-/psychosefördernde Antiepileptika (z.B. Vigabatrin, Phenobarbital).

Mit der dauerhaften medikamentös erzielten Anfallsfreiheit erreicht man somit eine soziale Heilung, d.h., man ermöglicht dem Betroffenen ein integriertes Leben in unserer Gesellschaft (Tabelle 4.1).

Die Behandlungsprognose, analysiert nach der initialen Anfallsfrequenz, zeigt günstigere Erfolge bei geringer Anfallsanzahl (möglicherweise reflektiert dies auch per se die Schwere der Erkrankung) (MacDonald et al., 2000):

■ Ein Jahr Anfallsfreiheit in sechs Jahren wurde erzielt bei 95% der Patienten mit 2 Anfällen in den ersten sechs Monaten der Erkrankung und bei

Tabelle 4.1. Zu erwartende medikamentöse Anfallskontrolle abhängig von der Epilepsieform (Angabe einer mindestens einjährigen Anfallsfreiheit; nach Semah, 1998)

Epilepsie	Anfallsfreiheit
■ Idiopathisch generalisierte Epilepsie	82%
■ Symptomatisch/kryptogene Epilepsie mit generalisierten Anfällen	27%
■ Symptomatische Epilepsien mit fokalen Anfällen	35%
■ Kryptogene Epilepsien mit fokalen Anfällen	45%
Symptomatische Epilepsien nach/bei:	
■ zerebraler Ischämie	54%
■ Gefäßfehlbildung	50%
■ Hirntumor	46%
■ Hirntrauma	30%
■ kortikaler Fehlbildung	24%
■ Hippokampusatrophie	11%
■ dualer zerebraler Strukturstörung (duale Pathologie)	3%
■ unauffälliger zerebraler Bildgebung	42%

75% der Patienten mit >10 Anfällen in den ersten sechs Monaten der Erkrankung.

■ Fünf Jahre Anfallsfreiheit in sechs Jahren wurden erzielt bei 47% der Patienten mit 2 Anfällen in den ersten sechs Monaten der Erkrankung und bei 24% der Patienten mit >10 Anfällen in den ersten sechs Monaten der Erkrankung.

Was sind die Mittel der Therapie?

■ Dauerhafte medikamentöse Behandlung zur Anfallsprophylaxe.
■ Akute parenterale Gabe von Antiepileptika zum Unterbrechen eines (langanhaltenden) Anfalls oder Status epilepticus.
■ Operative Resektion des epileptogenen Areals.
■ Kausale Therapie der anfallsbedingenden Grunderkrankung.
■ Meiden allgemeiner (z.B. Schlafmangel) oder individueller Auslösefaktoren (letztere z.B. im Rahmen von Reflexepilepsien wie Lese- oder musikogene Epilepsie).
■ Biofeedback zum Supprimieren anfallsfördernder neuronaler Aktivität durch kognitive Aktivität.
■ Vagus-Nerv-Stimulation zur Steigerung inhibitorischer neuronaler Impulse.
■ Ketogene Diät oder Carboanhydrasehemmer, um eine antikonvulsive Stoffwechsellage zu erreichen.

Was ist das Ziel der medikamentösen Therapie?

Ziel ist die individuell optimale Wahl eines oder mehrerer Antiepileptika, die zunächst als unbefristete Anfallsprophylaxe etabliert werden. Es ist wichtig dem Patienten von Beginn an verständlich zu machen, dass seine Chance darin besteht, durch die Einnahme der Medikamente anfallsfrei zu werden und zu bleiben, andernfalls wird der Sinn der Dauerbehandlung mittelfristig immer wieder in Frage gestellt werden („Ich bin anfallsfrei, also benötige ich keine Medikation mehr").

Die Ziele der medikamentösen Behandlung müssen sich aber auch am therapeutisch Machbaren orientieren. Nicht immer ist Anfallsfreiheit erreichbar, und somit nicht immer das eigentlich realisierbare Ziel. Die Ziele wandeln sich mit dem Verlauf der Erkrankung und dieser lässt sich aus therapeutischer Sicht drei Stadien zuordnen:

▦ **Beginnende Epilepsie.** Neuerkrankung mit ersten Anfällen. Ziel ist Anfallsfreiheit durch eine gut vertragene Monotherapie (Tabelle 4.2). Auswahl des Antiepileptikums nach Anfallstyp und Verträglichkeit.

▦ **Etablierte Epilepsie.** Fortbestehen der Anfälle trotz effizienter Monotherapie(n). Ziel ist noch der Versuch, Anfallsfreiheit durch den Einsatz einer Komedikation unter Einschluss hochpotenter Antiepileptika, ggf. unter Inkaufnahme tolerabler Nebenwirkungen, zu erzielen (wenn auch mit geringerer Aussicht auf Erfolg: 12% bei fokalen Epilepsien, 5–10% bei idiopathisch generalisierten Epilepsien).

▦ **Chronische Epilepsie.** Persistenz der Anfälle trotz suffizienter Kombinationstherapie. Ziel ist eine möglichst geringe Anfallsfrequenz und das Verhindern von Problemanfälllen (Sturzanfälle; Cluster) durch eine möglichst gering dosierte Therapie mit guter Verträglichkeit.

Tabelle 4.2. Medikamentöse Behandlungsprognose einer beginnenden Epilepsie im Erwachsenenalter

Bedingung	Alle Anfälle	Grand mal	Absence	Komplex-fokale Anfälle	Quelle
▦ 5 Jahre anfallsfrei in 10-Jahres-Follow-up	65%	85%	80%	65%	Annegers et al., 1979
▦ 2 Jahre anfallsfrei in 8-Jahres-Follow-up	73%				Goodridge und Shorvon, 1983
▦ 1 Jahr anfallsfrei in 1-Jahr-Follow-up		50%		23–32%	Mattson et al., 1996
▦ 5 Jahre anfallsfrei in 7-Jahres-Follow-up	54%				Cockerell et al., 1997

Was ist das Prinzip der medikamentösen Therapie?

Die Behandlung von Menschen mit Epilepsie ist eine dauerhafte, die Behandlungssituation immer wieder zu durchdenkende und nach den gegebenen Möglichkeiten optimierende Arbeit von Arzt und Patient. Solange man nicht vor der Dynamik der Erkrankung kapitulieren (chronische Epilepsie) und Anfälle hinnehmen muss, ist *jeder* Anfall zunächst ein Auftrag, die Therapie weiter zu verbessern. Gerade in der Frühphase der Erkrankung sollte dies mit aller Entschiedenheit verfolgt, und der Patient mit dem Therapieprinzip vertraut gemacht werden. Stillstand ist hierbei Rückschritt.

Welche Grundsätze sollte man berücksichtigen?

■ Das gewählte Medikament muss individuell dosiert werden, es genügt nicht einen Antiepileptikaserumwert im allgemeinen therapeutischen Bereich zu erzielen. Im Rahmen des Verträglichen gilt: Lieber von einem Mittel viel, als von vielen Mitteln wenig.

■ Je besser man ein Medikament kennt, um so eher wird man seine Potenz zu nutzen wissen. Bei neuen Mitteln neigt man eher zur relativen Unterdosierung.

■ Eine unzureichende Wirkung muss zum Therapiewechsel führen, ggf. muss die Diagnose überdacht werden.

■ Erreicht man in adäquater Zeit keine Kontrolle der Anfälle, so sollte man einen Spezialisten hinzuziehen.

Wann beginnt man eine medikamentöse Behandlung?

Man beginnt eine solche Behandlung immer dann, wenn man mit einem relevanten Wiederholungsrisiko der Anfälle rechnen muss, egal ob die Erkrankung bereits Jahre besteht oder erst ein Anfall auftrat. Man beginnt eine solche Behandlung auch schon nach einem ersten Anfall, wenn dieser heftige Folgen hatte, wie Verletzungen; grundsätzlich immer dann, wenn der Patient es wünscht.

Prinzipiell berät der Arzt über Chancen und Risiken und der Patient entscheidet. Für nicht wenige Menschen ist die Einnahme der Medikamente ein Eingeständnis der Erkrankung und ist verbunden mit einer großen Angst vor Nebenwirkungen. Jeder Mensch braucht seine Zeit, um die Notwendigkeit einer prophylaktischen Therapie zu akzeptieren. Nur danach kann eine adäquate Kooperation und Compliance erwartet werden. Um so mehr ist es wichtig dem Patienten die Befunde, die zur Diagnose führen, in für ihn nachvollziehbarer Weise aufzuzeigen. Nicht zuletzt stellt man die Diagnose ja bereits nach Aussagen Dritter oder des Betroffenen, was den Patienten verständlicherweise verwundern muss, zumal dies erhebliche (soziale) Konsequenzen nach sich zieht. Auch die Gefahren durch (unbehandelte) Anfälle sollte der Patient kennen (Aufklärung siehe Tabelle 7.1).

Nebenwirkungen der Antiepileptika sind gerade in der Frühphase der Therapie nicht selten Anlass, die Behandlung abzubrechen.

Wie kann man den Patienten zur Behandlung motivieren?

■ Für den Patienten nachvollziehbare Darlegung von Sinnhaftigkeit, Zielen und Erfolgen der Therapie.
■ Information um die Erkrankungsprognose und die Chancen einer Therapie.
■ Information zu Risiken durch Anfälle.
■ Offene Information über die möglichen Nebenwirkungen der Therapie.
■ Regelmäßige Untersuchungen und Gespräche.
■ Beschwerden und Ängste ernst nehmen.
■ Das Prinzip der Therapie (Supprimieren, nicht heilen) immer wieder erläutern.
■ Abwartende Entscheidungen respektieren und es nicht besser wissen wollen.

Wie wählt man ein Antiepileptikum aus?

Antiepileptika sind Antikonvulsiva, sie reduzieren das Wiederholungsrisiko epileptischer Anfälle. Ihre Wirkung liegt also in der Supprimierung der Anfälle. Somit ist es verständlich, dass ihre Auswahl sich am Typ des zu behandelnden Anfalls orientiert (Tabelle 4.3–4.5). Empirisch belegte, deutliche Unterschiede in der Wirksamkeit der Antiepileptika je nach Anfallstyp begründen diese Strategie. Die Ätiologie der Epilepsie spielt bei der Aus-

Tabelle 4.3. Auswahl der Antiepileptika zur Behandlung

	Mittel der 1. Wahl	Weitere Antiepileptika
■ Anfallstyp		
primär generalisierte Grand mal	VPA	TPM, PB, PRI, LEV, LTG, CLB
Absence	VPA	TPM, PB, PRI, LEV, LTG, ESM, CLB
myoklonische Anfälle	VPA	TPM, PB, PRI, LEV, LTG, ESM, CLB
atonische Anfälle	VPA	TPM, PB, PRI, LEV, LTG, CBZ
fokale Anfälle und sekundär generalisierte Grand mal	CBZ, OXC	PHE, TPM, PB, PRI, LEV, LTG, GBP, VGB, TGB
■ Epilepsiesyndrome		
benigne Partialepilepsie	Sultiam, CBZ	PHE, GBP, CLB
juvenile myoklonische Epilepsie	VPA	TPM, PRI, LTG, LEV, CLB
Lennox-Gastaut-Syndrom	VPA	CLB, CBZ, LTG, FBM, VGB
West-Syndrom (infantile Spasmen)	VGB, ACTH	CLB, CBZ, LTG, VPA, Steroide

ACTH Adrenocorticotrophes Hormon; *CBZ* Carbamazepin; *CLB* Clobazam; *ESM* Ethosuximid; *FBM* Felbamat; *GBP* Gabapentin; *LEV* Levetiracetam; *LTG* Lamotrigin; *OXC* Oxcarbazepin; *PB* Phenobarbital; *PHE* Phenytoin; *PRI* Primidon; *TGB* Tiagabin; *TPM* Topiramat; *VGB* Vigabatrin; *VPA* Valproat

Tabelle 4.4. Antikonvulsive und prokonvulsive Wirkung von Antiepileptika (nach Bauer, 1996)

Anfallstyp	Antikonvulsiv	Möglich prokonvulsiv	Häufig prokonvulsiv
■ Generalisierte Anfälle			
primär generalisierte Grand mal	LTG, VPA, TPM, LEV, CLB	LTG	CBZ, OXC, PHE, GBP, VGB
Absence	LTG, VPA, TPM, LEV, CLB	TGB	CBZ, OXC, PHE, GBP, VGB, TGB
myoklonische Anfälle	LTG, VPA, TPM, LEV, CLB	LTG	CBZ, OXC, PHE, GBP, VGB
■ Fokale Anfälle			
sekundär generalisierte Grand mal	CBZ, OXC, PHE, GBP, LTG, VPA, TPM, LEV, CLB	VGB, VPA (Enzephalopathie)	ESM
fokale Anfälle	CBZ, OXC, PHE, GBP, LTG, VPA, TPM, LEV, CLB, VGB	CBZ, VPA, TGB (Enzephalopathie)	

CBZ Carbamazepin; *CLB* Clobazam; *ESM* Ethosuximid; *GBP* Gabapentin; *LEV* Levetiracetam; *LTG* Lamotrigin; *OXC* Oxcarbazepin; *PB* Phenobarbital; *PHE* Phenytoin; *PRI* Primidon; *TGB* Tiagabin; *TPM* Topiramat; *VGB* Vigabatrin; *VPA* Valproat

wahl der Antiepileptika keine Rolle. Sie sagt allenfalls etwas über die Behandlungsprognose mit den heute verfügbaren Antiepileptika aus (günstig bei idiopathischen Epilepsien, ungünstiger bei symptomatisch/kryptogenen Epilepsien).

Beispiele
Anfälle mit *Myoklonien* (Zielsymptom!) im Bereich der Extremitäten. Therapie der Wahl: Valproinsäure. Dies sowohl bei den idiopathischen Epilepsien mit myoklonisch-impulsiven Anfällen (Impulsiv-Petit-mal) als auch bei symptomatischen Epilepsien mit myoklonischen Anfällen, z. B. nach hypoxischem Hirnschaden (Lance-Adams-Syndrom).
  Fokale Anfälle (Zielsymptom!). Therapie der Wahl: Carbamazepin. Dies sowohl bei einer posttraumatischen Epilepsie wie auch (wenn auch nicht als Mittel der 1. Wahl) bei der idiopathischen Epilepsie mit zentro-temporalen Spikes (Rolando-Epilepsie).

Welches Antiepileptikum soll man letztlich wählen?

Die möglichen Antiepileptika wählt man gemäß des Anfallstyps (Tabelle 4.4). Die weitere, differenzierte Auswahl bedarf individueller Überlegungen.
■ In der Frühphase der Epilepsie wähle man das bestvertragene Mittel.
■ In der etablierten Phase der Epilepsie wähle man ein hochpotentes Mittel.
■ Bei Komorbidität des Patienten achte man auf Interaktionen mit anderen Medikamenten oder Erkrankungen.

Tabelle 4.5. Analyse einer antiepileptika-induzierten Anfallszunahme (nach Bauer, 1996)

Mechanismus	Klinischer Hinweis	EEG	Anfallstyp	Antiepileptikum	Prozedere
■ Paradoxer Effekt	Anfallszunahme bei Dosissteigerung	meist kein Hinweis	fokale Anfälle	Carbamazepin	abdosieren
■ Enzephalopathie	Anfallszunahme plus Befindlichkeitsstörung	generalisierte EEG-Paroxysmen; FIRDAs	fokale Anfälle, nonkonvulsiver Status	Valproat > Carbamazepin > Vigabatrin Tiagabin (?)	Dosisreduktion, ggf. abdosieren
■ Intoxikation	Anfallszunahme bei zerebellärer Funktionsstörung und hoher Serumkonzentration des AED	Verlangsamung	fokale Anfälle	Phenytoin > Carbamazepin	Dosisreduktion
■ Inkorrekte Wahl eines AED	Anfallszunahme trotz Therapie	generalisierte Spikewave-Paroxysmen	Absence; Myoklonische Anfälle	Carbamazepin, Phenytoin, Vigabatrin, Gabapentin	Wechsel des AED
■ Lennox-Gastautoder West-Syndrom	Anfallszunahme unter AED-Komedikation	Verlangsamung	fokale oder tonische Anfälle	Vigabatrin, Benzodiazepine	Wechsel der Medikation

EEG Elektroenzephalogramm; *AED* Antiepileptikum; *FIRDA* Frontale Intermittierende Rhythmische Delta-Aktivität

■ Bei Frauen achte man auf die mögliche Interaktion mit oralen Kontrazeptiva.

■ Bei Frauen achte man auf die mögliche Teratogenität im Falle einer (avisierten) Schwangerschaft.

■ Bei hoher Anfallsfrequenz wähle man ein rasch eindosierbares Antiepileptikum.

■ Im Zweifelsfalle wähle dasjenige Antiepileptikum, mit dem man die besten Erfahrungen gemacht hat und mit dessen Anwendung man am besten vertraut ist.

■ Kann man klinisch nicht zwischen fokalen und generalisierten Anfällen unterscheiden (z.B. zwischen komplex-fokalen Anfällen und Absencen), so wähle man ein Mittel gegen generalisierte Anfälle (da dies nicht prokonvulsiv für fokale Anfälle ist).

Die Tabellen 4.6 bis 4.9 fassen Interaktions- und Verträglichkeitsfaktoren der Antiepileptika zusammen, die für die Auswahl relevant sein können.

Tabelle 4.6. Ausscheidung und Verträglichkeit der Antiepileptika

Antiepileptikum	Enzyminduktion	Interaktions-potenzial	Typische Nebenwirkungen (Auswahl)
■ Carbamazepin	ja	hoch	Allergie, immunologische Reaktion
■ Ethosuximid	gering	mäßig	Schlafstörung, Psychose
■ Gabapentin	nein	gering	Konzentrationsstörung (ältere Patienten)
■ Lamotrigin	nein	gering	Allergie, Haarausfall
■ Levetiracetam	nein	gering	Müdigkeit, Schwindel, Gereiztheit, Schlafstörung
■ Oxcarbazepin	gering	mäßig	Allergie, Hyponatriämie
■ Tiagabin	nein	mäßig	nonkonvulsiver Status epilepticus
■ Topiramat	gering	gering	Konzentrationsstörung, Gewichtsabnahme, Nierensteine
■ Phenytoin	ja	hoch	Akne, Kleinhirnatrophie, Hypertrichose, Gingivahyperplasie
■ Phenobarbital	ja	hoch	Sedierung, Dupuytren-Kontraktur
■ Primidon	ja	hoch	Sedierung
■ Valproat	nein (Inhibition)	mäßig	Haarausfall, Tremor, Gewichtszunahme
■ Vigabatrin	nein	gering	Gesichtsfeldausfälle, Gewichtszunahme, Depression

Tabelle 4.7. Pharmakokinetische Daten der neuen Antiepileptika

	Vigabatrin	Lamotrigin	Gabapentin	Tiagabin	Topiramat	Oxcarbazepin	Levetiracetam
Bioverfügbarkeit	>75%	95%	30–60%	100%	80–95%	>90%	100%
Eiweißbindung (Albumin)	keine	55%	keine	90-95%	<20%	50%	keine
Halbwertszeit	5–6 h	30 h	5–8 h	4–12 h	19–25 h	10,5 h	6–8 h
Metabolisierung	keine	nein (leichte Autoinduktion)	keine	nein	ja	ja	z.T. hydrolysiert
Leberenzyminduktion	nein	nein	nein	nein	nein	ja	nein
Interaktionspotenzial	sehr gering	mäßig	sehr gering	mäßig	mäßig	mäßig	soweit untersucht keine
Clearance hepatisch	–	90%	–	98%	40-70%	99%	–
unverändert renal	>95%	<10%	100%	2%	30–60%	<1%	100%

Tabelle 4.8. Kognitive Nebenwirkungen von Antiepileptika (nach Aldenkamp, 1988)

Antiepileptikum	Kenntnisstand	Art der Beeinträchtigung
▓ Carbamazepin	kein sicherer Kenntnisstand	
▓ Clobazam	kein sicherer Kenntnisstand	
▓ Clonazepam	vermutlich mäßiger Einfluss	Aufmerksamkeit
▓ Gabapentin	kein sicherer Kenntnisstand	
▓ Lamotrigin	fraglich geringer Einfluss	Fraglich mentale Geschwindigkeit
▓ Levetiracetam	kein sicherer Kenntnisstand	
▓ Oxcarbazepin	kein sicherer Kenntnisstand	
▓ Phenobarbital	deutlicher Einfluss	Gedächtnis
▓ Phenytoin	mäßiger Einfluss	Aufmerksamkeit, Gedächtnis, mentale Geschwindigkeit
▓ Tiagabin	kein sicherer Kenntnisstand	
▓ Topiramat	vermutlich mäßiger Einfluss	
▓ Vigabatrin	fraglich geringer Einfluss	
▓ Valproat	kein wesentlicher Einfluss	

Tabelle 4.9. Minderung der Serumkonzentration von Medikamenten durch leberenzyminduzierende Antiepileptika (Auswahl, siehe auch Tabelle 4.13; nach Guberman und Bruni, 1999)

▓ Clozapin	Zyklosporin	Dexamethason	Digoxin
▓ Doxycyclin	Felodipin	Furosemid	Haloperidol
▓ Lithium	hormonelle Kontrazeptiva	Phenothiazine	Theophyllin
▓ Trizyklische Antidepressiva	Proteaseinhibitoren	Warfarin	Cumarine

Wie soll man ein Antiepileptikum dosieren?

Prinzipiell wählt man die niedrigst nötige Dosis (orientiert an Studienergebnissen oder Erfahrung) und steigert nach weiteren Anfällen in individuell nötiger und vertragener Form (Tabelle 4.10 und 4.11). Allein wenn man aus besonderen Umständen (Verletzungsgefahr, Komorbidität) einen von Beginn an sehr hohen antikonvulsiven Schutz anstrebt, wählt man die Dosis höher als evtl. nötig (in Unkenntnis der individuellen Dosierungsschwelle). Hohe Dosierungen etablieren meist eine höhere Wirkung, haben aber das Risiko vermehrter Nebenwirkungen.

Tabelle 4.10. Eindosierung von Antiepileptika

Antiepileptika	Anfallstyp	Eindosierung (bis Minimaldosis)	Verteilung/24 h	Minimaldosis	Maximaldosis	Serumspiegel (μg/ml)	Applikation
Carbamazepin	fokal	1–2 Wochen	1–2×täglich	800 mg	2400 mg	4–11	oral
Ethosuximid	general	3 Wochen	2×täglich	500 mg	1500 mg	40–100	oral
Gabapentin	fokal	1–2 Wochen	3×täglich	1800 mg	4000 mg	–	oral
Lamotrigin	fokal + general	8 Wochen	2×täglich	200 mg	800 mg	5–15	oral
Levetiracetam	fokal + general	2–6 Wochen	2×täglich	1000 mg	4000 mg	–	oral
Oxcarbazepin	fokal	1–2 Wochen	2×täglich	900 mg	2400 mg	10–35	oral
Phenytoin	fokal	Tage–2 Wochen	1–2×täglich	350 mg	500 mg	10–20	oral, i.v.
Phenobarbital	fokal + general	1–3 Wochen	1–2×täglich	100 mg	400 mg	10–40	oral, i.v.
Primidon	fokal + general	3 Wochen	2×täglich	375 mg	750 mg	5–15	oral
Tiagabin	fokal	5 Wochen	2–3×täglich	30 mg	80 mg	–	oral
Topiramat	fokal + general	8 Wochen	2×täglich	200 mg	1000 mg	4–12	oral
Vigabatrin	fokal	2–4 Wochen	2×täglich	2000 mg	3000 mg	–	oral
Valproat	fokal + general	1–2 Wochen	1–2×täglich	900 mg	3000 mg	40–100	oral, i.v.

Tabelle 4.11. Zeit bis zum Erreichen eines Steady state (nach Guberman und Bruni, 1999)

Antiepileptikum	Zeit bis zum Steady state (in Tagen)
■ Carbamazepin	3–5
■ Clobazam	4–5
■ Ethosuximid	7–12
■ Gabapentin	2–5
■ Lamotrigin	3–10
■ Levetiracetam	2
■ Oxcarbazepin	2
■ Phenobarbital	10–30
■ Phenytoin	7–20
■ Primidon	2–5
■ Tiagabin	1–2
■ Topiramat	3–6
■ Valproat	2–5
■ Vigabatrin	2–5

Als unzureichend wirksam gilt ein Mittel dann, wenn seine Serumkonzentration oder seine Tagesdosierung den üblicherweise maximalen Wert erreicht hat, oder wenn der Patient bereits zuvor von Nebenwirkungen berichtet.

Soll man eine Monotherapie wechseln oder zwei Antiepileptika kombinieren?

Das Primat der Monotherapie leitet sich aus ihrer besseren allgemeinen Verträglichkeit ab. Dies darf aber nicht davon ablenken, dass die Komedikation bei etablierten Epilepsien oft effizienter antikonvulsiv wirksam ist. Man nutze diese Chance.

Als Grundprinzipien der Entscheidung zur Monotherapie der beginnenden Epilepsie können folgende Regeln gelten:
■ Man diagnostiziere den Anfallstyp: fokal oder generalisiert/multifokal.
■ Man wähle aus den für diesen Anfallstyp zur Verfügung stehenden Antiepileptika nach individuellen Überlegungen eine Substanz.
■ Man dosiere diese Substanz nach individueller Verträglichkeit und Wirksamkeit.
■ Bleibt die Wirkung unzureichend, so kann man in der Medikamentengruppe (siehe Tabelle 4.3) einen Monotherapiewechsel vornehmen.

▦ Ein Monotherapiewechsel ist dann sinnvoll, wenn man bislang nicht das höchstpotente Mittel (Carbamazepin oder Oxcarbazepin zur Behandlung fokaler Anfälle (plus Grand mal), Valproinsäure zur Behandlung generalisierter Anfälle bei idiopathischen Epilepsien) eingesetzt hatte. In diesem Falle wechsele man zu dieser Substanz.

▦ Hatte man das höchstpotente Mittel bereits gegeben, dann wechsele man zu einem anderen Antiepileptikum in Monotherapie, wenn nur eine niedrige Dosierung erreicht werden konnte (wegen Nebenwirkungen) oder eine hohe Dosierung keinerlei Erfolg hatte. Ansonsten sollte man zwei Antiepileptika miteinander kombinieren.

Wie soll man Antiepileptika zur Komedikation auswählen?

Diese Phase der Therapieentscheidung ist am wenigsten durch vergleichende Studien belegt. Es gibt vielfältige Argumente der Zusammenstellung von Substanzen, die aber nicht immer mit dem klinischen Erfolg korrelieren müssen. Eine Komedikation aus Natriumkanalblockern mit Antiepileptika anderer Wirkmechanismen scheint ein sinnvolles Konzept zu sein, möglicherweise weil solche Antiepileptika auch wegen ihres unterschiedlichen Metabolismus eine geringe Nebenwirkungsrate aufweisen (Tabelle 4.12). Wichtig ist es nämlich immer, auch individuelle Verträglichkeitsaspekte des zu behandelnden Patienten in die Auswahl mit einzubeziehen. Die Verträglichkeit des neu hinzudosierten Antiepileptikums richtet sich nach einer möglichen Komorbidität des Patienten, speziellen Nebenwirkungen der Substanz und dem Potenzial der Wechselwirkung mit der Metabolisierung des bereits gegebenen Antiepileptikums (Tabellen 4.13–4.17). Ähnlich wie in der Monotherapie profitiert die antikonvulsive Potenz einer Komedikation, wenn sich das einzelne Antiepileptikum optimal in seiner Wirkung entfalten kann, ein Faktor, der davon abhängig ist, welche Dosierung die Interaktion der kombinierten Antiepileptika zulässt.

Wie sollte eine medikamentöse Dauertherapie überwacht werden?

Am häufigsten und gravierendsten sind Nebenwirkungen, die sich in den ersten Monaten nach Beginn der Therapie manifestieren. Eine langjährige oder Jahrzehnte dauernde Behandlung vermehrt hingegen die Nebenwirkungsrate nicht wesentlich. Trotzdem ist es ratsam Kontrollen durchzuführen. Im ersten Behandlungsjahr alle 3 Monate, dann alle 6 Monate (Tabelle 4.18 und 4.19):

▦ Befindlichkeit
▦ Labor (Blutbild, Lebertransaminasen)
▦ EEG (fakultativ, vom Patienten oft erwartet)
▦ Antiepileptikaserumspiegel (fakultativ bei Anfallsfreiheit ohne Nebenwirkung, allerdings vom Patienten oft erwartet).

Tabelle 4.12. Mechanismen der antikonvulsiven Wirkung von Antiepileptika (nach Levy et al., 1995)

Antiepileptikum	Na-Kanal-Blockade/Modulation	Ca-Kanal-Blockade/Modulation	GABA-Erhöhung	Glutamat-Rezeptor-blockade/Modulation
■ Benzodiazepine	+	–	+	–
■ Carbamazepin	+	–	–	–
■ Ethosuximid	–	+	–	–
■ Felbamat	+/–	–	+	+ (NMDA)
■ Gabapentin	–	–	+	–
■ Lamotrigin	+	+	–	–
■ Tiagabin	–	–	+	–
■ Topiramat	+	–	+	+ (AMPA)
■ Phenobarbital	+	–	+	–
■ Phenytoin	+	–	–	–
■ Primidon	+	–	+	–
■ Valproat	+	–	+	–
■ Vigabatrin	–	–	+	–

Der Wirkmechanismus von Levetiracetam ist bislang nicht bekannt.

Tabelle 4.13. Ausscheidung der Antiepileptika

Hepatische Metabolisierung mit Enzyminduktion	Hepatische Metabolisierung mit geringer Enzyminduktion (*) oder Enzyminhibition (**)	Renale Ausscheidung ohne hepatische Metabolisierung
■ Carbamazepin	Benzodiazepine *	Gabapentin
■ Phenobarbital	Ethosuximid *	Vigabatrin
■ Phenytoin	Oxcarbazepin *	Levetiracetam
■ Primidon	Lamotrigin *	
■ Felbamat	Tiagabin *	
	Topiramat *	
	Valproat **	

Tabelle 4.14. Therapiestrategien bei fokalen Epilepsien

Therapieschritt	Antiepileptika	Indikation	Nebenwirkungen bei hoher Dosis
◼ Monotherapie 1. Wahl	CBZ	fokale Anfälle mit/ohne Grand mal; bei komplex-fokalen Anfällen unbedingt einsetzen	Sedation, Schwindel, Ataxie, Diplopie
◼ Alternative Monotherapie	OXC	nur wenn CBZ wegen NW nicht ausdosiert wurde	Schwindel, Ataxie (geringer als CBZ)
	VPA	wenn CBZ nicht vertragen (Allergie) oder wegen NW nicht ausdosiert; bei extra-temporalem Anfallsbeginn	Nausea, Tremor
	LTG		Schwindel. Ataxie
	TPM		Kognitive Störungen
◼ Kombinationstherapie[1]	CBZ + TPM	besonders komplex-fokale Anfälle tempo-ralen Ursprungs	Apathie, Gewichtsverlust
	CBZ + TGB		Status nonconvulsivus
	CBZ + LEV		Sedation, Gereiztheit
	CBZ + VGB[2]		Gesichtsfelddefekte, Psychose
	CBZ oder OXC + VPA	fokale Anfälle extratemporalen Ursprungs	Schwindel, Ataxie (bei OXC geringer)
	CBZ oder VPA + LTG		Schwindel, Ataxie, Tremor
	CBZ + LEV; CBZ + GBP; CBZ + VGB	fokale Anfälle und Grand mal; bei hoher Anfallsfrequenz rasche Eindosierung möglich	
	CBZ + GBP	nebenwirkungsarme Therapie mit geringer Interaktion	Sedation

[1] Andere Kombinationen der genannten Antiepileptika sind ebenfalls möglich; meist ist jedoch CBZ als „Basismedikament" sinnvoll.
[2] Trotz seiner antikonvulsiven Potenz wird VGB aufgrund von Nebenerscheinungen als Mittel der letzten Wahl angesehen.

CBZ Carbamazepin; *GBP* Gabapentin; *LEV* Levetiracetam; *LTG* Lamotrigin; *OXC* Oxcarbazepin; *PB* Phenobarbital; *PHE* Phenytoin; *PRI* Primidon; *TPM* Topiramat; *VGB* Vigabatrin; *VPA* Valproat; *NW* Nebenwirkungen

Tabelle 4.15. Therapiestrategien bei idiopathisch generalisierten Epilepsien

Therapieschritt	Antiepileptika	Indikation	Nebenwirkungen bei hoher Dosis
■ Monotherapie 1. Wahl	VPA	Kleine generalisierte Anfälle und/oder Grand mal	Nausea, Tremor
	ESM	Nur kleine Anfälle	
■ Alternative Monotherapie	LTG	Wenn VPA ineffektiv oder wegen schlechter Verträglichkeit nicht auszudosieren	Ataxie, Schwindel
	PRM oder PB	Bei nicht ausreichender Wirksamkeit insbesondere gegen Grand mal oder bei Unverträglichkeit der anderen AE	Sedierung
■ Kombinationstherapie[1]	VPA + LTG	Therapieresistente kleine generalisierte Anfälle und/oder Grand mal	Allergie, Zunahme eines VPA-induzierten Tremors
	VPA + ESM	Therapieresistente Absencen	
	VPA + TPM[2]	Therapieresistente Grand mal	Kognitive Störung
	VPA + PRM oder PB	Therapieresistente Grand mal und Impulsiv-Petit-mal	Sedierung
	VPA + LEV[3]	Therapieresistente myoklonisch-impulsive, myoklonische oder tonisch-klonische Anfälle	Antriebssteigerung, Gereiztheit (bes. bei geistig behinderten Patienten)

[1] Andere Kombinationen unter den genannten AE sind ebenfalls möglich.
[2] Keine Zulassung zur Behandlung kleiner generalisierter Anfälle, jedoch zur Behandlung primär generalisierter tonisch-klonischer Anfälle.
[3] Keine Zulassung zur Behandlung kleiner generalisierter Anfälle und primär generalisierter tonisch-klonischer Anfälle.

CBZ Carbamazepin; ESM Ethosuximid; GBP Gabapentin; LEV Levetiracetam; LTG Lamotrigin; PB Phenobarbital; PHE Phenytoin; PRI Primidon; TPM Topiramat; VPA Valproat

Tabelle 4.16. Anfallsfreiheit durch Mono- oder Kombinationstherapie (nach Bauer, 1998)

Behandlung	Anfallsfreiheit
Fokale und sekundär generalisierte Anfälle	
■ Erste Monotherapie	58–64% Grand mal 50–60% komplex-fokale Anfälle (plus Grand mal) 22–30% nur komplex-fokale Anfälle
■ Alternative Monotherapie	3–15–34% Erfolge besonders wenn initiale Monotherapie niedrig dosiert wurde
■ Komedikation zweier Antiepileptika	11–17%
■ Mehrfachkombinationstherapie	2–5%
Generalisierte Anfälle	
Absencen	
■ Monotherapie mit Valproat	60–90% 92% wenn ausschließlich Absencen 75% wenn Absencen plus Grand mal
■ Kombinationstherapie Valproat und Ethosuximid	65%
Myoklonische Absencen	
■ Monotherapie mit Valproat	40%
Myoklonisch-impulsive Anfälle	
■ Monotherapie Valproat oder Phenobarbital	75–97%
■ Monotherapie mit Primidon	66%
■ Komedikation mit Clobazam	12%
Grand mal	
■ Monotherapie mit Valproat	59% 93% wenn zusätzlich Absencen 76% wenn zusätzlich myoklonisch-impulsive Anfälle

Häufige Nebenwirkungen sind
■ Müdigkeit, Schwindelgefühl bei individuell zu hoher Dosierung
  (Dosis anpassen)
■ Leuko- und/oder Thrombopenie
■ Anstieg der Lebertransaminasen, insbesondere der gamma-GT
■ Hautausschlag.

Tabelle 4.17. Anfallsfreiheit von >1 Jahr durch Mono- oder Kombinationstherapie (nach Kwan und Brodie, 2000 a, b)

Behandlungsstrategie	Prozentuale Anfallsfreiheit
Studie I: 525 Patienten (Alter 9–93 Jahre)	
■ Anfallsfrei	63%
■ Monotherapie mit etabliertem AED	67%
■ Monotherapie mit neuem AED	69%
■ Erstes AED in Monotherapie	47%
■ Zweites oder drittes AED in Monotherapie	14%
■ Komedikation	3%
■ Nach Monotherapiewechsel:	
allgemein	11%
nach fehlender Verträglichkeit des 1. AED	41%
nach idiosynkratischer Reaktion des 1. AED	55%
Studie II: 248 Patienten mit unzureichender 1. Monotherapie	
■ Monotherapiewechsel	17%
■ Komedikation	26%
■ Natriumkanal blockierendes AED + AED	
mit anderem Wirkmechanismus	36%
■ Andere Komedikation	7%
■ Komedikation nach Versagen der 1. Monotherapie	26%
■ Komedikation nach 2. Monotherapie	0

Tabelle 4.18. Antiepileptika, bei denen eine Bestimmung der Serumkonzentration therapeutisch sinnvoll ist (so genannter therapeutischer Serumbereich in mg/l)

Etabliert	Häufig durchgeführt mit fraglicher Bedeutung	Ohne Bedeutung
■ Carbamazepin (4–12)	Oxcarbazepin (10–35)	Vigabatrin (3,5–35)
■ Phenytoin (5–20)	Lamotrigin (2–15)	Tiagabin
■ Phenobarbital (10–40)		Levetiracetam
■ Primidon (5–15)		Gabapentin (5–16)
■ Valproat (40–120)		Topiramat (4–12)
■ Benzodiazepine (Intoxikation)		

Tabelle 4.19. Gründe zur Bestimmung der Antiepileptikaserumkonzentration

■ **Bestimmung allgemein**

Etablieren einer Steady-state-Dosierung bei Therapiebeginn

Überprüfen der Konzentration bei Angabe von Intoxikationserscheinungen

Kontrolle der Serumkonzentration nach Wechsel auf das Präparat eines anderen Herstellers

Überprüfen der Compliance

Kontrolle der vermutlichen Verträglichkeit bei Patienten, die ihr Befinden nicht oder schlecht kommunizieren können

Kontrolle nach Etablieren einer Komedikation mit möglichem Einfluss auf die Serumkonzentration des vorbestehenden Antiepileptikums

Im dritten Tertial der Schwangerschaft bei relevanter Gewichtsabnahme

Nach erheblicher Gewichtszu- oder -abnahme im Rahmen einer kontinuierlichen Medikation

Zur psychologischen Führung des Patienten (Gefühl der Unterversorgung bei Auslassen der Bestimmung)

Interkurrente Erkrankung

■ **Bestimmung des freien Anteils**

Hypoalbuminämie

Schwangerschaft

Urämie

Leberinsuffizienz

Gastrointestinale Erkrankung

Ältere Menschen

Komedikation mit Substanzen mit hoher Eiweißbindung, z. B. Salicylate

Seltene Nebenwirkungen sind
- Enzephalopathie
- Zyklusstörung
- Hyponatriämie
- Libidoverlust
- Gesichtsfeldeinschränkung

Welche Langzeitrisiken hat die antiepileptische Medikation?

Enzyminduzierende Antiepileptika können im höheren Lebensalter die Osteoporose verstärken. Generell ist die Langzeitverträglichkeit nicht verschieden von der Kurzzeitverträglichkeit. Sedierende Nebenwirkungen kommen sogar eher seltener vor (Tabelle 4.20).

Tabelle 4.20. Laborkontrolle

Laborwert	Kritischer Wert	Kommentar
■ Leukozyten	< 3000	Kontrolle
	< 2500	kurzfristige Kontrolle
	< 2000	Dosisreduktion unter Kontrolle
■ Thrombozyten	< 100 000	Kontrolle
	< 80 000	kurzfristige Kontrolle
	60 000–80 000	Kontrolle incl. Thrombozytenfunktion
	< 60 000	Dosisreduktion unter Kontrolle
■ GOT	> 50 U/L	Kontrolle
■ GPT	> 50 U/L	Kontrolle
		Ausschluss nichtmedikamentöser Ursachen wenn GOT und/oder GPT erhöht ohne Gamma-GT-Anstieg
■ Gamma-GT	> 200 U/L (isolierter Anstieg)	Kontrolle
	> 300 U/L (isolierter Anstieg)	Ausschluss eines Gallengangsstau durch Bilirubinbestimmung und Ultraschall, Dosisreduktion
■ Natrium	130–125 mmol/L	Kontrolle
	< 125 mmol/L	Dosisreduktion

Wie lange muss man eine medikamentöse Therapie durchführen?

Die Tatsache, dass die verfügbaren Medikamente Antikonvulsiva und nicht Antiepileptika sind, bedeutet, dass die Anwesenheit der Antikonvulsiva Voraussetzung einer Anfallsfreiheit ist. Entscheidet man sich, die Medikation abzudosieren, dann muss die Rezidivprognose und der Spontanverlauf der Epilepsie berücksichtigt werden. Für viele der heterogenen, insbesondere fokalen Epilepsien ist ein einheitlich vorhersagbarer Verlauf nicht bekannt. Eine hinlängliche Korrelation zwischen Rezidivgefahr und interiktalem EEG-Befund kann man fast nur bei idiopathisch generalisierten Epilepsien ablesen. Allerdings zeichnen sich diese Epilepsien, egal wie der EEG-Befund sich darstellt, in jedem Fall durch eine hohe Rezidivneigung aus.

Die Grundregel sollte sein: Bei Anfallsfreiheit unbefristete Dauermedikation bei Verträglichkeit der antikonvulsiven Medikation. Die geschätzten Rezidivrisiken und Argumente des Für und Wider zeigen Tabellen 4.21 und 4.22.

Bei folgender Symptomatik erscheint das Risiko eines Rezidivs nach > 2-jähriger Anfallsfreiheit gering:

■ Rolando-Epilepsie, Lebensalter über 16 Jahre
■ sporadische Grand mal ohne Nachweis generalisierter Spike-wave-Paroxysmen
■ Pyknolepsie des Kindesalters ohne Grand mal, Lebensalter > 20 Jahre

Tabelle 4.21. Rezidivrate bei Erwachsenen (Chadwick und Reynolds, 1992)

Anfallsfreiheit vor Absetzen	Anzahl der Studien	Patientenanzahl	Rückfallquote
> 1 Jahr	3	250	52%
		139	39%
		232	62%
> 2 Jahre	7	26	46%
		41	46%
		196	40%
		253	49%
		100	34%
		96	76%
		92	34%
> 3 Jahre	3	89	44%
		46	63%
		62	66%
> 5 Jahre	3	317	17%
		151	32%
		272	50%

Tabelle 4.22. Kriterien für und wider das Beenden einer medikamentösen Therapie (nach Chadwick und Reynolds, 1992)

Für	Wider
▨ Kindesalter	Jugend-/Erwachsenenalter
▨ Grand mal (nicht idiopathisch)	fokale Anfälle
▨ ausschließlich Absencen	juvenile myoklonische Epilepsie
▨ wenige Anfälle vor Anfallsfreiheit	lange Dauer der Erkrankung
▨ lange Anfallsfreiheit	kurze Dauer der Anfallsfreiheit
▨ unauffälliges Elektroenzephalogramm	abnormer EEG-Befund (fraglich relevant)
▨ unauffälliges Magnetresonanztomogramm	Nachweis eines abnormen cMRT-Befundes
▨ Keine besonderen Risiken (z. B. kein Führen eines Kraftfahrzeugs)	Risiken (z. B. Führen eines Kraftfahrzeugs)

■ Zustand nach resektiver epilepsiechirurgischer Behandlung
■ ausschließlich einfach-fokale Anfälle (Rezidiv 25%)
■ ausschließlich Absencen (Rezidiv 25%).

Bei nachfolgender Symptomatik erscheint das Risiko eines Rezidivs nach
>2 jähriger Anfallsfreiheit hoch (Wieser, 1996)
■ Absencen plus Grand mal (Rezidiv bis 65%)
■ Grand mal idiopathischer Genese (Rezidiv 80%)
■ Impulsiv-Petit-mal (Rezidiv 90%)
■ Komplex-fokale Anfälle (Rezidiv 87%)
■ Grand mal symptomatischer Genese (Rezidiv 60%).

Besonderheiten der medikamentösen Therapie im Alter
(nach McDowell, 1992).

■ Langsamere Eindosierung
■ Niedrigere Dauerdosierung
■ Häufigere ZNS-korrelierte Nebenerscheinungen
■ Komorbidität beachten
■ Komedikation beachten.

Therapierelevante Änderungen im Alter sind:
■ *verminderte* intestinale Funktion und Absorption
■ *verminderte* Nierenfunktion, Leberfunktion
■ *verminderte* Serumeiweißbindung
■ *verminderte* Muskelmasse
■ *verminderter* Wassergehalt des Körpers
■ *verminderte* Hirnmasse
■ *vermehrtes* Körperfett
■ *vermehrte* neuronale (Rezeptor-)Empfindlichkeit.

Besonderheiten der antiepileptischen Therapie bei internistischer Komorbidität

Interaktionen zwischen Antiepileptika und anderen Medikamenten können
entscheidenden Einfluss auf die Wirksamkeit der einzelnen Substanzen haben (Tabellen 4.23 bis 4.25).

Ursachen ineffizienter medikamentöser Behandlung

■ Unzureichende individuelle Dosierung der Substanz
■ Auswahl eines nicht wirksamen Antiepileptikums
■ Progredienz der Grunderkrankung
■ Noncompliance des Patienten
■ Nichtmeiden individueller Provokationsfaktoren (Tabelle 4.26 und 4.27).

Tabelle 4.23. Medikamentöse Therapie bei internistischer Komorbidität (nach Scheuer, 1992 b)

Erkrankung	Kommentar
▨ Schmerzsyndrom	Acetylsalicylsäure verdrängt Antiepileptika aus der Eiweißbindung (Nebenwirkungen durch Konzentrationsanstieg des freien Anteils möglich)
▨ Bakterielle Infektion	Erythromycin kann zum Anstieg von Carbamazepin führen Chloramphenicol und Sulfonamide verzögern die Metabolisierung von Phenytoin (C+S) und Phenobarbital (C) Isoniazid erhöht die Serumkonzentration von Phenytoin, Primidon, Carbamazepin enzyminduzierende Antiepileptika können die verfügbare Konzentration von Antibiotika mindern (z. B. Chloramphenicol; Rifampicin)
▨ Magenulkus	Antazida können die Resorption von Antiepileptika vermindern (zeitlich versetzte Gabe). Cimetidin > Ranitidin verzögert den Abbau von Phenytoin > Carbamazepin
▨ Asthma bronchiale	leberenzyminduzierende Antiepileptika können die Serumkonzentration von Theophyllin vermindern
▨ Kardiovaskuläre Erkrankungen	Verapamil erhöht die Carbamazepinserumkonzentration Phenytoin kann die Digoxinkonzentration vermindern Benzodiazepine, Phenobarbital > Phenytoin, Valproat können bei schwer Herz-/Kreislauf-Kranken den Blutdruck kritisch senken Carbamazepin und Phenytoin können die AV-Überleitung verzögern (kontraindiziert bei AV-Block III. Grades)
▨ Thromboseprophylaxe mit Cumarinen	Carbamazepin, Phenobarbital, Primidon mindern den Cumarineffekt, Valproat erhöht den Cumarineffekt, Cumarine erhöhen die Phenytoinserumkonzentration
▨ Nierenversagen	Ausscheidung von renal eliminierten Antiepileptka verzögert (Dosis anpassen) bei Eiweißverlust verringerte Eiweißbindung der Antiepileptika (Überdosierung möglich) durch Hämodialyse und Peritonealdialyse vermehrte Ausscheidung von Antiepileptika (je höher die Eiweißbindung, um so geringer ist dieser Effekt)
▨ Lebererkrankungen	verzögerter Abbau hepatisch metabolisierter Antiepileptika bei schwerer Leberinsuffizienz Vorsicht beim Einsatz des potenziell hepatotoxischen Valproat veränderte Eiweißbindung der Antiepileptika

Tabelle 4.23 (Fortsetzung)

Erkrankung	Kommentar
■ Systemischer Lupus erythematodes	idiopathischer Lupus fraglich induzierbar durch Antiepileptika wie Carbamazepin, Phenytoin, Phenobarbital, Valproat
■ Immunsuppressive Therapie	Cyclosporin A und Steroide können durch Interaktionen mit enzyminduzierenden Antiepileptika in ihrer Wirkung gemindert werden
■ Psychose	enzyminduzierende Antiepileptika mindern die Serumkonzentration von Haloperidol, Desipramin
■ Schilddrüsenerkrankungen	enzyminduzierende Antiepileptika interagieren mit der Theophyllinmetabolisierung (Minderung der Serumkonzentration beider Substanzgruppen)
■ Porphyrie	Symptomverstärkung durch viele Antiepileptika. Möglich sind die Gabe von Gabapentin, Vigabatrin, Oxcarbazepin, Brom, ggf. Lorazepam

Wie rasch kann die Medikation bei Anfallsfreiheit abgesetzt werden?

Günstig ist es, das zuletzt verbliebene Medikament nicht rascher als innerhalb von 6 Monaten abzusetzen.

Kann man davon ausgehen, dass nach Rezidiven die Medikation wieder effizient sein wird?

Oft ja, aber nicht immer und nicht immer in der gleich niedrigen Dosierung wie zuvor. Darüber muss man den Patienten aufklären.

Welche Behandlungen gibt es jenseits der antikonvulsiven Medikation?

1. Meiden von Provokationsfaktoren
2. Operative Behandlung
3. Vagusnervstimulation
4. Biofeedback
5. Ketogene Diät.

Meiden von Provokationsfaktoren

Selten als ausschließliche Therapie wirksam, aber unterstützend sinnvoll, insbesondere bei idiopathischen Epilepsien.

Häufigster Provokationsfaktor: Schlafmangel, Noncompliance.

Sinnvoll bei Reflexepilepsien (s. Tabelle 2.11).

Tabelle 4.24. Nierenversagen und antikonvulsive Medikation (nach Scheuer, 1992a)

Antiepileptikum	% der renalen Elimination	Dosisanpassung? Bei welcher GFR?	Dosisanpassung wie?	Entfernt durch Dialyse
Carbamazepin	Minimal	Ja; <10 ml/min	Tagesdosis um 25% reduzieren	Nein (Hämodialyse)
Ethosuximid	10–20%	Ja; <10 ml/min	Tagesdosis um 25% reduzieren	Ja (Hämodialyse)
Phenobarbital	25–30%	Ja; <10 ml/min	Intervalle zwischen den üblichen Gaben verlängern	Ja (Hämo->Peritonealdialyse)
Phenytoin	Minimal	Nein	Tagesdosis auf 3×Gabe verteilen	Nein (Hämodialyse)
Primidon	20%	Ja; <50 ml/min	Intervalle zwischen den üblichen Gaben verlängern*	Ja (Hämodialyse)
Valproat	Minimal	Nein	keine Änderung nötig	Nein (Hämo-+Peritonealdialyse)
Levetiracetam	Bei mäßiger bis schwerer Nierenfunktionsstörung tägliche Erhaltungsdosis gemäß Kreatininclearance anpassen. Bei anurischen Patienten mit Nierenerkrankungen im Endstadium beträgt die Halbwertszeit ca. 25 Stunden zwischen 2 Dialysevorgängen bzw. 3,1 Stunden während einer Dialyse. Während einer 4-stündigen Dialyse werden 51% der Levetiracetamdosis aus dem Plasma entfernt			

* Alle 8–12 statt alle 8 Stunden bei GFR von 10–50 ml/min; alle 12–24 Stunden bei GFR <10 ml/min. *GFR* glomeruläre Filtrationsrate

Tabelle 4.25. Intoxikation/Nebenwirkungen – Notfälle (nach Labar, 1992)

Intoxikation	
■ Carbamazepin	Überwachung und Stützen der Vitalfunktionen kardiale Arrhythmie/Bradykardie möglich Magenspülung kann noch nach Stunden sinnvoll sein, Absorptionsminderung durch Kohle Peak-Serumkonzentration oft erst nach 24–48 Stunden, oft nach passagerer Normalisierung! Kohle-Hämoperfusion ist effektiv
■ Ethosuximid	Überwachung und Stützen der Vitalfunktionen Magenspülung kann noch nach Stunden sinnvoll sein
■ Phenytoin	Überwachung und Stützen der Vitalfunktionen kardiale Arrhythmie/Bradykardie möglich Hypotension möglich Magenspülung kann noch nach Stunden sinnvoll sein, Absorptionsminderung durch Kohle Peak-Serumkonzentration oft erst nach 24–48 Stunden Kohle-Hämoperfusion kann erfolgreich sein
■ Phenobarbital	Überwachung und Stützen der Vitalfunktionen Magenspülung kann noch nach Stunden sinnvoll sein Absorptionsminderung durch Kohle langsame Erholung wegen langer Halbwertszeit
■ Primidon	Überwachung und Stützen der Vitalfunktionen Magenspülung kann noch nach Stunden sinnvoll sein forcierte Dialyse und Dialyse sinnvolle Optionen, um Primidon und PEMA auszuscheiden
■ Valproat	Überwachung und Stützen der Vitalfunktionen Magenspülung kann noch nach Stunden sinnvoll sein, Absorptionsminderung durch Kohle Hämoperfusion und -dialyse sinnvoll
■ Vigabatrin *	Allgemeinmaßnahmen, primäre Detoxikationsmaßnahmen
■ Lamotrigin *	Allgemeinmaßnahmen, Magenspülung
■ Gabapentin *	Hämodialyse
■ Topiramat *	provoziertes Erbrechen, Magenspülung, Hämodialyse
■ Levetiracetam *	provoziertes Erbrechen, Magenspülung, Hämodialyse
■ Oxcarbazepin *	Allgemeinmaßnahmen, Magenspülung, Aktivkohle
Hypersensitivitätsreaktion	
■ Hautausschlag	besonders bei Carbamazepin, Phenytoin, Oxcarbazepin, Valproat, Lamotrigin, meist in den ersten Wochen nach Therapiebeginn je nach Ausprägung Dosisreduktion bzw. Beenden der Therapie bei schwerer Ausprägung passagere Gabe von Kortison not- wendig, bei fortgesetzter Gabe des Agens Stevens-Johnson- Syndrom oder Lyell-Syndrom möglich

Tabelle 4.25 (Fortsetzung)

Bewegungsstörung	
■ Hyperkinesen	durch Phenytoin (Choreoathetose): Dosisreduktion bzw. Wechsel der Medikation
■ Parkinson-artige Hypokinese	durch Lamotrigin: Dosisreduktion bzw. Wechsel der Medikation
■ Tremor	durch Valproat > Lamotrigin > Carbamazepin > Levetiracetam: Dosisreduktion bzw. Wechsel der Medikation
Hepatotoxizität	
■ Valproat-Hepatopathie (Reye-ähnliches Syndrom)	Inzidenz 1:10 000, besonders bei Kindern < 2 Jahren und bei Polytherapie. In der Regel in den ersten 6 Monaten nach Therapiebeginn. Klinisch: Unwohlsein vor Laborveränderungen (Anstieg der Lebertransaminasen) Absetzen des Medikamentes, Gabe von Carnithin
Enzephalopathie	
■ Induziert durch Valproat → Carbamazepin → Vigabatrin → Tiagabin (?)	Unwohlbefinden mit Anfallszunahme bei geringer Dosierung der Medikation. Wegweisend: Abnormes EEG. Absetzen der Medikation
Gesichtsfeldeinschränkung	
■ Vigabatrin-induziert	Nach langdauernder Therapie schleichend sich entwickelnd, Männer > Frauen betroffen. Konzentrische Gesichtsfeldeinschränkung, irreversibel. Nach Absetzen des Medikamentes nicht progredient. Gesichtsfeldperimetrie bei Vigabatrintherapie notwendig (initial vor Therapie sowie nach 3 und 6 Monaten, dann halbjährig). Bei Ineffizienz Vigabatrin abdosieren
Pankreatitis	
■ Valproat-induziert	gehäuft bei parenteraler Applikation, meist reversibel, selten hämorrhagisch, bei Re-Exposition wieder auftretend
Akute Erhöhung des Augeninnendrucks	
■ Topiramat	zu Beginn der Therapie mögliche Nebenwirkung, bei Manifestation Topiramat absetzen

* Empfehlung der Hersteller

Tabelle 4.26. Ursachen einer Pharmakotherapieresistenz (nach Dreifuss, 1992)

■ Schwer behandelbare Anfallstypen	komplex-fokale Anfälle
	multiple Anfallsformen bei einem Patienten
	Sturzanfälle
	Anfallscluster
	Verletzungen durch Anfälle
■ Erkrankungskorrelierte Ursachen	früher Erkrankungsbeginn
	geistige Retardierung
	Strukturstörung im cMRT
	abnormer interiktaler EEG-Befund
	postenzephalitische Epilepsie
■ Diagnosekorrelierte Ursachen	nicht exakte Klassifikation der Anfallstypen
	unzureichende Differenzierung zwischen epilepti-schen und nichtepileptischen (z. B. psychogenen) Anfällen
	unzureichende Aufklärung der Erkrankungsursache
	unzureichende Aufklärung von Auslösefaktoren (z. B. Reflexepilepsien)
■ Therapiekorrelierte Ursachen	ineffiziente Medikation in Bezug auf den Anfallstyp
	prokonvulsiver Effekt der Medikation
	ungünstige Komedikation
	Unterdosierung der Antiepileptika

Operative Behandlung

Erfolgreich bei eindeutigem Anfallsursprung durch resektive Operation. Indiziert bei fokalen pharmakotherapieresistenten Epilepsien (Tabelle 4.28).

Keine Anfallsfreiheit zu erwarten bei Kallosotomie (unterbinden von Sturzanfällen) oder Behandlung mit subpialen Transsektionen (Operation in eloquenten Hirnarealen).

Bei welchen Patienten sollte man eine operative Therapie in Betracht ziehen?

■ Fokale und sekundär generalisierte Anfälle
■ Stereotyper Anfallsverlauf
■ Allenfalls seltene zusätzliche psychogene Anfälle
■ Keine Kontraindikationen gegen operativen Eingriff
■ Pharmakoresistenz der Anfälle (= Versagen von sinnvoller Monotherapie und einer Kombinationstherapie) und/oder progressive Läsion (Tumor) oder potenziell operative behandlungspflichtige Läsion (Kavernom), be-

Tabelle 4.27. Evaluation bei medikamentöser Behandlungsineffizienz fokaler Anfälle (nach Alving und Gram, 2000)

Aspekt	Evaluation
▨ Diagnose	Leidet der Patient de facto an einer Epilepsie?
	Gibt es fassbare Provokationsmechanismen?
	Welche exakte Epilepsieform liegt vor?
▨ Medikamentenanamnese	Welche Antiepileptika wurden gegeben?
	Sind diese Mittel adäquat für die bestehende Epilepsie?
	Welche Dosierung hat(te) man gewählt?
	Wie ist die Compliance?
	Wurde ausreichend lange behandelt, um einen Effekt zu erzielen?
▨ Medikamentenoptionen	Wurde eine hochdosierte Therapie durchgeführt?
	Welche Antiepileptika wurden noch nicht eingesetzt?
	Welche Kombination von Antiepileptika wurde noch nicht gewählt?
▨ Psychosoziale Probleme	Besteht eine Komorbidität?
	Bestehen Probleme am Arbeitsplatz oder privat?
▨ Andere Behandlungsoptionen	Nicht zugelassene (Studien-)medikation
	Operative Therapie
	Vagusnervstimulation

Tabelle 4.28. Anfallsfreiheit nach Epilepsiechirurgie

	Anfallsfreiheit	Quelle
▨ Neokortikale Temporallappenepilepsie (Läsion: 100%)	79%	Schramm et al., 2001
▨ Temporallappenepilepsie (Läsion: 83%)	62%	Zentner et al., 1995
▨ Neoplasma (temporal: 79%)	71%	Zentner et al., 1997
▨ Multiple subpiale Transsektion in eloquenten Arealen	0	Hufnagel et al., 1997
▨ Extratemporale Epilepsie (Läsion: 96%)	54%	Zentner et al., 1996
▨ Duale Pathologie: temporomesial plus extrahippokampal	– Läsionektomie plus Hippokampektomie 73%,	Li et al., 1999
	– Hippokampektomie 20%,	
	– Läsionektomie 12,5%	

kanntermaßen mit Pharmakotherapieresistenz verbundener Läsion (Hippokampussklerose).
■ Einverständnis des Patienten.

■ Erfolge operativer Epilepsietherapie

Selektive Amygdalo-Hippokampektomie oder anteriore Temporallappenresektion: 67%; extratemporale Resektion 45%, extratemporale Läsionektomie (67%); Hemisphärektomie 67% (Engel, 1993) (Tabelle 4.28).

■ Vagusnervstimulation

Repetitive elektrische Stimulation retrograd via Nervus vagus durch im Brustbereich implantierten Schrittmacher. Indiziert bei Pharmakoresistenz fokaler und sekundär generalisierender Anfälle. Antikonvulsiver Effekt zum Teil erst nach langjähriger Behandlung nachweisbar, nach 2 Jahren halbiert sich die Anfallsfrequenz bei 43% der Patienten (Morris und Mueller, 1999). Anfallsfreiheit kaum zu erzielen. Als Therapiealternative zu Medikamenten (die zusätzlich eingenommen werden!) von vielen Patienten gerne angewendetes Verfahren. Kontraindikationen: z.B. Herzerkrankungen. Nebenwirkungen: u.a. Heiserkeit bei Stimulation, Hustenreiz, Atemnot, Kopf- und Muskelschmerz (Handforth et al., 1998). Vor Implantation kranielle Kernspintomographie (MRT) unter epilepsiechirurgischen Aspekten, da nach Implantation nur MRT mit niedriger Feldstärke möglich. Möglicher positiver Nebeneffekt der Vagusnervstimulation: Antidepressive Wirkung.

■ Biofeedback

Verfahren zur individuellen Entwicklung anfallshemmender kognitiver Strategien. Setzt Aura oder Prodrom vor dem Anfall voraus. Begrenzte Effizienz. Von einigen Patienten gerne angewendet, da es eine Handlungsfähigkeit im Anfall signalisiert.

■ Ketogene Diät

Nahrungsinduzierte (fettreiche, kohlenhydratarme Diät) ketotische Stoffwechsellage. Bedarf einer exakten Planung und konsequenten Durchführung der Diät. Der Wirkmechanismus ist nicht exakt bekannt. Indikationen: Anfallspersistenz trotz medikamentöser Therapie und Unverträglichkeit der konventionellen antikonvulsiven Medikation. Am häufigsten behandelte Anfallstypen: Absencen, myoklonische und atonische Anfälle. Therapie meist bei Kindern < 10. Lebensjahr durchgeführt. Bei 40–50% der behandelten Kinder halbiert sich die Anfallsfrequenz (Nordli et al., 1992).

■ Literatur

Aldenkamp AP (1988) Cognitive side-effects of newer antiepileptic drugs relative to the established AEDs. In: Stefan H, Krämer G, Mamoli B (eds) Challenge Epilepsy – New Antiepileptic Drugs. Blackwell Science, Berlin, pp 135–150

Alving J, Gram L (2000) Non-responsive partial epilepsy: what should be done. In: Schmidt D, Schachter SC (eds) Epilepsy. Problem Solving in Clinical Practice. Martin Dunitz, London, pp 267–277

Annegers JF, Hauser WA, Elveback LR (1979) Remission of seizures and relapse in patients with epilepsy. Epilepsia 20:729–737

Bauer J (1996) Seizure-inducing effects of antiepileptic drugs: a review. Acta Neurol Scand 94:367–377

Bauer J (1998) Antiepileptische Kombinationstherapie: Rationale Konzepte versus reelle Effektivität. Fortschr Neurol Psychiat 66:414–426

Chadwick D, Reynolds EH (1992) When to stop antiepileptic drugs. In: Resor SR, Kutt H (eds) The medical treatment of epilepsy. Marcel Dekker, New York, pp 97–106

Cockerell OC, Johnson AL, Sander JW, Shorvon SD (1997) Prognosis of epilepsy: a review and further analysis of the first nine years of The British National General Practice Study of Epilepsy, a prospective population-based study. Epilepsia 38:31–46

Dreifuss FE (1992) The patient with refractory seizures. In: Resor SR, Kutt H (eds) The medical treatment of epilepsy. Marcel Dekker, New York, pp 175–181

Eliot TS (1988) Gedichte. Suhrkamp, Frankfurt am Main

Engel J Jr (ed) (1993) Surgical treatment of the epilepsies. Raven Press, New York

Frank LM, Enlow T, Holmes GL, Manasco P, Concannon S, Chen C, Womble G, Casale EJ (1999) Lamictal (lamotrigine) monotherapy for typical absence seizures in children. Epilepsia 40:973–979

Handforth A, DeGiorgio CM, Schachter SC, et al (1998) Vagus nerve stimulation therapy for partial-onset seizures: a randomized active-control trial. Neurology 51:48–55

Goodridge DM, Shorovn SD (1983) Epileptic seizures in a population of 6000. II. Treatment and prognosis. Br Med J 287:645–647

Guberman A, Bruni J (1999) Essentials of Clinical Epilepsy, 2nd edn. Butterworth Heinemann, Boston

Handforth A, DeGiorgio CM, Schachter SC, et al (1998) Vagus nerve stimulation therapy for partial-onset seizures: a randomized active-control trial. Neurology 51:48–55

Hufnagel A, Zentner J, Fernandez G, et al (1997) Multiple subpial transsection for control of epileptic seizures: effectiveness and safety. Epilepsia 38:678–688

Labar DR (1992) Antiepileptic Drug Toxic Emergencies. In: Resor SR, Kutt H (eds) The Medical Treatment of Epilepsy. Marcel Dekker, New York, pp 573–588

Kwan P, Brodie MJ (2000a) Epilepsy after the first drug fails: substitution or add-on? Seizure 9:464–468

Kwan P, Brodie MJ (2000b) Early identification of refractory epilepsy. N Engl J Med 342:314–319

Levy RH, Mattson RH, Meldrum BS (eds) (1995) Antiepileptic drugs, 4th ed. Raven Press, New York

Li LM, Cendes F, Andermann F, et al (1999) Surgical outcome in patients with epilepsy and dual pathology. Brain 122:799–805

MacDonald BK, Johnson AL, Goodridge DM et al (2000) Factors predicting prognosis of epilepsy after presentation with seizures. Ann Neurol 48:833–841

Mattson RH, Cramer JA, Collins JF, and the Department of Veterans Affairs Epilepsy Cooperative Studies No. 118 and No. 264 Group (1996) Prognosis for total control of complex partial and secondarily generalized tonic clonic seizures. Neurology 47:68–76

McDowell FH (1992) Antiepileptic drugs in the elderly. In: Resor SR, Kutt H (eds) The medical treatment of epilepsy. Marcel Dekker, New York, pp 65–71

Morris GL, Mueller WM (1999) Long-term treatment with vagus nerve stimulation in patients with refractory epilepsy. Neurology 53:1731–1735

Nordli DR, Koenigsberger D, Schroeder J, de Vivo DC (1992) Ketogenic diet. In: Resor SR, Kutt H (eds) The medical treatment of epilepsy. Marcel Dekker, New York, pp 455–472

Semah F, Picot MC, Adam C, et al (1998) Is the underlying cause of epilepsy a major prognostic factor for recurrence? Neurology 51:1256–1262

Scheuer ML (1992a) Medical aspects of managing seizures and epilepsy. In: Pedley TA, Meldrum BS (eds) Recent Advances in Epilepsy 5. Churchill Livingstone, Edinburgh, pp 127–157

Scheuer ML (1992b) Medical patients with epilepsy. In: Resor SR, Kutt H (eds) The Medical Treatment of Epilepsy. Marcel Dekker, New York, pp 557–572

Schramm J, Kral T, Grunwald T, Blümcke I (2001) Surgical treatment for neocortical temporal lobe epilepsy: clinical and surgical aspects and seizure outcome. J Neurosurg 94:33–42

Wieser HG (1996) Therapiebeendigung nach erfolgreicher Epilepsie-Chirurgie. Epilepsie 28:13–22

Zentner J, Hufnagel A, Wolf HK, et al (1995) Surgical treatment of temporal lobe epilepsy: clinical, radiological, and histopathological findings in 178 patients. J Neurol Neurosurg Psychiatry 58:666–673

Zentner J, Hufnagel A, Ostertun B, et al (1996) Surgical treatment of extratemporal epilepsy: clinical, radiological, and histopathological findings in 60 patients. Epilepsia 37:1072–1080

Zentner J, Hufnagel A, Wolf HK, et al (1997) Surgical treatment of neoplasms associated with medically intractable epilepsy. Neurosurgery 41:378–386

5 Schwangerschaft und Fertilität

And indeed there will be time to wonder,
"Do I dare?" and "Do I dare?"
T. S. ELIOT, The Love Song of J. Alfred Prufrock

Müssen in der Schwangerschaftsverhütung bei Frauen mit Epilepsie Besonderheiten berücksichtigt werden?

Eine hormonelle Kontrazeption kann durch die Wechselwirkung mit leberenzyminduzierenden Antiepileptika in ihrem Schutz gemindert (nicht aufgehoben) werden. Andere Verhütungsmethoden bedürfen keiner speziellen Berücksichtigung (Tabelle 5.1).

Bedeutet dies, dass die „Pille" bei Frauen, die Antiepileptika einnehmen, nicht mehr wirksam ist?

Auch bei Einnahme der „Pille" und leberenzyminduzierenden Antiepileptika besteht ein gewisser antikonzeptiver Schutz. Allein die Sicherheit ist nicht mehr so hoch wie bei alleiniger Einnahme der Pille. Die Versagerquote steigt von 0,1 auf etwa 3,3 Schwangerschaften bei 100 Frauen/Jahr.

Der Schwangerschaftsschutz hängt davon ab, ob die Leberenzyminduktion der Antiepileptika stark oder schwach ist (s. Tabelle 4.13) und ob die Estradiolkonzentration der Pille niedrig oder hoch (0,035 µg) ist.

Interagieren Antiepileptika auch mit anderen hormonellen kontrazeptiven Maßnahmen?

Eine lokale Applikation von Hormonen via Spirale wird von den Antiepileptika nicht tangiert. Depothormonspritzen scheinen bei Gabe von einem Antiepileptikum wirksamer als oral eingenommene Hormonpräparate, vermutlich weil die Wirkung nicht durch eine primäre Leberpassage gemindert wird (Tabelle 5.2).

Wann sollte man mit einer Patientin über Verhütungsmaßnahmen sprechen?

Die Auswahl des Antiepileptikums zur Behandlung von Frauen erfolgt mit Beginn der Therapie immer auch in Hinsicht auf eine Schwangerschaft oder eine Schwangerschaftsverhütung. Im Verlauf der Betreuung oder bei

Tabelle 5.1. Einfluss von Antiepileptika auf hormonelle Kontrazeptiva

Antiepileptikum	Wirksamkeit der Kontrazeptiva
■ Carbamazepin	vermindert
■ Clobazam	gering vermindert
■ Clonazepam	gering vermindert
■ Ethosuximid	gering vermindert
■ Gabapentin	unbeeinflusst
■ Lamotrigin	unbeeinflusst
■ Levetiracetam	unbeeinflusst
■ Oxcarbazepin	gering vermindert
■ Phenobarbital	vermindert
■ Phenytoin	vermindert
■ Primidon	vermindert
■ Tiagabin	gering vermindert
■ Topiramat	gering vermindert
■ Valproat	unbeeinflusst
■ Vigabatrin	fraglich vermindert

der Umstellung der medikamentösen Therapie sollte dieser Aspekt immer wieder thematisiert werden. Der Hinweis auf die Fehlbildungsprophylaxe durch Folsäure sollte wiederholt erfolgen, da diese Prophylaxe sinnvollerweise in den Wochen vor der Schwangerschaft beginnen sollte.

Worüber sollte man die Patientin bei Schwangerschaft(swunsch) informieren?

■ Potenzielles Risiko einer kindlichen Epilepsieerkrankung
■ Potenzielles Risiko großer und kleiner Fehlbildungen durch die Medikation und/oder die Erkrankung
■ Möglichkeiten zum Mindern des Fehlbildungsrisikos
■ Gefährdung durch Anfälle in der Schwangerschaft
■ Verlauf der Epilepsie in der Schwangerschaft
■ Vorsorgeuntersuchungsmöglichkeiten
■ Geburtsprozedere (Sectio/natürliche Geburt)
■ Stillen und postpartale Betreuung des Kindes

Tabelle 5.2. Methoden zur Schwangerschaftsverhütung und ihre Effizienz (modifiziert nach Damm et al., 1997)

Methode	Prozentualer Anteil unerwünschter Schwangerschaften im 1. Anwendungsjahr (Schwangerschaften bei 100 Frauen)	
	bei allgemein üblicher Anwendung	bei regelrechter Anwendung
▨ Ungeschützt	85	85
▨ Orale Kontrazeption	3–5 (generell)	
– Kombinationspräparat		0,1
– nur Gestagenpräparat		0,5
▨ Depot-Gestagen	0,3	0,3
▨ Gestagen-Implantat	< 0,05	< 0,05
▨ Intrauterinpessar („Spirale")		
– mit Kupfer	0,8	0,6
– mit LNG (Gestagen)	0,1	0,1
▨ Kondom		
– für Männer	12	3
– für Frauen	21	5
▨ Diaphragma	20	6
▨ Spermizid	21	6
▨ Portiokappe bei		
– Nullipara (Frau ohne Schwangerschaft)	20	9
– Para (Frau nach Schwangerschaft)	40	26
▨ Periodische Abstinenz	25	
– nach Kalender		9
– nach Temperatur		2
– nach Ovulationszeitpunktbestimmung		1
▨ Koitus interruptus	19	4
▨ Sterilisation		
– Frau	0,5	0,5
– Mann	0,15	0,1
▨ Postkoitale Kontrazeption	5–25	5

Kann man pränatal bestimmen, ob das Kind an Epilepsie erkranken wird?

Man kann das Risiko abschätzen oder durch eine humangenetische Beratung der Eltern berechnen lassen. Man kann es aber nicht prä- oder postnatal individuell bestimmen (Tabellen 5.3–5.6).

Tabelle 5.3. Nachkommensrisiko einer Epilepsieerkrankung für Kinder epilepsiekranker Eltern

Aspekt/Epilepsietyp	Häufigkeit/Art/Kommentar
▪ Genetische Mitverursachung von Epilepsien	40% der Erkrankten (davon 2% mit Mendelschem Erbgang)
▪ Monogene Epilepsiesyndrome	z. B. progressive Myoklonusepilepsie, benigne familiäre Neugeborenenepilepsie, prädiktive molekulargenetische Diagnostik möglich
▪ Idiopathisch generalisierte Epilepsien	Meist genetisch komplexer Vererbungsmodus Beratung auf dem Boden empirisch ermittelter Risikoeinschätzung

Tabelle 5.4. Empirisches Risiko für Epilepsie bei Kindern in Abhängigkeit von Geschlecht, Anfallstyp, Ätiologie und Erkrankungsalter der Eltern (Risiko der Kontrollpopulation: 1) (nach Hauser, 1998)

Faktoren der elterlichen Epilepsie	Prozentuales Erkrankungsrisiko der Kinder an Epilepsie bis zum 20. Lebensjahr
Geschlecht	
▪ Einer der Eltern erkrankt	6%
▪ Mutter erkrankt	8,7%
▪ Vater erkrankt	2,4%
Anfallstyp	
▪ Generalisierte Epilepsie	2,3%
▪ Absenceepilepsie	9%
▪ Fokale Epilepsie	2,7%
Ätiologie der elterlichen Epilepsie	
▪ Idiopathisch/kryptogen	4,2%
▪ Symptomatisch (chronisch)	4,2%

Tabelle 5.5. Anfallsrisiko bis zum 25. Lebensjahr (kumulative Inzidenz/95% Konfidenzintervall) (nach Ottman, 1998)

Anfallstyp	Epilepsie-kranke Mutter	Epilepsie-kranker Vater	Allgemeinbevölkerung Rochester (1935–1979)
■ Unprovozierte Anfälle	8,7% (4,4–12,9%)	2,4% (0,5–4,2%)	1,6%
■ Fieberkrämpfe	3,7% (1,7–5,8%)	2,1% (0,4–3,7%)	2,3%
■ Alle Anfälle	13,6% (9,0–18,2%)	4,9% (2,3–7,6%)	4,4%

Welche Fehlbildungen werden bei Einnahme von Antiepileptika insbesondere beobachtet?

Mit der Einnahme von Antiepileptika wird das Risiko großer Fehlbildungen erhöht. Kleine Fehlbildungen kommen ebenfalls gehäuft vor (28% versus 14%), gelten aber nicht als krankheitsrelevant (Tabelle 5.7 und 5.8).

Ein Zusammenhang zwischen Fehlbildungsrate und antikonvulsiver Medikation konnte bislang allein für große Fehlbildungen etabliert werden. Eine Dosisabhängigkeit der Manifestation großer Fehlbildungen konnte bislang nur für Valproat und tierexperimentell für Benzodiazepine belegt werden.

Wovon hängt das Risiko großer Fehlbildungen ab?

■ Polytherapie > Monotherapie
■ Hohe Einzeldosis > niedrige Einzeldosierungen (für Valproat)
■ Tagesdosierung bei Valproat (> 1000 mg/die > 1000 mg/die und weniger)
■ Folsäuremangel > Folsäuresubstitution

Wie sollte man die Pharmakotherapie prinzipiell gestalten?

Eine erfolgreiche antikonvulsive Therapie sollte man vor einer Schwangerschaft nur nach Abwägen des Anfallsrisikos ändern.

Bei Behandlungsbeginn und avisiertem Schwangerschaftswunsch sollte man eine Polytherapie (hierzu gehört auch Primidon, da dies zu Phenobarbital metabolisiert wird!) und den Einsatz neuer, bzgl. Teratogenität wenig dokumentierter Antiepileptika meiden.

Folsäuresubstitution sollte in jedem Fall erfolgen.

Wie sollte Folsäure dosiert werden?

Beginnend vor der Schwangerschaft (sobald Schwangerschaftswunsch besteht) bis zum Ende des 3. Schwangerschaftsmonats. Nach Eintritt der Schwangerschaft in den ersten 4 Wochen Beginn der Substitution noch sinnvoll (Tabelle 5.9 und 5.10).

Tabelle 5.6. Prä- und perinatale Risikofaktoren für die spätere Entwicklung einer Epilepsie des Kindes (prozentuale Häufigkeit von Epilepsie angegeben soweit bekannt) (nach Wallace, 1992)

Erkrankungs-/ Schädigungsgruppe	Erkrankungs-/Schädigungstyp	Epilepsie manifest bei
■ Genetisch determinierte Erkrankungen	Benigne familiäre Neugeborenenkrämpfe	50% der Kinder erkrankter Eltern
	Juvenile myoklonische Epilepsie	
	Tuberöse Sklerose	90% der Erkrankten
	Neurofibromatose I	12% der Erkrankten
	Incontinentia pigmenti	
	Progressive Myoklonusepilepsie	
■ Chromosomale Störungen	Fragiles-X-Syndrom	28–42% der erkrankten Männer
	Klinefelter-Syndrom	
	XXY	18% der Erkrankten
	XYY	15% der erkrankten Männer
	XXXY	
	XXXXY	
	Trisomie 21	9% der Erkrankten
	Trisomie (oder partielle Trisomie) 8, 13, 18, 22	bis zu 50% der Erkrankten
	Trisomie 12p	
	Angelman-Syndrom	
	Miller-Dieker-Syndrom	
	Ring-Chromosom 4, 14, 17, 20, 21 oder 22	
■ Intrauterine Schädigungen	Intrauterine Infektion	
	Röteln (erste 4 Schwangerschaftsmonate)	20% der Erkrankten
	Zytomegalie	
	HIV-Infektion	
	Varizellen-Meningoenzephalitis	50% der Erkrankten
	Herpes simplex	
	Toxoplasma gondii (1. Trimenon > 2. + 3. Trimenon)	50% der Erkrankten
	Treponema pallidum	20% der Erkrankten
	Vaskuläre Schädigung	
	Placentainsuffizienz	
	Embolie/Thrombose 3. Trimenon (Proenzephalie)	
	Sturge-Weber-Syndrom	75–90%

Tabelle 5.6 (Fortsetzung)

Erkrankungs-/ Schädigungsgruppe	Erkrankungs-/Schädigungstyp	Epilepsie manifest bei
■ Drogen	Alkohol	
■ Entwicklungsbedingte zerebrale Störungen	Hydrozephalus	48%
	Gyrierungsstörung	
	Heterotopie/Migrationsstörung	
■ Peripartale Schädigung	Hypoxische Hirnschädigung	
	Hirnblutung	
	Hirninfarkt	
	Neonatale Meningitis	

Tabelle 5.7. Häufige große Fehlbildung durch Antiepileptika (zu neuen Antiepileptika liegen noch kaum Angaben vor) (nach Tomson et al., 1997)

Große Fehlbildung	Besonders beobachtet bei Einnahme von
■ Herzfehler	VPA, PB, CBZ, PHE
■ Spina bifida	VPA, CBZ
■ Lippen-Kiefer-Gaumenspalte	ESM, VPA, PB, PHE
■ Hypospadie/urogenitale Fehlbildung	VPA, CBZ, PHE
■ Spaltbildung der Extremitäten	VPA
■ Wachstumsstörung	PB, CBZ, PHE

CBZ Carbamazepin; *ESM* Ethosuximid; *PHE* Phenytoin; *PB* Phenobarbital; *VPA* Valproat

■ Allgemein 0,8 mg/die
■ Bei früherer Geburt eines Kindes mit Spina bifida 5 mg/die
■ Bei Gabe von enzyminduzierenden Antiepileptika > 0,8 mg/die (2,5 mg–5 mg/die).

Sind epileptische Anfälle in der Schwangerschaft teratogen?

Untersucht ist dies nicht. Bei einem Grand mal kommt es zu einer passageren Minderdurchblutung des Kindes. Dies mag zu einer Fehlbildung beitragen. Kleine Anfälle führen wohl nicht zu einer erhöhten Teratogenität.

Tabelle 5.8. Teratogenität von Antiepileptika

Kollektiv	Ergebnis	Quelle
▨ Retrospektive Analyse großer Fehlbildungen bei Kindern von Müttern mit behandelter oder unbehandelter Epilepsie versus Kontrollgruppe	Fehlbildung 20,6% vs 8,5% (Mütter mit 1 AED, n = 223, versus Kontrolle, n = 508) Fehlbildung 28% vs 8,5% (Mütter mit mindestens 2 AED, n = 93, versus Kontrolle, n = 508) Fehlbildungsrate nicht erhöht bei Müttern mit unbehandelter Epilepsie, n = 98	Holmes et al. 2001
▨ Retrospektive Untersuchung von 1411 Kindern epilepsiekranker Mütter mit AED im 1. Trimenon vs 2000 einer Kontrollpopulation nicht Epilepsiekranker	Große Fehlbildungen bei Kontroll-population 29/2000 (1,5%) Epilepsie +1 AED[1] 30/899 (3,3%) +2 AED[2] 16/342 (4,7%) +3 AED 4/91 (4,4%) +4 und mehr AED 2/25 (8%)	Samren et al. 1999
▨ Prospektive Analyse von 983 Kindern epilepsiekranker Frauen mit antikonvulsiver Therapie	Rate großer Fehlbildungen ohne AED 3,1% alle mit AED 9,0% bei Monotherapie PRM 14,3% VPA 11,1%[3] PHE 9,1% CBZ 5,7% PB 5,1% bei Komedikation[4] 1 AED 7,8% 2 AED 9,6% 3 AED 11,5% 4 AED 13,5% 5 AED 15,4% CBZ + VPA 21,4% PHE + PB 24%	Kaneko et al. 1999

CBZ Carbamazepin, *PHE* Phenytoin; *PB* Phenobarbital; *VPA* Valproat; *AED* Antiepileptikum

[1] Signifikant für CBZ und VPA, nicht für PB oder PHE. Dosisabhängiger Effekt für VPA (> 1000 mg versus 1000 mg oder weniger)
[2] Signifikant für Clonazepam in Komedikation
[3] Manifestation großer Fehlbildungen bei VPA-Tagesdosis > 1000 mg bzw. > 70 µg/ml Serumkonzentration
[4] Signifikante Zunahme bei jeder Steigerung der AED-Anzahl

Tabelle 5.9. Folsäuresubstitution zur Prophylaxe großer Fehlbildungen

Untersuchungsziel	Ergebnis	Quelle
■ Wiederholungsrisiko einer Spina bifida bei Erkrankung eines vorangehenden Kindes	72% Risikoreduktion bei Gabe von 4 mg Folsäure/die	MRC Vitamin Study Research Group, 1991
■ Risiko für ein erstes Kind mit Spina bifida	Risikominderung bei Gabe von 0,8 mg Folsäure/die + weitere Vitamine 6/2310 in Kontrollgruppe vs. 0/2394 in Behandlungsgruppe (p < 0,03)	Czeizel et al., 1992
	Risikominderung bei Gabe von 0,4 mg Folsäure/die	Berry et al., 1999
■ Effekt von Folatantagonisten, u.a. enzyminduzierende AED wie CBZ, PHE, PB, PRM, auf die Häufigkeit großer Fehlbildungen	Multivitaminpräparat (incl. 0,4 mg Folsäure)/die Das Fehlbildungsrisiko war durch enzyminduzierende AED erhöht und ließ sich durch die Vitaminsubstitution nicht vermindern.	Hernandez-Diaz et al., 2000
■ Anfallszunahme durch Folsäure?	Bei 59 Frauen mit Epilepsie ohne zusätzliche Erkrankung keine Anfallszunahme durch 0,8 mg Folsäure/die Bei einer Frau mit Epilepsie und systemischem Lupus erythemathodes Anfallscluster bei Gabe von 1 mg Folsäure (Lupus-bedingte Störung der Blut-Hirn-Schranke als Ursache der konvulsiven Folsäurewirkung?)	Erös et al., 1998

CBZ Carbamazepin, *PHE* Phenytoin; *PB* Phenobarbital; *PRM* Primidon; *VPA* Valproat; *AED* Antiepileptikum

Ändert sich die Anfallsfrequenz in der Schwangerschaft?

Meist bleibt die Frequenz unverändert (bei etwa 60% der Schwangerschaften), sie kann aber zunehmen (bei etwa 25% der Schwangerschaften) oder abnehmen (bei bis zu 10% der Schwangeren). 0,8% der Anfälle manifestieren sich als Status epilepticus. Die Ursachen eines Frequenzwechsels sind letztlich unklar. Noncompliance kann ein Faktor sein.

Tabelle 5.10. Prozedereempfehlungen zur Folsäuresubstitution

Aspekt	Empfehlung
■ Beginn und Dauer der Substitution	Beginn bei Schwangerschaftswunsch bis Ende 1. Trimenon Wirksame Gewebekonzentration muss bis spätestens zum Verschluss des Neuralrohrs (22.–28. Tag der Schwangerschaft) erreicht sein (i.e. 4 Wochen nach Konzeption bzw. 6 Wochen nach 1. Tag der letzten Menstruation)
■ Nach bereits eingetretener Schwangerschaft ohne zuvorige Folsäuresubstitution	Beginn der Substitution in den ersten 4 Wochen der Schwangerschaft noch sinnvoll
■ Frauen mit vorausgegangener Schwangerschaft mit Neuralrohrfehlbildung	4 mg Folsäure/die (oder den in der BRD derzeit verfügbaren Präparaten mit 5 mg/die)
■ Frauen ohne vorausgegangene Schwangerschaft mit Neuralrohrfehlbildung	0,8 mg Folsäure/die
■ Frauen mit Einnahme enzyminduzierender AED	> 0,4 mg Folsäure/die (unklar welche Dosis genau nötig, Vorschlag: 2,5 mg/die)

Was trägt zu einer stabilen Anfallssituation bei?

Konstante Medikamenteneinnahme. Gute Aufklärung der Patientin.

Welche Vorsorgeuntersuchungen sind möglich?

Insbesondere Ultraschalluntersuchungen können strukturelle Fehlbildungen nachweisen (Tabelle 5.11).

Müssen in der Schwangerschaft absinkende Antiepileptikaserumspiegel ausgeglichen werden?

Eigentlich nur dann, wenn die Anfallsfrequenz zunimmt oder wenn bei der Patientin das Risiko großer Anfälle besteht. Nach einer Erhöhung muss man nach der Entbindung die Dosierung wieder anpassen (Intoxikation).

Wann sollte man zu einer Sectio raten?

Aus epileptologischer Sicht ist dies bei
■ mehr als einem Grand mal pro Woche oder
■ bei mindestens einem kleinen Anfall pro Tag zu erwägen.

Tabelle 5.11. Diagnostik zum Nachweis/Ausschluss kindlicher Fehlbildungen (nach Beyenburg et al., 2001)

Methode	Zeitpunkt	Aussagekraft	Risiko	Zuverlässigkeit
■ Ultraschall	1. Trimenon (5.–12. SSW)	Bestätigung der Schwangerschaft, Schwangerschaftsalter, Vitalität	–	
	2. Trimenon (18.–22. SSW)	strukturelle Organintegrität	–	30–70% Detektionsrate in Abhängigkeit von Erfahrung des Untersuchers
■ Amniozentese	1. Trimenon (11.–14. SSW)	nummerische, chromosomale Aberrationen fetale Proteine im Fruchtwasser (α-Fetoprotein, α_2-Makroglobulin, Acetylcholinesterase)	fetale Fußdeformitäten 3% Blasensprung 3,5% Chorionamnionitis 1% Abort 2,5%	~70%
	2. Trimenon (15.–20. SSW)		Blasensprung <1% Chorionamnionitis 0,1% Abort <0,5%	99%
■ Chorionzottenbiopsie	1. Trimenon (10.–13. SSW)	nummerische, chromosomale Aberrationen	wie bei früher Amniozentese	~70%
■ biochemische Marker aus mütterlichem Serum oder Fruchtwasser ■ bei α-Fetoprotein wird „multiple of median" (MoM) bestimmt	2. Trimenon (15.–22. SSW)	α-Fetoprotein über 2,5 Monate hat ein relatives Risiko für Neuralrohrdefekte von 3–10% zahlreiche andere Ursachen für erhöhtes α-Fetoprotein, z. B. Bauchwanddefekte, intrauterine Blutungen, falsche Terminberechnung	aus mütterlichem Serum: – aus Fruchtwasser: Risiko wie bei Amniozentese	größte Sensitivität (90%) in der 16.–18. SSW positiver Vorhersagewert für Neuralrohrdefekte 6% >90%

MoM Multiple of Median; *SSW* Schwangerschaftswoche

Wann muss Vitamin K substituiert werden?

Bei maternaler Einnahme enzyminduizierender Antiepileptika (s. Tabelle 4.6) wird die Gabe von 10 mg Konakion/die oral an die Mutter in den 4 Wochen vor der geplanten Entbindung angeraten.

Zusätzliche Applikation von 1 mg oral oder i.m. an das Kind nach der Geburt.

Besonderheiten im Schwangerschaftsverlauf

Tabelle 5.12 fasst Parameter des Schwangerschaftsverlaufs zusammen, die sich zum Teil vom Verlauf der Schwangerschaften bei Frauen in der Allgemeinbevölkerung unterscheiden.

Ist Stillen erlaubt?

Aus epileptologischer Sicht ja, da dies zu einem langsamen Abklingen der Antiepileptikakonzentration im kindlichen Körper führt (Tabelle 5.13).

Eine zu starke Sedierung des Kindes durch die Antiepileptika kann das Stillen aber limitieren oder nicht möglich machen.

Beim Abstillen kann es zu kindlichen Hyperexzitabilitätssyndromen kommen, z.B. nach Gabe von Phenobarbital, Benzodiazepinen oder Valproat. Therapie etwa durch Gabe von Phenobarbital.

Tabelle 5.12. Schwangerschaftsverlauf (nach Tomson et al., 1997)

	Frauen mit Epilepsie (N = 151)	Vergleichsgruppe Allgemeinbevölkerung (N = 38983)
■ Geburtsgewicht		
< 2500 g	5%	7%
> 4500 g	5%	4%
■ Präeklampsie	8% *	3%
■ Vorzeitige Geburt	5%	7%
■ Geburtseinleitung	28% *	9%
■ Vakuumextraktion	15%	13%
■ Sectio caesarea	12%	11%
■ Perinataler Kindstod	1,3%	0,5%

* signifikanter Unterschied

Tabelle 5.13. Antiepileptika und Stillen (nach Beyenburg et al., 2001)

Medikament	Stillen erlaubt	Milch/Plasma-Ratio	% der mütterlichen Dosis beim gestillten Kind	Besonderheiten beim gestillten Kind
Carbamazepin	Ja	0,7–0,69	1,3–8	keine kognitiven oder Verhaltensauffälligkeiten
Valproat	Ja	0,01–0,27	1,2	keine Berichte über Hepatotoxizität
Phenytoin	Ja	0,03–0,55	0,5–4,8 (max. 8,9)	mütterliche Serumkonzentration sollte unterhalb des oberen „therapeutischen Bereichs" liegen
Phenobarbital	Ja/nein	0,36–0,79	23–156	Individuelle Entscheidung, ob Stillen möglich; wegen Sedation Monitoring erforderlich
Clobazam	Ja*	0,13–0,36	4,6 (max. 7,5)	*wenn die mütterliche Dosis niedrig ist, Monitoring wegen Sedation und Saugschwäche, Entzugssyndrome möglich
Felbamat	Nein	?	?	keine Studien
Gabapentin	Ja/nein	0,73 (bei Gesunden)	?	wenige Daten, Monitoring des Kindes erforderlich
Lamotrigin	Ja	0,4–0,67	23–33	Monitoring des Kindes, Lamotrigin-Serumkonzentration
Oxcarbazepin	Ja/nein	0,5	?	Stillen möglich, aber Monitoring erforderlich, wenige Daten
Topiramat	Nein	0,8–1,1 (bei Ratten)	?	keine ausreichenden Daten
Vigabatrin	Ja	0,14–0,87 bzw. 0,042–0,22 (zwei Fälle!)	2,0–3,6	Monitoring
Tiagabin	?	?	?	
Levetiracetam	?	Tierexperimentell: in der Muttermilch nachweisbar	?	keine Daten

Tabelle 5.14. Empfehlungen zum peripartalen epileptologischen Management (nach Bauer, 1997)

Situation	Kommentar
▩ tägliche „kleine" Anfälle	Sectio erwägen
▩ Grand mal 1/Woche oder häufiger	Sectio erwägen
▩ peripartaler Schlafmangel	passagere Benzodiazepingabe, z. B. 10–20 mg Clobazam/die, erwägen. Cave: Kindliche Sedierung, passagere Trinkschwäche
▩ Anfallszunahme im 3. Trimenon	antikonvulsive Medikation anpassen. Cave: Intoxikation nach Entbindung

Was ist nach der Geburt zu berücksichtigen?

▩ Korrektur der Antiepileptikadosierung, falls diese während der Schwangerschaft erhöht worden war (Intoxikation durch Gewichtsabnahme).
▩ Versorgung des Kindes durch Dritte (Angehörige; Betreuung durch Hilfspersonen, z.T. finanziert durch Krankenkasse) insbesondere bei Frauen mit hoher Anfallsfrequenz oder mit idiopathischer Epilepsie mit generalisierten Anfällen, da Schlafmangel (in den ersten postpartalen Wochen bis Monaten zu erwarten) hierbei besonders anfallsfördernd ist.
▩ Versorgen des Kindes in sicherer Position (Wickeln auf dem Boden; Bett) (Tabelle 5.14).

Welche Ursachen können Fertilitätsstörungen bei Menschen mit Epilepsie haben?

Allgemein:
▩ fehlende dauerhafte Partnerschaft
▩ depressive Verstimmung.

Bei Frauen:
▩ Zyklusstörung mit anovulatorischen Zyklen (besonders bei Frauen mit Temporallappenepilepsie: 25–35% der Zyklen sind anovulatorisch versus <10% bei gesunden Frauen und Frauen mit idiopathisch generalisierter Epilepsie). Therapie: Optimierung der antiepileptischen Therapie.
▩ Polyzystisches Ovariensyndrom als Folge einer Temporallappenepilepsie oder via medikamentös induzierter Gewichtszunahme. Therapie bei Gewichtszunahme: Gewichtsreduktion, ggf. Wechsel der gewichtszunahmeinduzierenden Medikation (Tabelle 5.15).

Bei Männern:
▩ Störung der Spermiogenese bei Männern, u.a. kasuistisch dokumentiert bei Gabe von Phenytoin und Valproat. Therapie: Wechsel des Antiepileptikums.

Tabelle 5.15. Klinische Symptomatik reproduktiver endokriner Störungen bei Frauen mit Epilepsie (nach Bauer et al., 2002)

Symptomatik	Untersuchungsmethode	Befunde	Kommentar
▓ irreguläre Menstruationszyklen	Dokumentation der Zyklusdauer für mindestens 6 Monate	<23 Tage: Polymenorrhoe >35 Tage: Oligomenorrhoe ohne Blutung > 6 Monate: Amenorrhoe	Endokrine Ursachen der Zyklusstörungen sollten evaluiert werden
▓ Sterilität	Klinische Angabe	keine Konzeption trotz ungeschütztem Verkehr über 12 Monate. Ausschluss von männlichen Fertilitätsstörungen	Nachweis oder Ausschluss menstrueller Zyklusstörungen bei irregulären Zyklen weitere endokrinologisch/gynäkologische Untersuchungen veranlassen zum Ausschluss/Nachweis von Störungen wie PCOS, hypothalamische Amenorrhoe, Hyperprolaktinämie, Schilddrüsendysfunktion
▓ Übergewicht oder Gewichtszunahme	BMI: Gewicht (in kg)/ Größe (in cm) zum Quadrat	Übergewicht: BMI > 25 signifikante Gewichtszunahme bei Zunahme um > 5 kg	Nachweis oder Ausschluss menstrueller Zyklusstörungen. Bei irregulären Zyklen weitere endokrinologisch/gynäkologische Untersuchung veranlassen
	WHR: Verhältnis des Taillenumfangs zum Hüftumfang	Körperstamm-Übergewichtigkeit: WHR > 0,9	
▓ Hirsutismus	Inspektion oder Ferriman-Gallwey-Score	männlicher Behaarungstyp	Nachweis oder Ausschluss menstrueller Zyklusstörungen; bei irregulären Zyklen weitere endokrinologisch/gynäkologische Untersuchung veranlassen
▓ Galaktorrhoe	Anamnese	Austritt von Milch bei nicht schwangeren Frauen	Nachweis oder Ausschluss menstrueller Zyklusstörungen. Hirsutismus oder Zeichen von Hypothyreoidismus? Ggf. weiterführende endokrinologische Untersuchungen

BMI Body Mass Index; *WHR* Waist hip ratio; *PCOS* Polzystisches Ovariensyndrom

■ Impotenz bei Männern, möglicherweise Folge einer Hypoandrogenämie als Folge einer Temporallappenepilepsie oder der Medikation (Mehrverstoffwechslung von Testosteron und erhöhte Produktion des Bindungsglobulins, somit geringerer Anteil von biologisch aktivem Testosteron bei Gabe von enzyminduzierenden Antiepileptika). Therapie: Wechsel auf nicht induzierendes Antiepileptikum, Testosteronsubstitution.

Gibt es eine Anfallszunahme während bestimmter Phasen des Menstruationszyklus?

Solche Anfallshäufungen nennt man katameniale Anfälle (Abb. 5.1). Sie kommen bei etwa 10% aller Frauen mit Epilepsie vor. Insbesondere sind Frauen mit Temporallappenepilepsie davon betroffen, da sich im limbischen System Rezeptoren von Steroidhormonen in besonders großer Dichte finden. Die Anfallshäufung resultiert aus dem Überwiegen der anfallsfördernden Wirkung von Estradiol gegenüber der anfallshemmenden Wirkung von Progesteron. Die clusterförmige Häufung der Anfälle erschwert die wirksame Therapie. Die hormonelle Behandlung wurde bislang nur bei wenigen Patienten durchgeführt. Sie bedarf der prospektiven Dokumentation des zeitlichen Zusammenhangs zwischen Zyklustag und Anfallsfrequenz sowie der genauen Charakterisierung des Zyklusverlaufs (Tabelle 5.16 und 5.17). Die hormonelle Therapie ist immer als Ergänzung der chronisch antikonvulsiven Behandlung anzusehen.

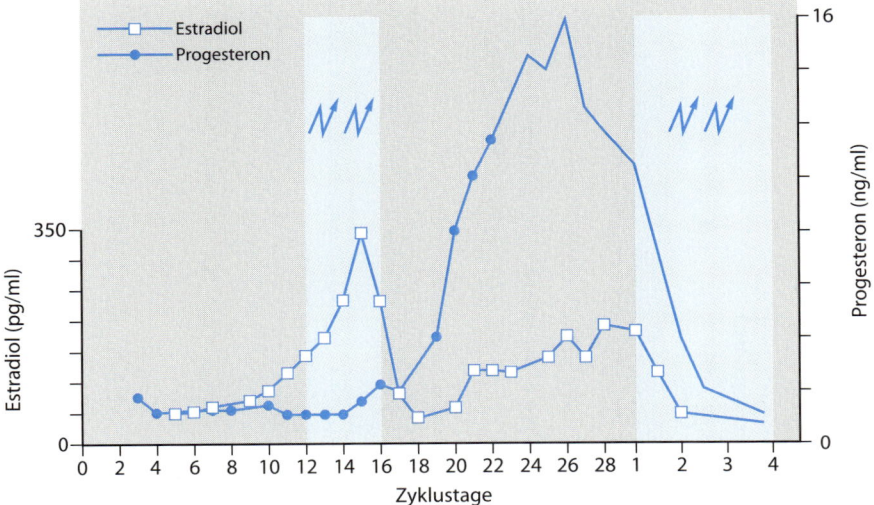

Abb. 5.1. Periovulatorische und perimenstruelle Zunahme der Anfallsfrequenz während eines ovulatorischen Zyklus (nach Bauer und Rösing, 2002)

Tabelle 5.16. Formen katamenialer Anfälle (nach Bauer und Rösing, 2002)

Phase des Menstruationszyklus mit Anfallszunahme	Pathophysiologischer Zusammenhang	Therapieempfehlung*	Literatur
■ periovulatorisch und/oder (prä)menstruell (Tage – 2 bis 4 der Menstruation)	präovulatorischer Estradiolanstieg bzw. prämenstrueller Entzug von Progesteron in einem ovulatorischen Zyklus	passagere Benzodiazepingabe Meiden leberenzyminduzierender Antiepileptika (vermehrter hepatischer Abbau durch Progesteronabfall prämenstruell) Zyklussupprimierung durch synthetische GnRH-Antagonisten (in Einzelfällen, da relevante Nebenwirkungen möglich)	Kumar et al., 1988 Shavit et al., 1984 Bauer et al., 1992
■ Anfallszunahme in der zweiten Zyklushälfte	unzureichende Progesteronbildung bei Lutealinsuffizienz	Progesteronsubstitution in der zweiten Zyklushälfte (als sinnvoll erachtet wenn Anfallsfrequenz sich in zweiter Zyklushälfte verdoppelt)	Herzog, 1995 Herzog et al., 1997
■ Anfälle bei chronisch anovulatorischen Zyklen mit Amenorrhoe	fehlende Progesteronbildung	Induktion ovulatorischer Zyklen z.B. durch Clomiphen (Cave: Mehrlingsschwangerschaften)	Herzog, 1988

GnRH Gonadotropin Releasing Hormon

Tabelle 5.17. Algorithmus zur hormonellen Zusatzbehandlung zykluskorrelierter epileptischer Anfälle

Zyklusbindung der Anfälle (anamnestische Hinweise) Prospektive Dokumentation von Anfallsmanifestation und Tage der Menstruation Gruppierung nach Anfallsverteilung im Zyklusverlauf		
■ mittzyklisch	Perimenstruell (Tag − 2 bis +4 der Menstruation)	Anfallsverdopplung in 2. Zyklushälfte	verschiedene Anfallsmuster bei Amenorrhoe
■ vermutlich ovulatorische Zyklen	vermutlich insuffiziente Lutealphase bei ovulatorischen Zyklen	vermutlich anovulatorische Zyklen
■ Verifikation durch Zyklusdauer (26–32 Tage) und/oder Progesteronbestimmung (> 5 ng/ml an Tagen 21, 22 oder 23)	Verifikation durch Progesteronbestimmung (< 5 ng/ml an Tagen 21, 22 oder 23)	Ausschluss PCOS bei Amenorrhoe > 6 Monate
■ GnRH-Analoga [1]	Progesteronsubstitution Tag 14–28	Ovulationsinduktion (Clomiphen [2]) Dauerprogesterongabe

[1] Langzeitnebenwirkungen (Osteoporose; Risiko vaskulärer Erkrankungen) beachten.
[2] Strenge Indikationsstellung, bislang geringe Erfahrung.
GnRH Gonadotropin-Releasing Hormon; *PCOS* Polyzystisches Ovariensyndrom

■ Literatur

Bauer J (1997) Gynäkologisch relevante Aspekte in der Behandlung von Frauen mit Epilepsie. Frauenarzt 38:1197–1205

Bauer J, Rösing B (2002) Reproduktive endokrine Störungen bei Frauen mit Epilepsie. Dtsch Ärztebl (im Druck)

Bauer J, Wildt L, Flügel D, Stefan H (1992) The effect of a synthetic GnRH analogue on catamenial epilepsy: a study in ten patients. J Neurol 239:284–286

Bauer J, Isojärvi JIT, Herzog AG, et al (2002) Reproductive dysfunction in women with epilepsy: Recommendations for evaluation and management. J Neurol Neurosurg Psychiatry 73:121–125

Berry RJ, Li Z, Erickson JD, Li S, et al for the China-U.S. Collaborative Project for Neural Tube Defect Prevention (1999) Prevention of neural-tube defects with folic acid in China. N Engl J Med 341:1485–1490

Beyenburg S, Heils A, Rösing B, Bauer J (2001) Fakten zu Epilepsie und Schwangerschaft. Z Epileptol 14:123–128

Czeizel AE, Dudas I (1992) Prevention of the first occurrence of neural-tube defects by periconceptional vitamin supplementation. N Engl J Med 327:1832–1835

Damm I, Bauer J, Elger CE (1997) Kontrazeption bei Epilepsiepatientinnen. Epilepsieblätter 10:112–114

Eliot, TS (1988) Gedichte. Suhrkamp, Frankfurt am Main

Erös E, Geher P, Gömör B, Czeizel AE (1998) Epileptogenic activity of folic acid after drug induced SLE (folic acid and epilepsy). Eur J Obstet Gynecol 80:75–78

Hauser WA (1998) Incidence and prevalence. In: Engel J Jr, Pedley TA (eds) Epilepsy: A comprehensive textbook. Lippincott-Raven, New York, pp 47–57

Herzog AG (1988) Clomiphene therapy in epileptic women with menstrual disorders. Neurology 38:432–434

Herzog AG (1995) Progesterone therapy in women with complex partial and secondary generalised seizures. Neurology 45:1660–1662

Herzog AG, Klein P, Ransil BJ (1997) Three patterns of catamenial epilepsy. Epilepsia 38:1082–1088

Hernandez-Diaz S, Werler AM, Walker AM, Mitchell AA (2000) Folic acid and antagonists during pregnancy and the risk of birth defects. N Engl J Med 343:1608–1614

Holmes LB, Harvey EA, Coull BA, Huntington KB, Khoshbin S, Hayes AM, Ryan LM (2001) The teratogenicity of anticonvulsant drugs. N Engl J Med 344:1132–1138

Kaneko S, Battino D, Andermann E, et al (1999) Congenital malformations due to antiepileptic drugs. Epilepsy Res 33:145–158

Kumar N, Behari M, Ahuja GK, Jailkhani BL (1988) Phenytoin levels in catamenial epilepsy. Epilepsia 29:155–158

MRC Vitamin Study Research Group (1991) Prevention of neural tube defects: results of the Medical Research Council Vitamin Study. Lancet 338:131–137

Ottman R (1998) Family studies. In: Engel J Jr, Pedley TA (eds) Epilepsy: A comprehensive textbook. Lippincott-Raven, New York, pp 177–183

Samrén EB, van Duijn CM, Christiaens GC, et al (1999) Antiepileptic drug regimens and major congenital abnormalities in the offspring. Ann Neurol 46:739–746

Shavit G, Lerman P, Korczyn AD, Kivity S, Bechar M, Gitter S (1984) Phenytoin pharmacokinetics in catamenial epilepsy. Neurology 34:959–961

Tomson T, Gram L, Sillanpää M, Johannessen SI (1997) Recommendations for the management and care of pregnant women with epilepsy. In: Tomson T, Gram L, Sillanpää M, Johannessen SI (eds) Epilepsy and pregnancy. Wrightson Biomedical Publ, Petersfield Bristol, pp 201–208

Wallace SJ (1992) Prenatal and perinatal risk factors for epilepsy. In: Pedley TA, Meldrum BS (eds) Recent Advances in Epilepsy 5. Churchill Livingstone, Edinburgh, pp 91–106

6 Status epilepticus

In a minute there is time
For decisions and revisions
Which a minute will reverse
T. S. ELIOT, The Love Song of J. Alfred Prufrock

Was ist ein Status epilepticus?

Im klinischen Sinne ist dies ein Anfall jedweder Semiologie, der länger als 5 Minuten andauert sowie sich rasch wiederholende Anfälle ohne vollständige Erholung im Intervall (Lowenstein und Alldredge, 1998).

Experimentell beginnt der Status epilepticus nach 30 Minuten, da dann die Manifestation irreversibler neuronaler Schäden möglich ist und der Status sich dadurch von isolierten Einzelanfällen unterscheidet (Meldrum, 1983).

Zur Definition des Status epilepticus gehört nicht die Bewusstseinsstörung sondern das Perpetuieren oder Persistieren von Anfallsymptomen ohne vollständige Restitutio (Tabelle 6.1 und 6.2, Abb. 6.1).

Warum ist der Status epilepticus eine besondere Situation?

Die dauerhafte epileptische Aktivität kann per se (via Ca^{++}-Einstrom in die Neurone) zu irreversiblen Neuronenschäden führen, dies wird im isolierten Anfall nicht beobachtet. Der Grand-mal-Status geht mit einer erhöhten Mortalität und Morbidität einher, der fokale Status temporalen Ursprungs mit einer erhöhten Morbidität (mnestische Störungen). Dies gilt es durch eine Therapie zu verhindern.

Die Mortalität ist erhöht bei symptomatischer akuter Genese unabhängig vom Anfallstyp (!) (47% versus 7% bei Status im Verlauf einer Epilepsie), bei einer Statusdauer von >1 Stunde, bei älteren Menschen und Erwachsenen (50% bzw. ca. 20% versus 5–10% bei Kindern) (Shorvon, 1994) (Abb. 6.2).

Woran sterben die Patienten im Status epilepticus?

Wie die Einzelanfälle bei einer symptomatischen Epilepsie wird der Status epilepticus häufig durch eine akute oder exazerbierende chronische Erkrankung des Gehirns oder eine internistische Erkrankung mit Involvierung des Gehirns ausgelöst. Solche Ursachen sind weitaus häufiger als die Statusmanifestation im Rahmen einer chronisch etablierten Epilepsie.

Der Status epilepticus ist also überwiegend Begleitsymptom einer Grunderkrankung, die auch für die erhöhte Mortalität verantwortlich ist.

Tabelle 6.1. Differenzialdiagnose des Status epilepticus

Konvulsiver Status	extrapyramidale Störung
	psychogene Anfälle
	Tetanus
	maligne Hyperthermie
	malignes Neuroleptisches Syndrom
	Dezerebrationsspasmen
Nonkonvulsiver Status epilepticus	psychogene Anfälle/Fugue
	Panikattacken
	Hyperventilation/Angsterkrankung
	metabolische Enzephalopathie
	transiente globale Amnesie

Tabelle 6.2. Ursachen des Status epilepticus (nach Shorvon, 1994)

Residuale Hirnschädigung	24%
Minderung der Antiepileptikaserumkonzentration	34%
Hirninfarkt	22%
Metabolische Störung	15%
Idiopathische Epilepsie	3%
Hypoxie	13%
Alkohol	13%

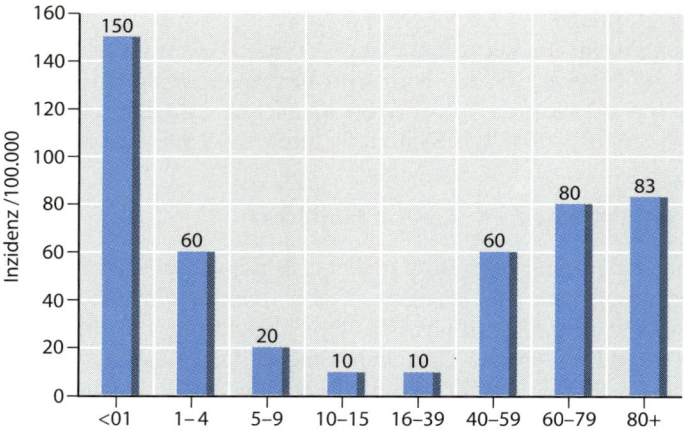

Abb. 6.1. Inzidenz von Status epileptici in Abhängigkeit vom Lebensalter (nach Towne, 1994)

Die meisten Patienten versterben daher nicht durch den Status selbst, sondern an der ihn verursachenden Grunderkrankung (meist in den 30 Tagen nach Beginn des Status) (Abb. 6.3).

Dies erklärt auch warum die Mortalität bei fokalem Status mit 30% sehr hoch ist: Der fokale Status ist allein Ausdruck einer progressiven oder nicht reversiblen Erkrankung des Gehirns.

Allein der Grand-mal-Status selbst bedingt per se eine erhöhte Mortalität (4%), meist durch ein nach Beenden des Status manifest werdendes interstitielles Lungenödem (Folge des im Status entstehenden erhöhten Kapillardrucks in den Lungen) (Tabelle 6.3).

Wovon hängt die Prognose eines Status epilepticus ab?

■ Von der Reversibilität oder Therapierbarkeit der Grunderkrankung
■ Vom Zeitintervall bis zum Beginn der Therapie (schlechtere Prognose wenn Statusdauer >1 Stunde)
■ Von der Effizienz der Behandlung

Status epilepticus mit Grand mal

Was ist im Grand-mal-Status zunächst zu tun?

■ Diagnose sichern (z.B. psychogene Anfälle ausschließen)
■ Akute Ursachen ausschließen/behandeln: z.B. Hypoglykämie
■ Bei alkoholkranken Menschen Vitamin B_1 substituieren (da häufig bei Menschen, die ein Alkoholdelir erleiden, der Vitaminmangel im Status zum Wernicke-Syndrom führen kann)

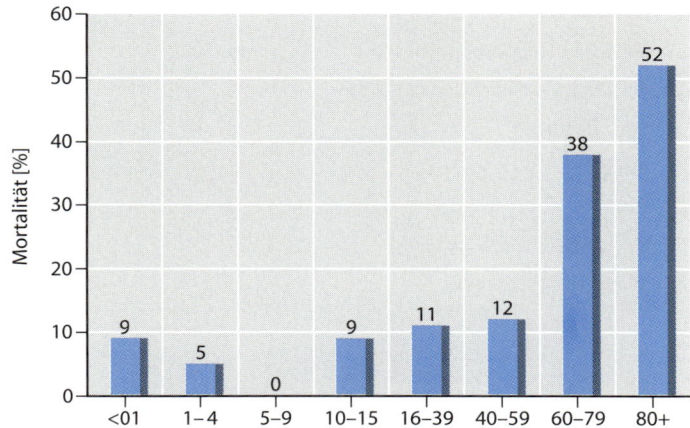

Abb. 6.2. Mortalität bei Status epileptici in Abhängigkeit vom Lebensalter (nach DeLorenzo et al., 1996)

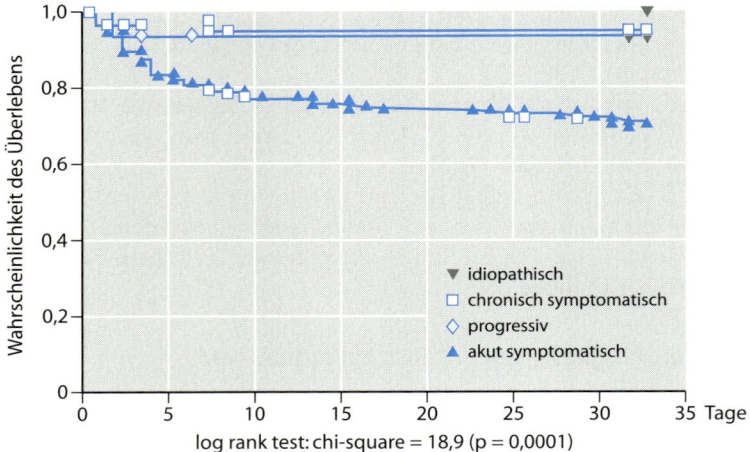

Abb. 6.3. Überlebensrate nach Status epilepticus (nach Logroscino et al., 1997)

Tabelle 6.3. Ätiologie und Mortalität von Status epileptici (nach DeLorenzo et al., 1996)

Ätiologie	Anzahl der Status (%)	Mortalität (%)
▨ Anoxie	5	71
▨ Hypoxie	13	53
▨ Zerebrovaskuläre Erkrankungen	22	33
▨ Blutung	1	0
▨ Tumor	7	30
▨ Infektion	7	10
▨ ZNS-Infektion	3	0
▨ Metabolische Erkrankungen	15	30
▨ Absinken des Antiepileptikaspiegels	34	4
▨ Med. Überdosis	3	25
▨ Alkohol	13	20
▨ Trauma	3	25
▨ Chronische ZNS-Erkrankungen	25	14
▨ Idiopathische Epilepsie	3	25

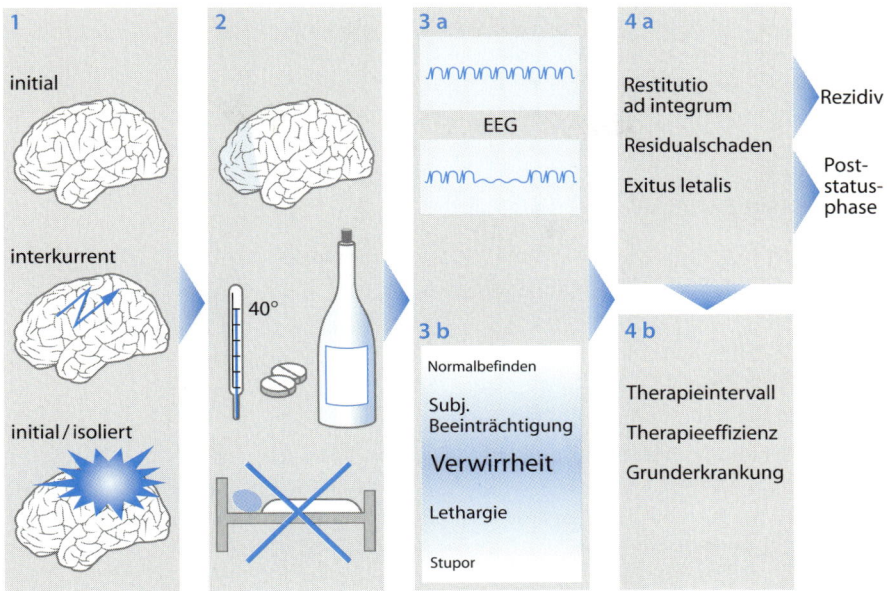

Abb. 6.4. Grundprinzipien der Entwicklung und des Verlaufs von Status epileptici. **1** Manifestationssituationen, **2** Provokationssituationen, **3 a+b** elektroenzephalographische (EEG-) und klinische Befunde bei kontinuierlichem und diskontinuierlichem Status, **4 a** möglicher Endzustand nach Status epilepticus, **4 b** Faktoren mit Einfluss auf die Behandlungsprognose des Status epilepticus

■ Paralleles Etablieren einer Therapie (zunächst Benzodiazepine), einer ausreichenden Versorgung (Intensivstation, Sauerstoffgabe, Kreislaufkontrolle) und der Analyse möglicher Ursachen (Ischämie, Blutung; Entzündung, Tumor etc.).

Die systemischen Folgen eines Grand-mal-Status zeigt Abbildung 6.5, die Applikation und Wirksamkeit der üblicherweise verwendeten Antiepileptika die Abbildungen 6.6 und 6.7.

Darf ein Patient im Status Sauerstoff erhalten?

Tierexperimentell verlängert die Gabe 100%igen Sauerstoffs zwar einen Status, doch muss ein Patient im (Grand-mal)-Status bei Zyanose selbstverständlich Sauerstoff erhalten oder ggf. beatmet werden.

Was ist das Prinzip der Therapie eines Grand-mal-Status?

Man gebe zunächst rasch wirkende Antiepileptika parenteral und etabliere dann eine ausreichende Dauertherapie. Die Therapie muss zügig und effizient etabliert werden. Klassischerweise sind dies Benzodiazepine plus Phe-

	initial	prolongiert
Blutdruck	↑	↓
Puls	↑	↑
Azidose	+	+
arterieller Po$_2$	(↓)	(↓)
pulmonaler Kapillardruck	↑	↑ (Lungenödem 15/41 Todesfällen)
Körpertemperatur		
Leukozytose	↑	↑↑
Liquorpleozytose	+	+
intrakranieller Druck	+ ↑	++

Abb. 6.5. Systemische Effekte des Grand-mal-Status (nach Simon et al., 1985)

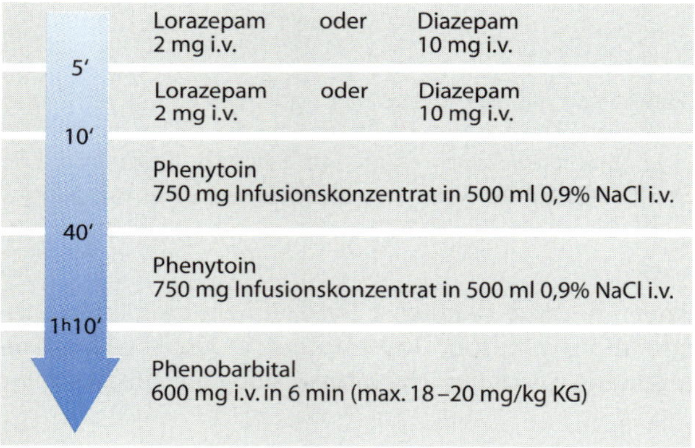

Abb. 6.6. Antikonvulsive Therapie des Grand-mal-Status (modifiziert nach Bauer, 1996)

nytoin oder Benzodiazepine plus Valproat (Tabellen 6.4–6.6) (Beyenburg et al., 2000). In der Behandlung des Grand-mal-Status wird zunehmend die initiale Gabe von Lorazepam favorisiert (Treiman et al., 1998). Dieses Benzodiazepin scheint höher potent als andere Benzodiazepine zu sein, des Weiteren ist seine antikonvulsive Wirkung anhaltender (Abb. 6.7).

Man verwende im Zweifelsfalle diejenigen Antiepileptika, mit deren Anwendung man am besten vertraut ist.

Gibt es parenterale Applikationsformen jenseits der i.v.-Gabe?

Möglich ist die bukkale Gabe von Lorazepam, die rektale Gabe von Diazepam, die i.m.-Gabe von Midazolam oder Phenobarbital.

Tabelle 6.4. Pharmakologische Daten der zur Status-epilepticus-Behandlung am häufigsten eingesetzten Antiepileptika (Angaben für Erwachsene)

	Diazepam	Lorazepam	Phenytoin	Phenobarbital	Valproinsäure
■ i.v. Dosierung nach Körpergewicht	0,15–0,25 mg/kg	0,05–0,1 mg/kg	15–20 mg/kg	10–20 mg/kg	5–10 mg/kg initial, langsam, dann 0,5–1 mg/kg/h
■ Maximaldosis/24 h	20 mg	8 mg		1600 mg	2500 mg
■ Maximale Injektions- bzw. Infusionsgeschwindigkeit	5 mg/min	2 mg/min	50 mg/min	100 mg/min	1200 mg/h
■ Effektive Serumkonzentration			20 mg/l, ggf. höher	40 mg/l, ggf. höher	100 mg/l, ggf. höher
■ Zeit bis zum Sistieren des Status	1–3 Minuten	6–10 Minuten	10–30 Minuten	20–30 Minuten	?
■ Effektive Wirkdauer	15–30 Minuten	12 Stunden	24 Stunden	48 Stunden	?
■ Eliminationshalbwertszeit	30 Stunden	14 Stunden	24 Stunden	100 Stunden	9–12 Stunden

Tabelle 6.5. Für den Einsatz in der Status-epilepticus-Behandlung relevante Vorteile und Nachteile der Antiepileptika

Antiepileptikum	Applikationsform zur Statusbehandlung	Vorteil	Nachteil
Diazepam (DZP)	i.v. Rectiole (fast gleich rascher Wirkeintritt wie bei i.v.-Gabe)	rascher Wirkeintritt	relativ kurze Wirkdauer (Anfallsrezidiv bei 10–27%), Akkumulation bei wiederholter Gabe Sedation und Beeinträchtigung der Bewusstseinslage über 10–30 Minuten
Clonazepam (CZP)	i.v.	rascher Wirkeintritt	Akkumulation bei wiederholter Gabe, Sedation und Beeinträchtigung der Bewusstseinslage länger als bei DZP
Lorazepam (LZP)	i.v. bukkal/sublingual (Expidet)	Wirkdauer länger als bei DZP und CZP	Wirkeintritt etwas verzögert (6–10 Min.) gegenüber DZP, Sedation und Beeinträchtigung der Bewusstseinslage über Stunden möglich
Midazolam (MDL)	i.v. i.m. intranasal bukkal/sublingual	rascher Wirkeintritt; keine Akkumulation, gut steuerbar, geeignet zur kontinuierlichen Infusion	sehr kurze Wirkdauer
Phenytoin (PHT)	i.v. (Injektionslösung, Infusionskonzentrat)	anhaltende Wirkung, keine Sedation orale Weitergabe nach Beendigung der i.v.-Behandlung möglich	Wirkeintritt verzögert, deshalb zunächst Gabe eines Benzodiazepins Haut- und Weichteilnekrosen bei paravenöser Applikation! Zugabe anderer Substanzen verboten, separater i.v.-Zugang erforderlich! arterielle Hypotonie (28–50%), Bradykardie und AV-Block (2%, häufiger bei vorbestehender Herzerkrankung und bei älteren Menschen)

■ Phenobarbital (PB)	i.v. i.m.	anhaltende Wirkung; orale Weitergabe nach Beendigung der i.v.-Behandlung möglich	Wirkeintritt verzögert, deshalb zunächst Gabe eines BZP; Sedation und Beeinträchtigung der Bewusstseinslage über Tage; in hoher Dosierung und nach Vorbehandlung mit BZP: Atemdepression, arterielle Hypotonie
■ Valproinsäure (VPA)	i.v.	keine Sedation; keine kardialen NW orale Weitergabe nach Beendigung der i.v.-Behandlung möglich	keine kontrollierten Studien zu Wirksamkeit und Dosierung bei Status epilepticus, Wirkeintritt verzögert NW: Arterielle Hypotonie. Nausea, Vomitus, selten Pankreatitis, Leberschädigung möglich

i.v. intravenös; *i.m.* intramuskulär

Tabelle 6.6. Vorgehen bei Grand-mal-Status. Ist der Status epilepticus mit der ersten Behandlungsmaßnahme zu durchbrechen (zweimalige Gabe eines Benzodiazepins), ist die weitere intravenöse Antiepileptikagabe nicht bzw. nicht in der angegebenen maximalen Dosis und Geschwindigkeit erforderlich. Hält der Status an, muss die Therapie konsequent und in der vorgegebenen zeitlichen Stringenz erfolgen. Der Status sollte innerhalb eines Zeitraumes von maximal 30 Minuten beendet sein. Die Dosisangaben sind berechnet für einen ca. 75 kg schweren Erwachsenen

	Diagnostische Maßnahmen	Allgemeine Maßnahmen	Antiepileptische medikamentöse Therapie	
Stufe 1	Anfallsbeobachtung Bekannte Epilepsie? Trauma?	verletzungssichere Lagerung		5 Minuten
	Untersuchung (Verletzungszeichen, fokale Symptomatik, Zeichen anderer Erkrankungen)	Freihalten der Atemwege; Sauerstoffgabe, wenn nötig		
	Blutentnahme: BB, Elektrolyte, Leber-/Nierenwerte, CK, Myoglobin, AE-SK, Toxikologie, BZ-Stix!	i.v.-Zugang; bei Hypoglykämie Glukose 50% 50 ml i.v.	10 mg Diazepam i.v. (max. 5 mg/min) oder 2 mg Lorazepam i.v. (max. 2 mg/min)	
	Zeichen der Mangelernährung/Alkoholabusus?	Monitoring der Vitalfunktionen (RR, EKG, Pulsoxymetrie), Thiamin 100 mg i.v.	10 mg Diazepam i.v. (max. 5 mg/min) oder 2 mg Lorazepam i.v. (max. 2 mg/min)	10 Minuten
Stufe 2		separater zweiter i.v.-Zugang und Infusomat zur Phenytoininfusion wenn möglich; keine Applikation anderer Substanzen zusammen mit Phenytoin	Phenytoin 750 mg Infusionskonzentrat in 500 ml 0,9% NaCl i.v. (max. 50 mg/min)	15 Minuten
	Bestimmung der Phenytoinserumkonzentration vor 2. Infusion (Ergebnis jedoch nicht abwarten vor Weitergabe) Blutgasanalyse		Phenytoin 750 mg Infusionskonzentrat in 500 ml 0,9% NaCl i.v. (max. 50 mg/min)	30 Minuten
Stufe 3	Bestimmung der Phenytoinserumkonzentration	Intensivstation, assistierte Beatmung evtl. Narkose	Phenobarbital 600 mg i.v. (max. 100 mg/min) Erhaltungsdosis 1–4 mg/kg/die bei anhaltendem Status Dosissteigerung	60 Minuten

AE-SK Antiepileptikaserumkonzentration; *BZ* Blutzucker; *BB* Blutbild; *CK* Kreatinkinase

Erste neuronale Wirkung [min]		Peak-Konzentration im Gehirn [min]		Intervall bis zum Sistieren des Status [min]		Wirkzeit gegen Status [h]	
DZP	< 10 s	DZP	8	DZP	1	DZP	0.3
LoZP	< 2–3	LoZP	23	LoZP	3	LoZP	4–14
PHT	1	PHT	15–30	PHT	5–30	PHT	24
PB	20	PB	30	PB	20	PB	24 (?)
Pentob.	-	Pentob.	-	Pentob.	-	Pentob.	Dauer der Infusion

Abb. 6.7. Intervall zwischen Gabe und Wirkung von Antiepileptika in der Statusbehandlung (nach Bauer und Elger, 1994). *DZP* Diazepam; *LoZP* Lorazepam; *PHT* Phenytoin; *PB* Phenobarbital; *Pentob.* Pentobarbital

Welches Barbitursäurepräparat soll man anwenden?

Nach Versagen einer Therapie mit Benzodiazepinen, Phenytoin oder Valproat stehen Phenobarbital und Thiopental oder Pentobarbital zur Verfügung. Die Therapie mit Thiopental oder Pentobarbital bedarf zur Steuerung der Dosierung einer Narkose. Ihr Effekt auf die epileptische Aktivität muss mit einem EEG-Monitoring überwacht werden: Burst-Suppression-Muster für 24 Stunden, dann abdosieren. Ihre muskelrelaxierende Wirkung verhindert, dass man allein am Ausbleiben von Kloni ablesen kann, dass der Status unterbrochen ist; dies kann man allerdings bei der Gabe von Phenobarbital: Erreicht man hiermit eine Dosis, die den Status klinisch unterbricht, so kann man eine längere Wirkdauer der Phenobarbitaltherapie annehmen. Intubation ist in 3% der Fälle notwendig. Während der Thiopental- oder Pentobarbitalnarkose muss man allerdings eine zusätzliche Dauertherapie etablieren, die nach dem Beenden der Thiopentalgabe die antikonvulsive Wirkung aufrecht erhält, da diese Präparate nur begrenzt nach Beenden der Gabe wirksam sind und oral nicht weiter appliziert werden können (Tabelle 6.7).

Welche Nebenwirkungen haben die i.v. applizierten Antiepileptika?

Kreislauf- und Atemdepression (Phenobarbital, Phenytoin), Hautnekrose bei paravenöser Gabe (Phenytoin), Pankreatitis (Valproinsäure), v.a.

Tabelle 6.7. In der intensivmedizinischen Behandlung des therapierefraktären Grand-mal-Status verwendete Narkotika. Von den aufgeführten Narkotika kann nur Phenobarbital nach Beendigung der Narkose als antiepileptische Dauertherapie weitergeführt werden. Bei Verwendung der übrigen Substanzen muss parallel zur Narkose eine effektive antiepileptische Therapie etabliert werden, die die lückenlose Weiterbehandlung nach Beendigung der Narkose gewährleistet

Narkotikum	Dosierung (i.v.)	Vor-/Nachteile
■ Midazolam	Bolus 0,2 mg/kg (10–15 mg) Erhaltungsdosis 0,75–10 µg/kg/min	Gute antiepileptische Wirksamkeit, gute Steuerbarkeit. Therapiebeginn auch ohne Narkose möglich; erst bei hoher Dosis Intubationspflicht. Kein EEG-Monitoring erforderlich. NW: Ataxie, Bradykardie, Hypotonie, Singultus
■ Phenobarbital	Bolus 10–20 mg/kg (700 mg) (max. Injektionsrate 100 mg/min) wiederholte i.v.-Gabe, Maximaldosis 2500 mg/d	Gute antiepileptische Wirksamkeit. Therapiebeginn auch ohne Narkose möglich; erst bei hoher Dosis Intubationspflicht. Kein EEG-Monitoring erforderlich. Tendenz zur Akkumulation, daher Kontrolle der Serumkonzentration. NW: anhaltende Sedation, Hypotonie, kardiale Arrhythmie
■ Thiopental	3–7 mg/kg über 30 s (200–500 mg) Erhaltungsdosis 3,8 mg/kg/h	Nur im Rahmen einer Narkose nach Intubation und maschineller Beatmung. Kontinuierliches EEG-Monitoring erforderlich, Ziel „Burst-suppression-Muster" (bei Serumkonzentration von ca. 40 mg/l). NW: Ausgeprägte arterielle Hypotonie, Pankreatitis und Leberfunktionsstörung möglich, Gewebsnekrosen an der Injektionsstelle. Maximale Narkosedauer 3 Tage
■ Pentobarbital	Bolus 5–12 mg/kg (max. Infusionsrate 50 mg/min) Erhaltungsdosis 0,5–1 mg/kg/h	Kürzere Halbwertszeit als Thiopental, daher geringere Akkumulation. EEG-Monitoring erforderlich. NW wie Thiopental
■ Propofol	Bolus 1–2 mg/kg über 5 min (100–200 mg) Erhaltungsdosis 1–15 mg/kg/h	Kontinuierliches EEG-Monitoring erforderlich, Ziel „Burst-suppression-Muster". Prokonvulsive Wirkung möglich. Neuroexzitatorische Effekte möglich: Opisthotonus, Muskelrigidität, choreatische Hyperkinesen, Myoklonien. Geringe kardiovaskuläre NW
■ Lidocain	Bolus 1,5–3 mg/kg über 2 min Erhaltungsdosis 60–120 mg/h	Indikation bei schwerster chronisch obstruktiver Lungenerkrankung, da kein Einfluss auf die Lungenfunktion. EEG-Monitoring erforderlich. NW: Kardiale Überleitungsstörung

EEG Elektroenzephalogramm

Welche Folgen kann der Grand-mal-Status haben?

Fokales oder generalisiertes Hirnödem, Myoglobinurie, Lungenödem (meist nach dem Status manifest werdend!).

Was sind seltene Ursachen eines Grand-mal-Status?

Kokaineinnahme; Vitamin-B_6-Mangel; Immunologische Erkrankungen; prokonvulsive Wirkung von Antiepileptika.

Nonkonvulsive Status epileptici

Was versteht man unter nonkonvulsiven Status epileptici?

Status ohne oder mit subtiler motorischer Symptomatik werden als nonkonvulsiv bezeichnet. Maßgeblich sind dies:

■ Status komplex-fokaler Anfälle
■ Absencestatus
■ elektroenzephalographische Status bei schwer erkrankten (meist intensivbehandlungspflichtigen) Patienten, so genannte „subtle" Status
■ Erstmanifestation eines epileptischen Ereignisses im höheren Lebensalter (als fokaler nonkonvulsiver Status, meist vaskulärer Genese.)

Die Patienten sind bewusstseinsgestört, verlangsamt oder zeigen Automatismen. Möglich z. B. bei Temporallappen- oder Frontallappenepilepsien, Absenceepilepsien, Herpes-simplex-Enzephalitis, Stoffwechselentgleisungen, nach Hirnoperationen oder -traumata (Tabelle 6.8; siehe Abb. 3.7 und 3.10).

Wie diagnostiziert man einen nonkonvulsiven Status epilepticus?

Meist ist das EEG charakteristisch verändert. Allerdings ist es nicht immer einfach möglich, ein abnormes EEG als typisch für einen nonkonvulsiven Status zu bewerten, zu vielfältig können die Muster sein. Je rhythmischer und steiler die fokalen oder generalisierten Potenziale sind, um so eher liegt ein Status vor, insbesondere dann, wenn der Patient eine hierzu passende klinische Symptomatik aufweist (siehe hierzu Abb. 3.7 und 3.10).

Was ist das Prinzip der Therapie eines nonkonvulsiven Status epilepticus?

Die Behandlung erfolgt, ebenso wie beim Grand-mal-Status, zügig, berücksichtigt jedoch insbesondere bei älteren und vorerkrankten Menschen die möglichen Nebenwirkungen der antikonvulsiven Therapie. In der Behandlung der so genannten „subtle" Status zeigt sich, dass eine hochdosierte Benzodiazepinmedikation mit einer erhöhten Mortalität einherging (Litt et al., 1998). Nur selten (z. B. beim Übergang in einen Grand-mal-Status oder

Tabelle 6.8. Mögliche Ursachen und Provokationsfaktoren nonkonvulsiver Status (nach Shorvon, 1994 und Guberman und Bruni, 1999)

■ **Erkrankungen**	Schlafentzug
Alkoholentzug	Thrombozytopenische Purpura
Zerebrale Anoxie/Hypoxie	Trauma
Entzug von Antiepileptika	Tumor
Zerebrovaskuläre Erkrankung	
Entzündliche ZNS-Erkrankung	■ **Medikation**
Kongenitale Hirnstrukturstörung	Baclofen
Demenz	Carbamazepin, Phenytoin (Absencestatus)
Medikamentenüberdosierung	Cefalosporin
Elektrokrampfbehandlung	Ciprofloxacin
Epilepsie	Cyclosporin
Fieber	Haloperidol
Postiktale Grand-mal-Phase	Ifosfamide
Hyperventilation	Lidocain
Metabolische Störung	Lithium
Meningeosis carcinomatosa	Metrizamide
Metabolische Störung	Metronidazol
Mitochondriale Erkrankung	Penicillin
Photostimulation	Phenothiazine
Zerebrale Angiographie	Theophyllin
Spinale Myelographie	Thyroxin
Postoperativ	Trimethoprim
Sepsis	Tiagabin

ZNS zentrales Nervensystem

kontinuierlichem Status komplex-fokaler Anfälle bei einer Enzephalitis) ist die Therapie mit Barbituraten bis zur Narkose indiziert.

Welche Antiepileptika wählt man zur Therapie?

■ Status komplex-fokaler Anfälle: Benzodiazepine, Phenytoin
■ Absencestatus: Benzodiazepine, Valproat
■ Elektroenzephalographische Status bei schwer erkrankten (meist intensivbehandlungspflichtigen) Patienten, so genannte „subtle" Status: Valproat, ggf. Benzodiazepine, Phenytoin, u. U. Topiramat, Levetiracetam
■ Erstmanifestation eines epileptischen Ereignisses im höheren Lebensalter (als fokaler nonkonvulsiver Status meist vaskulärer Genese): Phenytoin, Benzodiazepine, Valproat.

Welche Folgen kann ein nonkonvulsiver Status haben?

Status temporomesialen Ursprungs können permanente mnestische Störungen bedingen (Krumholz et al., 1999).

Was ist eine Epilepsia partialis continua?

Persistierende fokal-motorische Anfälle unterschiedlicher Genese, deren Reversibilität und Therapieprognose wesentlich von der Grunderkrankung abhängig sind. Zerebrale Tumoren oder Metastasen, infektiöse Erkrankungen des Gehirns (z. B. Abszess), (Rasmussen-)Enzephalitis, vaskuläre zerebrale Erkrankungen, traumatische Hirnläsionen und Gliosen sind häufiger beschriebene Ursachen. Medikamentös erfolgt eine symptomatische Therapie und wenn möglich eine kausale Behandlung der verursachenden Erkrankung.

Wie behandelt man posthypoxische Myoklonien?

Diese als Lance-Adams-Syndrom bezeichneten Myoklonien sind sehr schwierig zu behandeln. Sie verstärken sich oft bei Bewegung der Extremitäten (Aktionsmyoklonien). Häufig ist die symptomatische Behandlung ohne durchschlagenden Erfolg und die Reversibilität der Myoklonien hängt wesentlich von der Prognose der Grunderkrankung ab. Zum Einsatz kommen Valproat, Phenobarbital, Benzodiazepine, Levetiracetam, Piracetam, Topiramat.

▪ Literatur

Bauer J (1996) Status epilepticus. Aktuel Neurol 23:32–35
Bauer J, Elger CE (1994) Management of status epilepticus in adults. CNS Drugs 1:26–44
Beyenburg S, Bauer J, Elger CE (2000) Therapie des generalisierten tonisch-klonischen Status epilepticus im Erwachsenenalter. Nervenarzt 71:65–77
DeLorenzo RJ, Hauser WA, Towne AR, et al (1996) A prospective, population based epidemiologic study of status epilepticus in Richmond, Virginia. Neurology 46:1029–1035
Eliot, TS (1988) Gedichte. Suhrkamp, Frankfurt am Main
Guberman A, Bruni J (1999) Essentials of Clinical Epilepsy, 2nd edn. Butterworth Heinemann, Boston
Krumholz A (1999) Epidemiology and evidence for morbidity of nonconvulsive status epilepticus. J Clin Neurophysiol 16:314–322
Litt B, Wityk RJ, Hertz SH, et al (1998) Nonconvulsive status epilepticus in the critically ill elderly. Epilepsia 39:1194–1202
Logroscino G, Hesdorffer DC, Cascino G, Annegers JF, Hauser WA (1997) Short-term mortality after a first episode of status epilepticus. Epilepsia 38:1344–1349
Lowenstein DH, Alldredge BK (1998) Status epilepticus. N Engl J Med 338:970–976
Meldrum BS (1983) Metabolic factors during prolonged seizures and their relation to nerve cell death. Adv Neurol 34:261–275

Shorvon SD (1994) Status epilepticus: its clinical features and treatment in children and adults. Cambridge University Press, Cambridge

Simon RP (1985) Physiologic consequences of status epilepticus. Epilepsia 26 (suppl 1):S58–S66

Towne AR, Pellock JM, Ko D, DeLorenzo RJ (1994) Determinants of mortality in status epilepticus. Epilepsia 35:27–34

Treiman DM, Meyers PD, Walton NY, et al (1998) A comparison of four treatments for generalized convulsive status epilepticus. N Engl J Med 339:792–798

7 Beratung

Worüber muss man einen Patienten mit Epilepsie aufklären?

Menschen, die an Epilepsie erkranken, haben meist wenig Vorstellung von möglichen Konsequenzen der Erkrankung. Eine umfassende Aufklärung ist daher eine wesentliche Beratungsfunktion des Arztes (Santilli, 1992; Betts, 1991). Hierzu gehört auch der Hinweis auf mögliche Verletzungen durch Anfälle, auch um den Sinn einer medikamentösen Anfallsprophylaxe zu unterstreichen (Tabellen 7.1–7.4). Insbesondere Sportunfälle werden von den Patienten im Voraus kaum bedacht (Tabelle 7.2). In diesem Zusammenhang prokonvulsiv können sich folgende Faktoren auswirken:
- extreme Anstrengung
- Schlafmangel
- Hypoxie bei sehr anstrengender Aktivität
- Hyponatriämie bei Elektrolytverlust
- Hypernatriämie bei Dehydratation
- Hyperthermie bei physischer Erschöpfung und Hitze
- Hypoglykämie bei unzureichender Ernährung vor der sportlichen Aktivität

Was muss man bei interkurrenten Erkrankungen des Patienten beachten?

Eine Komorbidität mit der Notwendigkeit der Einnahme zusätzlicher Medikamente kommt bei Menschen mit Epilepsie nicht selten vor, insbesondere im höheren Lebensalter (Tabelle 7.5). Nur in Ausnahmefällen zwingt die Komedikation zu einem Wechsel der etablierten antikonvulsiven Therapie, etwa um einen stark enzyminduzierenden Effekt zu mindern (etwa bei Chemotherapie) (Tabelle 7.6). Operative und zahnärztliche Eingriffe erfordern die Erkrankung Epilepsie zu beachten. Vorrangig ist aber darauf zu achten, dass die Dauermedikation fortgeführt wird, ggf. ersetzt in Form einer parenteralen Gabe (Tabellen 7.7–7.9).

Tabelle 7.1. Aufklärung eines Patienten mit Epilepsie

	Kommentar
■ Sport	nicht allein schwimmen/baden andere Risikosportarten meiden (siehe auch Tabelle 7.2)
■ Lebenswandel	Schlafmangel meiden Alkoholintoxikation meiden regelmäßige Einnahme der Medikation
■ Beruf	Arbeit an Maschinen mit Verletzungsgefahr meiden
■ Fahrtauglichkeit	zunächst fahruntauglich Kriterien zur Fahrerlaubnis siehe Teil B des Buches
■ Kochen	Mikrowelle statt Herd hintere Herdplatte benutzen Gummihandschuhe beim Säubern der Nahrung unter heißem Wasser (Schutz vor Verbrühen)
■ Hygiene	duschen im Sitzen statt baden (allein) niedrige Festeinstellung der Wassertemperatur (wenn technisch möglich) erst Temperatur des Wassers prüfen, dann Dusche betreten rutschfester Belag der Duschwanne Badetür geöffnet lassen, Angehörige informieren eher Kunststoff- als Glasbehälter im Bad verwenden Elektrogeräte nicht im Bad (Wasser!) verwenden (z. B. Föhn) elektrischen Rasierapparat einem Klingenrasierer vorziehen
■ Wohnen	häufig gebrauchte Gegenstände gut erreichbar (niedrig) aufbewahren als Schutz vor Stürzen
■ Zahnpflege	ausreichende Zahnhygiene zum Schutz vor Gingivahyperplasie (besonders bei Einnahme von Phenytoin, Phenobarbital > Carbamazepin) Zahnarzt von Epilepsie informieren
■ Essen	Angehörige über Verhalten bei Verschlucken aufklären nicht im Liegen essen (Verschlucken) zu heiße Speisen meiden Sicherheitsverschlüsse beim Trinken heißer Getränke verwenden heiße Servierplatten vor Umfallen auf dem Tisch schützen Stühle mit Seitenlehne verwenden (Sturzgefahr)
■ Schlafen	Bettgitter, wenn häufig nächtliche Anfälle niedriges Bettgestell Teppiche am Bettrand mindern Verletzungen

Tabelle 7.1 (Fortsetzung)

	Kommentar
◼ Information zu Anfällen	Personen des Umfeldes auf adäquaten Umgang bei Anfall hinweisen kein Bisskeil Schutz vor Verletzung Notfallmedikation wenn Anfalldauer > 5 Minuten Patient im Anfall nicht allein lassen, (Sanft) von Gefahrenquellen fernhalten
◼ Schwangerschaft (sverhütung)	Teratogenität der Antiepileptika Interaktion mit oralen Kontrazeptiva
◼ Medikation	vergessene Medikation später einnehmen bei Diarrhoe/Emesis Tagesdosierung auf häufige kleine Portionen verteilen, ggf. passagere Gabe von Lorazepam expidet (sublinguale Resorption)
◼ Beruf	Information des Arbeitgebers bzw. bei Bewerbung

Tabelle 7.2. Sport und Epilepsie (nach Sirven und Varrato, 1999; Lipinski, 2001; Leutzemer, 2001)

	Sportart	Kommentar
◼ Nicht geeignet	Fliegen, Motorsport, Bergsteigen, Tauchen, Schießen, Boxen, Bungy Jumping, Karate, Fallschirmspringen	
◼ Nur bei Vorsichtsmaßnahmen	Radsport, Inline Skating	Sturzhelm, Knieschoner
	Schwimmen, Surfen, Wasserball	kontinuierliche unmittelbare Beaufsichtigung Schwimmweste/-flügel Signalmütze Cave besonders bei photosensiblen Anfällen im Freien
	Reiten	Schutzkappe tragen
	Skifahren	Sturzhelm
	Turnen an Geräten	Matten Geräte nicht zu hoch einstellen
	Bergwandern	Sicherheitsseil zu Begleiter
◼ Unproblematisch	Bodenturnen, Laufen	
	Ballspiele auf Land	Kopfbälle meiden, insbesondere nach Epilepsiechirurgie bis zum knöchernen Einbau des Knochendeckels

Tabelle 7.3. Anzahl der Patienten, die sich während eines Anfalls verletzten und die Schwere der Verletzung (nach Pick und Bauer, 2001)

Art und Konsequenz einer Verletzung	Anzahl der betroffenen Patienten
▪ Kopfverletzungen (n = 297)	70
▪ Krankenhausaufenthalt über Nacht	23
▪ Verbrennungen/Verbrühungen (n = 302)	48
▪ Einweisung ins Krankenhaus	4
▪ Dentale Verletzungen (n = 290)	28
▪ Zahnverlust	22
▪ Kieferfraktur	2
▪ Einweisung ins Krankenhaus	1
▪ Größere zahnchirurgische Eingriffe	6
▪ Andere Frakturen (n = 278)	16

Tabelle 7.4. Anfallskorrelierte Verletzungen mit signifikanten Unterschieden zwischen Patienten mit hoher und niedriger Anfallsfrequenz (nach Baker, 1997)

	< 1 Anfall/Monat (N = 1225)	> 1 Anfall/Monat (N = 1899)
▪ Kopfverletzung	20%	32%
▪ Verbrennung	3%	11%
▪ Zahnverletzung	10%	15%
▪ Andere Verletzungen	28%	40%

Gibt es Besonderheiten in der Ernährung bei Menschen mit Epilepsie?

Es gibt keine Besonderheiten. Antiepileptika können allerdings die Vitaminkonzentration mindern, daher ist ggf. eine Substitution notwendig (Solomon, 1992).

Folsäureminderung durch Phenytoin, Primidon oder Phenobarbital (verminderte Resorption und beschleunigte Ausscheidung). Mögliche klinische Folgen: Megaloblastäre Anämie, erhöhte Neuralrohrfehlbildung bei Schwangerschaft, mentale Auffälligkeiten. Konsequenz: Folsäuresubstitution von 1 mg/die oral.

Vitamin-D-Mangel durch Phenytoin, Carbamazepin, Barbiturate (vermehrte hepatische Verstoffwechslung von Vitamin D).

Mögliche klinische Folgen: Knochendichteminderung, Ausmaß abhängig von Dauer der Therapie und Intensität der Enzyminduktion, Ausmaß der Sonnenexposition und Vitamin-D-Gehalt der Nahrung und körperlicher Inaktivität.

Tabelle 7.5. Besondere Aspekte bei älteren Menschen mit Epilepsie (nach Rowan, 2000)

	Jüngere Patienten	Ältere Patienten
◼ Ätiologie	variabel	meist symptomatisch
◼ Anfallsfrequenz	oft hohe Frequenz	oft niedrige Frequenz
◼ Anfallstyp	variabel	fokale > generalisierte Anfälle häufiger symptomatische nonkonvulsive Status
◼ Postiktale Beeinträchtigung	gering und kurz	länger anhaltend
◼ Verletzungsgefahr	gering	hoch
◼ Ätiologie	vielfältig	häufig vaskulär
◼ Effekt der Antiepileptika	vielfältig	häufig gut
◼ Verträglichkeit der Antiepileptika	oft gut	oft unzureichend
◼ Benötigte Dosis der Antiepileptika	hohe Dosierung	niedrige Dosierung
◼ Eindosierungsgeschwindigkeit	rascher möglich	langsam
◼ Komedikation	seltener	sehr häufig

Prophylaktische Therapie bei Risikopatienten (s.o.): Nur selten sinnvoll, da Überdosierung von Vitamin D und Calcium Nebenwirkungen (Nierensteine) haben kann, somit eher alle 6 Monate Kontrolle von Calcium, Phosphat, alkalischer Phosphatase und Kreatin sowie Vitamin D und 25-Hydroxyvitamin D alle 6 Monate. Bei manifesten Störungen Substitution.

Konsequenz: Bei Osteomalazie Gabe von Vitamin D_2 oder Vitamin D_3, ggf. Calcium.

Beschleunigter Abbau von Vitamin K durch enzyminduzierende Antiepileptika. Hierdurch erhöhte Rate kindlicher Blutungskomplikationen peripartal. Gabe von 10 mg Konakion in den 4 Wochen vor der Entbindung oral an die Mutter und 1 mg postpartal an das Kind (oral > i.m.).

Darf ein Mensch mit Epilepsie Alkohol trinken?

In angemessenen Mengen („soziales Trinken") ist dies, auch bei Einnahme von Antiepileptika, erlaubt (Tabelle 7.10).

Darf ein Mensch mit Epilepsie rauchen?

Rauchen ist zwar per se gesundheitsschädigend, aber bei Menschen mit Epilepsie nicht per se kontraindiziert. Wesentliche Gefahren sind Verbrennungen durch Entflammen brennbaren Materials durch eine im Anfall fallen gelassene brennende Zigarette. Daher, wenn möglich, nur in Gegenwart Dritter rauchen.

Tabelle 7.6. Prokonvulsive Wirkung von Medikamenten (Auswahl) (nach Guberman und Bruni, 1999)

	Häufige Induktion von Anfällen	Seltene Induktion von Anfällen
■ Therapeutisch eingesetzte Substanzen	Penicillin (Hochdosierung) Isoniazid (Überdosierung) Aminophyllin Theophyllin Trizyklische Antidepressiva Phenothiazine Clozapin Insulin/orale Antidiabetika Antihistaminika	Lidocain oder andere Lokalanästhetika Allgemeinnarkotika Zykloserin Antimalariamittel Zyklosporin Meperidin Fentanyl Morphin Röntgenkontrastmittel (Meglumidderivate, Metrizamid) Zeftazimid Metronidazol Takrin Aziklovir Betablocker Lithium Bupropion Interferon-alpha, 4-aminopyridin
■ Missbräuchlich eingenommene Substanzen	Kokain (Met)Amphetamine Kannabis (Überdosierung) LSD Phenzyklidinhydrochlorid	
■ Entzug von Substanzen	Benzodiazepine Barbiturate andere Antiepileptika Amphetamine Opiate Baclofen	Allopurinol

Sehr starkes Rauchen kann theoretisch die hepatische Metabolisierung von Antiepileptika beschleunigen.

Gibt es Einschränkungen beim Fernsehen oder bei Computerarbeit und Videospielen?

Photosensible Epilepsien sind selten, so dass Fernsehen und Videospiele oder Computerarbeit nur selten Auslöser von Anfällen sind. Insbesondere bei einem zu erhaltenen Arbeitsplatz sollte man durch eine optimale Einstellung der Bildschirme und ihrer Umgebung sowie ihrer Handhabung

Tabelle 7.7. Perioperative Epilepsiebehandlung (nach Serles, 2001; Mullis und Finck, 1992; Louis, 1992)

	Kommentar
■ Dauermedikation	Fortführen, oft Einnahme vor Operation möglich. Falls nein, Halbieren der Morgendosis. Einnahme zur Hälfte am Abend vor Operation und zur Hälfte nach der Operation. Falls längerfristige orale Einnahme nicht möglich, umstellen auf i.v. Gabe oder i.v. verabreichbare Antiepileptika Valproat orale Dosis = i.v. Dosis Phenytoin orale Dosis < i.v. Dosis, z.B. statt 300 mg oral 500 mg i.v. (Serumspiegelkontrolle) Umstellen auf i.v. Gabe bei Phenytoin, Valproat, Phenobarbital, Benzodiazepine Suppositorien: z.T. verfügbar für Carbamazepin, Benzodiazepine Magensonden-Applikation: Für viele Antiepileptika möglich Im Zweifelsfall Umstellen der Medikation vor geplanter Operation
■ Antikonvulsive Zusatzmedikation	Bei hoher Anfallsfrequenz, perioperativ erhöhtem Anfallsrisiko (Fieber, Schlafentzug) oder hoher Sicherheit vor Anfällen nach Operation (z.B. bei Frakturen, Mobilisation mit Sturzgefahr im Anfall): Gabe von Benzodiazepinen, z.B. 2×10 mg Clobazam oral, solange notwendig
■ Gerinnung	Bei Valproattherapie und größeren Eingriffen Minderung des v. Willebrand-Jürgens-Faktors durch Valproat beachten. ggf. Ausgleich durch Gabe von Minirin, abhängig vom Gerinnungsbefund Kontrolle der Thrombozyten(funktion) vor Operation (Minderung durch Antiepileptika möglich)
■ Wahl des Inhalationsanästhetikums	vom Anästhesisten zu entscheiden Enflurane und Etomidate und Ketamin: prokonvulsiv Halothan und Methoxyfluran: wenig problematisch Isofluran: möglich Profol (noch geringe Kenntnis) und Thiopental: günstig Desfluran: geringer Kenntnisstand
■ Wahl des Lokalanästhetikums	Lidocain, Bupivacain und Procain in niedriger Dosierung unproblematisch (systemische Wirkung meiden)
■ Dialyse	Je höher Eiweißbindung, um so geringer Ausscheidung. Medikation erst nach Dialyse geben und auf kleine Portionen verteilen

Tabelle 7.8. Plasmaeiweißbindung von Antiepileptika (nach Guberman und Bruni, 1999)

Antiepileptikum	% der Eiweißbindung
■ Benzodiazepine	95%
■ Carbamazepin	75%
■ Ethosuximid	minimal
■ Gabapentin	keine
■ Lamotrigin	55%
■ Levetiracetam	< 10%
■ Oxcarbazepin	50%
■ Phenobarbital	45%
■ Phenytoin	90%
■ Primidon	bis 20%
■ Tiagabin	90%
■ Topiramat	bis 20%
■ Valproat	90%
■ Vigabatrin	keine

dafür sorgen, dass die Potenz zur Provokation eines Anfalls gering ist (Tabelle 7.11; Wilkins, 1987). Darüber hinaus ist der photostimulierende Effekt auch abhängig von der Therapie: Für die Behandlung mit Valproat ist zumindest eine Supprimierung der Photosensibilität bei 75% der Betroffenen zu erwarten.

Beurteilung der Arbeits-/Berufsfähigkeit

Die Kriterien einer Arbeits-/Berufsfähigkeit von Menschen mit Epilepsie sind einem Vorschlag von Ärzten und Berufsgenossenschaften zu entnehmen (Tabelle 7.12 und Teil B des Buches). Im Zweifelsfalle sollte man den Patienten bitten, die Kriterien der Arbeitsfähigkeit für den speziellen Beruf bei der Berufsgenossenschaft bzw. dem Versicherungsträger anzufordern. Anhand der Charakterisierung der bestehenden Epilepsie kann dann eine ärztliche Stellungnahme abgegeben werden, wenn diese vom Betriebsarzt gewünscht wird. Vor pauschalen, gut gemeinten Stellungnahmen ist abzuraten.

Tabelle 7.9. Einfluss von zahnmedizinisch relevanten Medikamenten (nach Pick und Bauer, 2001)

Substanz	Nebenwirkung	Wechselwirkung
Lokalanästhetika		
■ Articain (Vasokonstriktoren-Verdünnung 1:200 000 bis 1:100 000)	„Muskelzuckungen" bei schnellem Anfluten (i.v.-Gabe)	
■ Mepivacain (ohne Adrenalin)	„Krämpfe" bei intravasaler Applikation	
■ Lidocain (2%ige Lösung)	pro- (hochdosiert) oder antikonvulsiver (2–3 mg/kg) Effekt, dosisabhängig	
Antibiotika		
■ Penicilline	prokonvulsiv (hohe Dosierung)	
■ Erythromycin		erhöhte CBZ- und VPA-Serumkonzentration verzögerte Elimination von Phenytoin
■ Tetracyclin		beschleunigter Tetracyclinabbau durch PHE, CBZ oder PRI
■ Nitroimidazole (z.B. Metronidazol)	kann „Krampfanfälle" auslösen	PHE mindert die Nitroimidazolwirkung Anstieg der PHE-Serumkonzentration
Analgetika		
■ Paracetamol	Leberschaden besonders in Komedikation mit enzyminduzierenden AED	
■ Ibuprofen		verminderte Serumkonzentration von Lamotrigin Serumkonzentration durch PB gemindert Anstieg der PHE-Serumkonzentration keine Interaktion mit AED
■ Acetylsalicylsäure	erhöhte Blutungsgefahr bei Komedikation mit VPA	Minderung der PHE-Serumkonzentration, Erhöhen des ungebundenen PHE-Anteils
■ Metamizolnatrium	„Krämpfe" bei Überdosierung	
■ Propyphenazon	„Konvulsionen" und Status epilepticus bei Intoxikation	

CBZ Carbamazepin; *VPA* Valproat; *PB* Phenobarbital; *PRI* Primidon; *PHE* Phenytoin

Tabelle 7.10. Alkohol und Epilepsie (nach Bauer, 2001)

▨ Alkoholmissbrauch	gilt als anfallsfördernd, etwa wegen Noncompliance
▨ Regelmäßiger Alkoholkonsum	bei 14–20% der Menschen mit Epilepsie zu erfragen
▨ „Sozialer" Alkoholkonsum	gilt nicht als anfallsfördernd
▨ Epilepsieentwicklung bei chronischem Alkoholmissbrauch	via Kindling bei wiederholtem Delir? via Hirnatrophie via Schädel-Hirn-Traumata bei Stürzen
▨ Definition: Alkoholepilepsie	Manifestation epileptischer Anfälle unabhängig von Intoxikation oder Delir oder nach Beenden der Abhängigkeit
▨ Akute Alkoholintoxikation ohne Alkoholismus	sehr selten mit Anfällen verbunden ggf. via Schlafmangel als Kofaktor
▨ Alkoholentzug	(Grand-mal) Anfälle bei 1–3–10% Therapie mit Benzodiazepinen, Clomethiazol

Fahrtauglichkeit

Etwa 50% der Menschen mit Epilepsie in Mitteleuropa besitzen eine Erlaubnis zum Führen von Kraftfahrzeugen im öffentlichen Straßenverkehr. Unfälle durch erstmalig aufgetretene Anfälle machen 10–19% der Autounfälle, die durch epileptische Anfälle verursacht werden, aus (Sonnen, 1997). 41–75% (Mittel aus 7 Studien: 55%) der Anfälle, die am Steuer auftreten, führen zu einem Unfall (Sonnen, 1997). 0,25% aller Autounfälle werden durch einen epileptischen Anfall verursacht. Ein Fahrer (ohne Epilepsie) hat statistisch alle 4000 Jahre eine Kollision mit einem Autofahrer, der einen epileptischen Anfall erleidet, zu erwarten (Sonnen, 1997) (Tabelle 7.13). Die Fahrtauglichkeit von erkrankten Menschen ist in Deutschland in den Leitlinien zur Fahrtauglichkeit, erstellt vom Bundesamt für Straßenwesen, formuliert. Es handelt sich hierbei um Expertenvorschläge, von denen in begründeten Fällen abgewichen werden kann. Dennoch sollte man eine davon abweichende Entscheidung begründen, um im Falle eines Unfalls seine Entscheidungsposition plausibel machen zu können. Der Text der Leitlinien für Menschen mit Epilepsie sowie ein erläuterndes Interview sind in Teil B des Buches zu finden.

Reisen und Epilepsie

Die Mobilität der Menschen nimmt erheblich zu und nimmt Menschen mit Epilepsie selbstverständlich keineswegs aus. Sieht man von der Limitation der Fahrtauglichkeit ab, sind Reisen zunächst ohne grundsätzliche Begren-

Tabelle 7.11. Photosensibilität bei epileptischen Anfällen (nach Wilkins und Lindsay, 1987)

▦ Was ist eine photosensitive Epilepsie?	Eine Epilepsie, die bei der Photostimulation Anfälle auslösen kann.
▦ Welche Stimuli können diese Anfälle auslösen?	Fernsehen, Diskothek. Sonnenlicht in Alleen > Streifen auf Kleidung, Sonnenlicht auf Wasseroberfläche
▦ Welche Anfälle werden ausgelöst?	Absencen, myoklonisch-impulsive Anfälle > Grand mal
▦ Welche Faktoren beeinflussen die Photosensitivität beim Fernsehen?	großer Bildschirm > Kleiner Bildschirm geringe Umgebungshelligkeit > hohe Umgebungshelligkeit flackerndes Bild > stabiles Bild geringe Distanz zum Bildschirm > weite Distanz zum Bildschirm
▦ Was kann man gegen akutes Flackerlicht tun?	Ein Auge zuhalten, dann geringere Gefahr der Neuronensynchronisation und damit Anfallsauslösung
▦ Wann treten die Anfälle auf?	Die Anfälle treten unmittelbar während der Photostimulation auf (ggf. auch nach deren Abschalten, wenn Anfall bereits induziert). Sie folgen der Stimulation nicht Stunden später
▦ Welche Kofaktoren sind zu berücksichtigen?	Photosensible Anfälle werden oft auch durch Schlafmangel provoziert. Nächtliches Videospielen oder Fernsehen etwa kann verzögert durch Schlafmangel Anfälle auslösen.
▦ Helfen Schutzbrillen?	Es gibt spezielle polarisierte Fernsehbrillen, die die monokulare Wahrnehmung des Fernsehbildes unterbinden *

* Zu beziehen bei: Dr AJ Wilkins, MRC Applied Psychology Unit, 15 Chaucer Road, Cambridge CB2 2EF, UK

zung. Allerdings können besondere Umstände der Reise Gefährdungen beinhalten, die man mit dem Patienten besprechen und die er beachten sollte (Tabellen 7.14–7.19) (Bauer et al., 2003).

Das Medical Advisory Committee of International Air Transport Association (IATA) hat Empfehlungen herausgegeben, die je nach Diagnose und Zustand des Patienten eine Weiterbeförderung ausschließen bzw. den Transport mit einer Linienmaschine erlauben. Darin wird unter anderem eine medizinische Überprüfung der Flugtauglichkeit notwendig, wenn

■ ein Passagier an einer Krankheit leidet, von der angenommen wird, dass sie ansteckend und übertragbar ist,

■ ein Passagier aufgrund seiner körperlichen und geistigen Verfassung Gefahr oder Unannehmlichkeiten verursacht, durch die andere Fluggäste belästigt werden,

Tabelle 7.12. Beurteilungsleitlinien für Arbeitsrecht und Fahrtauglichkeit (nach Schulze-Lohne und Bauer, 2001)

Beratungsfeld	Stellungnahme	Vorschriften-/Beratungsquelle
■ Berufstauglichkeit	Maßvolle Gesamtwürdigung von Berufsrisiko und Erkrankung. Vermeiden einer *besonderen* Unfallgefährdung, über das Alltagsrisiko hinausgehend.	Unfallverhütungsvorschriften der Berufsgenossenschaften
■ Berufsfindung/ -ausbildung	Beachten der Ausbildungsordnung sowie der realistischen Chance einer späteren Beschäftigung. Evtl. Berufsfindungsmaßnahmen.	„Leitfaden für Behinderte", Bundesministerium für Arbeit und Sozialordnung
■ Fragerecht des Arbeitgebers/ Angabepflicht des Bewerbers	Nach 1. Anfall (ohne erhöhte Rezidivgefahr) und nach Ausheilen der Erkrankung keine Angabepflicht (Frage kann zur Not mit nein beantwortet werden). Angabe der Erkrankung bei aktiver Epilepsie (unklar ist wann diese bei Anfallsfreiheit unter Medikation nicht mehr als aktiv zu bezeichnen ist).	Steinmeyer und Werner: Rechtsfragen bei Epilepsie
■ Kündigungsschutz	Krankheit ist grundsätzlich kein Kündigungsgrund. Arbeitskündigung möglich, wenn Erkrankung berufliche Tätigkeit unmöglich macht. Bei krankheitsbedingten Fehlzeiten gilt der Leitsatz: Je länger das Arbeitsverhältnis ohne erhebliche Fehlzeiten verlaufen ist, um so größer muss das Ausmaß der betrieblichen Belastungen sein, um eine Kündigung rechtfertigen zu können	Steinmeyer und Werner: Rechtsfragen bei Epilepsie
■ Fahrtauglichkeit	Differenzierte Bewertung des 1. Anfalls bzw. der Epilepsie Beurteilung für PKW Fahrerlaubnis wenn Anfallsfreiheit nach Gelegenheitsanfall 3 Monate unprovoziertem Anfall 6 Monate beginnender Epilepsie 12 Monate chronischer Epilepsie 24 Monate Ausnahme bei persistierenden Anfällen: fokale Anfälle ohne Beeinträchtigung seit > 1 Jahr, schlafgebundene Anfälle seit > 3 Jahren Beurteilung bei LKW/Personentransport Fahrerlaubnis wenn Anfallsfreiheit nach: Gelegenheitsanfall 6 Monate Unprovozierter Anfall 2 Jahre Epilepsie > 5 Jahre ohne Antiepileptika	Lewrenz (Hrsg): Begutachtungsleitlinien zur Kraftfahrtauglichkeit

Tabelle 7.13. Schwere der Verletzung des Fahrers durch einen anfallsbedingten Autounfall verteilt im Vergleich zu Autounfällen anderer Ursache (nach Sonnen, 1997)

Verletzung	Unfall nicht anfallskorreliert (N = 37096)	Unfall anfallsbedingt (4 Studien, N = 2222)
■ keine	87%	75–84,5%
■ leicht	9,4%	5–19,4%
■ schwer	3%	1,9–13%
■ tödlich	0,4%	0–3%

Tabelle 7.14. Reisen und Epilepsie

	Kommentar
■ Flugreise	Die Fluggesellschaft sollte informiert werden, damit man im Falle der Notwendigkeit einer unplanmäßigen Landung nicht regresspflichtig gemacht wird. Die Luftfahrtgesellschaften haben sehr unterschiedliche Reisebeurteilungskriterien. Notfallmedikation, etwa Lorazepam expidet einem Begleiter mitgeben und die Anwendung erklären. Bei ungeübten (i.e. aufgeregten) Reisenden Benzodiazepine am Tage der Reise als Zusatzmedikation verordnen. Bei Reisen mit Zeitverschiebung eine Uhr auf mitteleuropäische Zeit einstellen und die Medikamenteneinnahme schrittweise der Ortszeit anpassen
■ Reiserücktransport	Reiserücktransportsversicherungen schließen häufig vorbestehende Erkrankungen aus (Nachfragen vor der Reise!)
■ Sport	Bei Urlaubsreisen Risikosportarten beachten (siehe Tabelle 7.2)
■ Erkrankung/Prophylaxe	Reiseimpfungen und Malariaprophylaxe je nach Reiseland beachten (siehe Tabellen 7.15–19)
	Bei Erkrankung mit Diarrhoe/Emesis Einnahme der Medikation auf viele geringe Einzeldosierungen am Tage verteilen, um die Resorptionswahrscheinlichkeit zu erhöhen. Evtl. passager die Dauermedikation in ihrer Tagesdosis erhöhen. Symptomatische (wenn möglich kausale) Therapie veranlassen.
■ Schiffsreisen	Anfallsprophylaxe etwa durch passagere Benzodiazepine optimieren. Schiffsgesellschaft/Personal informieren (bei längerer Reise und relevanter Anfallsfrequenz/-symptomatik)
■ Ausweis	Anfallsausweis oder den Arztbrief der letzten Untersuchung mit aktueller Medikation mitführen

Tabelle 7.15. Möglichkeiten der Malariaprophylaxe/-behandlung (nach Burchard und Bauer, 2001)

1. Expositionsprophylaxe (Schutz vor Moskitostichen)
2. Chemoprophylaxe (Auswahl u.a. abhängig von zu erwartender Malariahäufigkeit)
3. Notfallmäßige Selbstbehandlung bei malariaverdächtigen Symptomen im Falle einer nicht durchgeführten Chemoprophylaxe

Tabelle 7.16. Risiko epileptischer Anfälle durch Malariaerkrankung oder Chemoprophylaxe bzw. notfallmäßige Selbstbehandlung (nach Burchard und Bauer, 2001)

	Risiko epileptischer Anfälle
■ Erkrankung an Malaria	häufig (als Folge der Enzephalopathie) Kinder > Erwachsene fokale Anfälle > Grand mal
■ Medikamentöse Malariaprophylaxe	
Chloroquin	gering (1:10 000–13 000), bei Hochdosierung/Intoxikation > therapeutischer Dosierung
Proguanil	keine Berichte über epileptische Anfälle
Mefloquin	epileptische Anfälle bei Vorerkrankung an Epilepsie beschrieben
Doxycyclin	keine Anfallsmanifestation bekannt (nota bene, enzyminduzierende Antiepileptika mindern Doxycyclinhalbwertszeit)
Atovaquone plus Proguanil (Malrone®)	keine Berichte über epileptische Anfälle (bislang geringe Erfahrung)
Artemisinin *(-Derivate)	ein epileptischer Anfall berichtet (in Komedikation mit Mefloquin)
Lumefantrine *	nicht beurteilbar, da zu geringe Erfahrung

* zur notfallmäßigen Selbstbehandlung

■ ein Passagier ein potenzielles Sicherheitsrisiko darstellt oder eine Änderung des Zeitplans verursacht, einschließlich einer möglichen Umleitung des Fluges oder einer unvorhergesehenen Landung,

■ ein Passagier nicht fähig ist, ohne spezielle Begleitung für sich selber zu sorgen,

■ sich der Gesundheitszustand eines Passagiers während oder wegen des Fluges verschlechtern kann.

Bei Fernreisen, häufigen Anfällen, Grand mal oder komplex-fokalen Anfällen mit ambulatorischen Automatismen sowie (nach Rücksprache mit dem

Tabelle 7.17. Malariaerkrankungs- und Letalitätsrisiko (nach Burchard und Bauer, 2001)

	Erkrankungsrisiko
Infektionsgebiet	Erkrankungsrisiko für Malaria tropica ohne Chemoprophylaxe
■ Afrika südlich der Sahara (generell) – ländliche feuchte Gebiete – trockene Gebiete	2–4%/Monat bis 6%/Monat 0,06–0,6%/Monat
■ Asien (außer Hochrisikogebiete)	0,06–0,6%/Monat
■ Südamerika	0,06-0,6%/Monat
■ Thailand	1:12254
	Letalitätsrisiko
■ Bei Erkrankungsmanifestation/-therapie in der BRD	2%
■ Von 10000 Reisenden nach West-/ Ost-Afrika erkranken 200–400 Personen ohne Chemoprophylaxe	es versterben davon 4–8 Personen

Tabelle 7.18. Chemoprophylaxevorschläge (nach Burchard und Bauer, 2001)

■ Auswahl des Chemoprophylaktikums bei Menschen mit Epilepsie	
Chloroquin	Anfallsrisiko allenfalls gering erhöht, daher geeignet
Mefloquin	kontraindiziert
Proguanil oder Doxycyclin	Einsatz möglich
■ Pragmatische Empfehlungen	
Reisen in Länder ohne Chloroquin-resistente P. falciparum-Stämme	Malariaprophylaxe oder notfallmäßige Selbstbehandlung mit Chloroquin
Reisen in Länder mit eher geringer Malariaprävalenz und selteneren Resistenzen (z.B. Indien)	Malariaprophylaxe mit Chloroquin plus Proguanil
Reisen in Länder mit hoher Malariaprävalenz und häufigen Resistenzen	Malariaprophylaxe mit Doxycyclin (bei Kontraindikation gegen Doxycyclin Atovaquon plus Proguanil (Malarone®), nota bene, bislang geringe Erfahrung bei Menschen mit Epilepsie)

Tabelle 7.19. Impfung von Menschen mit Epilepsie (nach Schneble und Ernst, 2000; Leutmezer, 2001)

Impfung gegen	Kommentar
■ Tetanus, Polio (inaktivierte Polio-Vakzine (IPV), s.c. oder i.m.); Masern, Mumps, Röteln, Virusinfluenza; Frühsommer-Meningoenzephalitis; Hepatitis B; Typhus oral ■ Diphtherie	unbedenklich bei Influenzaimpfung wurde ein passagerer Anstieg der Phenytoin, Phenobarbital > Carbamazepin-Serumkonzentration festgestellt Gelegentlich überschießende Reaktion bei bekannter Medikamentenallergie, dann Impfung nur mit reduzierter Antigenkomponente „d"
■ Varizellen, Hepatitis A, Pneumokokken- und Hämophilus-influenzae-Meningitis/Sepsis; Impfung mit azellulärer Pertussis-Vakzine	bislang nur geringe Erfahrung, dabei noch keine Zwischenfälle bekannt geworden
■ Pertussis-Impfung mit Ganzkeimvakzine; parenterale Impfung gegen Typhus und Cholera ■ Allgemeine Empfehlung	kontraindiziert bei der parenteralen Typhusimpfung bislang nur geringe Erfahrung. prophylaktische Gabe eines Fieber senkenden Mittels im zeitlichen Umfeld der Impfung

behandelnden Arzt) sollte ein Patient mit Epilepsie seine Flugreisefähigkeit durch den Medizinischen Dienst der Fluggesellschaft überprüfen lassen.

Bei Antritt einer Fernreise sollten die folgenden Aspekte berücksichtigt werden:

■ Konsultation eines Arztes 2 Monate vor einer Reise in die Tropen, sonst 4 Wochen vor der Abreise; für:
■ notwendige Impfungen, bei Tropenreisen ggf. auch Malariaprophylaxe. Eintragung in den internationalen Impf- und Notfallausweis,
■ Überprüfung des Zahnstatus,
■ Information zur ärztlichen Versorgung am Reiseort (z.B. ADAC-Service 089-767677),
■ Information zu hygienischen und klimatischen Verhältnissen am Reiseort,
■ Notfallmedikation einer vorbestehenden Erkrankung bereitstellen (Dritte über Anwendung informieren),
■ Dauermedikation einer vorbestehenden Erkrankung bereitstellen,
■ Anpassen der Einnahme an die örtliche Zeitzone bei Fernreisen (Uhr mit mitteleuropäischer Zeit mitführen und Tagesdosierung langsam der Zeit am Reiseort anpassen),
■ Attest zum Grenzübertritt für Medikamente ausfüllen,

■ Kopie des aktuellen Arztbriefes bzw. der aktuellen Medikation mit Inhaltsstoffen und Dosierung),
■ Weitere Reiseapotheke nach individuellen Bedürfnissen zusammenstellen, unter Berücksichtigung von Reiseziel und Dauermedikation (ggf. Arzt fragen):
– Mittel gegen Reisekrankheit
– Mittel gegen Übelkeit/Erbrechen
– Mittel gegen Diarrhoe
– schmerz- und fiebersenkendes Mittel
– Mittel zur Wunddesinfektion
– Juckreizstillendes Mittel
– Sonnenschutzpräparat
– Mückenschutzpräparat
– evtl. Breitbandantibiotikum
– Verbandsmaterial, Heftpflaster, Kompressen, Fieberthermometer
■ Konsultation der Fluggesellschaft mit/vor Buchen der Reise bei Einschränkung der Reisefähigkeit, insbesondere der Flugreisefähigkeit,
■ Auslands-Kranken- und -Rückholversicherung (cave: Ausschluss vorbestehender Erkrankungen),
■ Schlafregulierung vor dem Flug (z. B. Meiden von Schlafmangel),
■ Ratschläge zum Vorbeugen vor Jetlag:
– ausreichend Flüssigkeit (Wasser) zuführen
– nicht rauchen, kein Alkohol
– maßvolle Nahrungsaufnahme
– ausreichend Schlaf vor der Reise
– ausreichend Bewegung während des Fluges
– keine zu hohe Dosis langwirksamer Schlafmittel (Hang-over)
– der Einsatz von Melatonin ist noch nicht ausreichend evaluiert,
■ Führen eines PKW, nur wenn Fahrerlaubnis vorhanden und aktuelle Anfallsfreiheit. Regelung der Fahrtauglichkeit am Reisezielort/-land beachten (Information zu Vorschriften in den USA über Homepage der Epilepsy Foundation of America: www.efa.org).
■ Bei Anfällen mit ambulatorischen Automatismen möglichst nicht alleine reisen.

■ **Reisediarrhoe.** Die Prophylaxe der Reisediarrhoe besteht in Nahrungsmittelhygiene. Eine Impfung gegen die häufigen Erreger einer Reisediarrhoe steht noch nicht zur Verfügung. Eine prophylaktische Antibiotikaeinnahme kommt wegen der Nebenwirkungen nur in Ausnahmefällen in Frage. Die Prophylaxe einer Magen-Darm-Infektion kann unter Berücksichtigung folgender Maßnahmen erfolgen:
■ nur geschältes Obst essen
■ nur gut gekochtes Fleisch und Gemüse essen
■ nur abgekochtes oder entsprechend behandeltes Wasser trinken
■ keine Eiswürfel in Getränken verwenden, nur frisch geöffnete Flaschen verwenden

- bei Erkrankung nach der Reise den Arzt auf die zurückliegende Reise hinweisen
- rohe Fische und Meeresfrüchte vermeiden
- Milchprodukte meiden
- frisch gekochte und heiß servierte Speisen bevorzugen
- die Hände vor dem Essen waschen, nicht mit einem Handtuch abtrocknen, das schon von anderen Personen benutzt wurde.

Die Reisediarrhoe mindert durch Malresorption potenziell die Wirksamkeit der antiepileptischen Medikation. Passager kann bei der meist vier Tage dauernden unproblematischen Diarrhoe die Dauermedikation in ihrer Dosis erhöht werden. Die Medikation kann auf kleine Einzeldosierungen verteilt werden (bessere Resorption), sublingual resorbierte Benzodiazepine (Tavor® expidet) können zusätzlich appliziert werden. Bei ausgeprägten und anhaltenden Symptomen vor Ort Arzt aufsuchen.

Impfung und Malariaprophylaxe sind wesentliche Bestandteile einer sicheren Reise, soweit die Reiseziele einen solchen Schutz verlangen. Auskunft hierzu kann man sich bei Instituten oder via Internet-Homepages besorgen, etwa

- Tropeninstitut Berlin (Spandauer Damm 130, 14050 Berlin. Telephonische Reiseauskunft 030-30116803)
- Homepages (www.tropenmedicus.de; www.tropenreisemedizin.de; www.fit-for.travel.de, www.dtg.mwn.de).

■ **Spezielle Aspekte der Malariaprophylaxe.** Entsprechend den Empfehlungen der Deutschen Gesellschaft für Tropenmedizin und Internationale Gesundheit (www.dtg.mwn.de) ist es sinnvoll, eine regelmäßige Chemoprophylaxe zu betreiben, wenn das Risiko, eine Malaria zu bekommen, in einer Region über etwa 0,1% pro Monat liegt. Ist das Risiko, eine Malaria zu bekommen, niedriger als das Risiko, Nebenwirkungen durch die Medikamente zu erleiden, ist es sinnvoller, ein Medikament mitzunehmen, das bei Auftreten von malariaverdächtigen Symptomen eingenommen wird (Standby-Therapie).

Bei der Malariaprophylaxe von Personen mit Epilepsie muss bedacht werden, dass einige Medikamente prokonvulsive Effekte aufweisen. Chloroquinbehandlungen in üblichen therapeutischen Dosierungen waren vereinzelt von der Manifestation epileptischer Anfälle begleitet. Bei insgesamt 10 Patienten, die Chloroquin in prophylaktischer Dosierung erhielten, wurde ebenfalls die Manifestation epileptischer Anfälle berichtet. Darüber hinaus liegen nach Angaben der Herstellerfirma 5 weitere Spontanberichte zu epileptischen Anfällen vor (davon in zwei Fällen in Kombination mit Mefloquin). In Anbetracht der Häufigkeit epileptischer Anfälle überhaupt lässt sich somit nicht sicher sagen, ob Chloroquin wirklich Anfälle provoziert. Dagegen ist sicher, dass Mefloquin eine Reihe von neuropsychiatrischen Nebenwirkungen aufweist und zur Auslösung von epileptischen Anfällen führen kann. Es wurden Fälle sowohl bei therapeutischer Dosierung als auch bei der Prophylaxebehandlung beschrieben. Dabei scheinen Patienten mit epileptischen Anfällen in der Anamnese besonders gefährdet zu sein. Mefloquin sollte daher zur Malariaprophylaxe bei Menschen mit Epilepsie nicht eingesetzt werden. Dies sollte auch für den Einsatz von Mefloquin bei Verwandten Epilepsiekranker gelten, wenn die Ätiologie der Epilepsie idiopathisch ist. Der prokonvulsive Pathomechanismus von Mefloquin ist unklar. Bei einer Prophylaxe mit Doxycyclin ist zu beachten, dass Phenytoin, Carbamazepin und Barbiturate die Halbwertszeit von Doxycyclin herabsetzen können. Mit Malarone wurden bisher keine prokonvulsiven Effekte beobachtet. Ausreichende Erfahrungen über die Anwendung von Artemether + Lumefantrin (Riamet) bei Menschen mit Epilepsie liegen bisher nicht vor.

Bei Patienten mit Epilepsie muss von den sonst üblichen Empfehlungen abgewichen werden:

■ Chloroquin kann zur Prophylaxe genommen werden, mit einer Chloroquin-standby-Therapie sollte man zurückhaltend sein.
■ Mefloquin ist kontraindiziert.
■ Statt Mefloquin sollte zur Prophylaxe Doxycyclin genommen werden, weil hiermit mehr Erfahrungen vorliegen als mit Malarone.
■ Bei Einnahme von Phenytoin, Carbamazepin oder Barbituraten sollte Doxycyclin mit 200 mg pro Tag dosiert werden (statt 100 mg pro Tag).
■ Zur Standby-Therapie sollte statt Mefloquin Malarone genommen werden, da Doxycyclin zur Therapie nicht geeignet ist.

Grundsätzlich ist im Zweifelsfall eher zur Prophylaxe als zur Standby-Therapie zu raten, da eine Malaria bei Patienten mit Epilepsie möglicherweise

Tabelle 7.20. Klassifikation von Psychosen im Zusammenhang mit epileptischen Anfällen

	Kommentar	Therapie
■ Iktale Psychose	entspricht nonkonvulsivem Status epilepticus, EEG-Diagnostik, dauert Stunden bis Tage	Antiepileptika
■ Postiktale Psychose	oft nach Anfallsserie mit Grand mal nach unauffälligem Intervall, dauert Tage bis Wochen	Benzodiazepine, Neuroleptika
■ Alternativpsychose	bei Anfallsfreiheit und/oder Normalisierung eines zuvor abnorm epilepsietypischen EEG, dauert Wochen	Reduktion der Antiepileptika, Neuroleptika
■ Intervallpsychose	anfallsunabhängig, häufig bei Temporallappenepilepsie dauert Monate	Neuroleptika
■ De-novo-Psychose	nach epilepsiechirurgischer Behandlung möglich	Neuroleptika

eher zu Krampfanfällen führt und da die Erfahrungen mit Malarone begrenzt sind (Bauer et al., 2003; Burchard und Bauer, 2001).

■ Psychische Störungen bei Menschen mit Epilepsie

Psychosen und depressive Störungen können sich bei Menschen mit Epilepsie ebenso wie bei nicht an Epilepsie erkrankten Menschen manifestieren. Eine Temporallappenepilepsie disponiert allerdings zu einer erhöhten Erkrankungsrate an solchen psychischen Störungen (Tabelle 7.20; Bauer, 1998).

Die Abbildungen 7.1 und 7.2 zeigen schematisch Verlauf und Therapie der Psychosen bei Menschen mit Epilepsie.

Obwohl Neuroleptika und (trizyklische) Antidepressiva die zerebrale Erregungsbereitschaft erhöhen können, ist ihr Einsatz, wenn nötig, nicht grundsätzlich kontraindiziert. Viele Patienten profitieren vielmehr auch in Bezug auf ihre Anfallsfrequenz von einer Stabilisierung des psychischen Befindens, insbesondere einer Depression. Auch eine Elektrokrampfbehandlung ist nicht per se kontraindiziert. Bei 2 von 350 Behandlungen kam es zu längeranhaltenden Anfällen. Da Antiepileptika während der

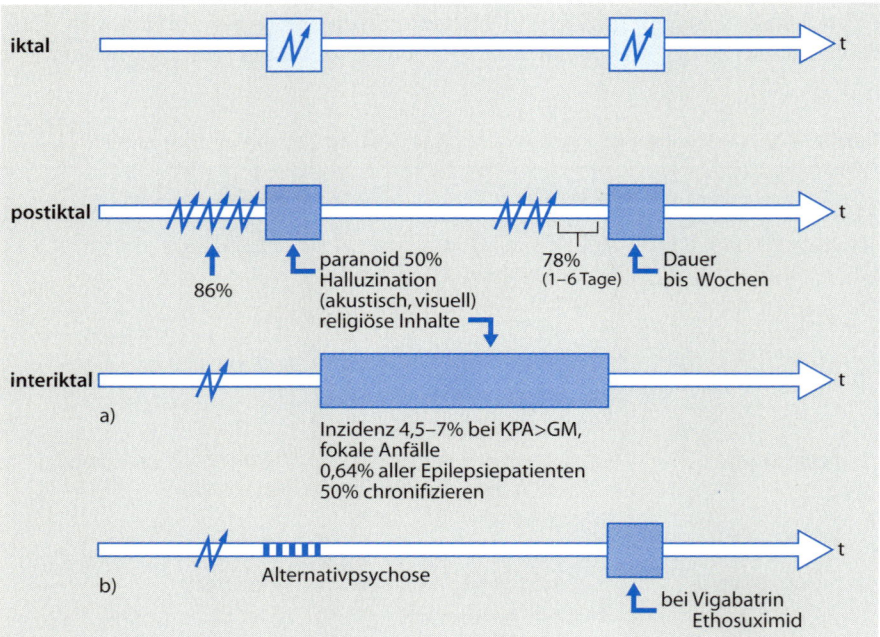

Abb. 7.1. Schematische Darstellung der Manifestation von Psychosen bei Menschen mit Epilepsie im zeitlichen Bezug zur Manifestation eines epileptischen Anfalls. *KFA* komplex-fokaler Anfall, *GM* Grand mal

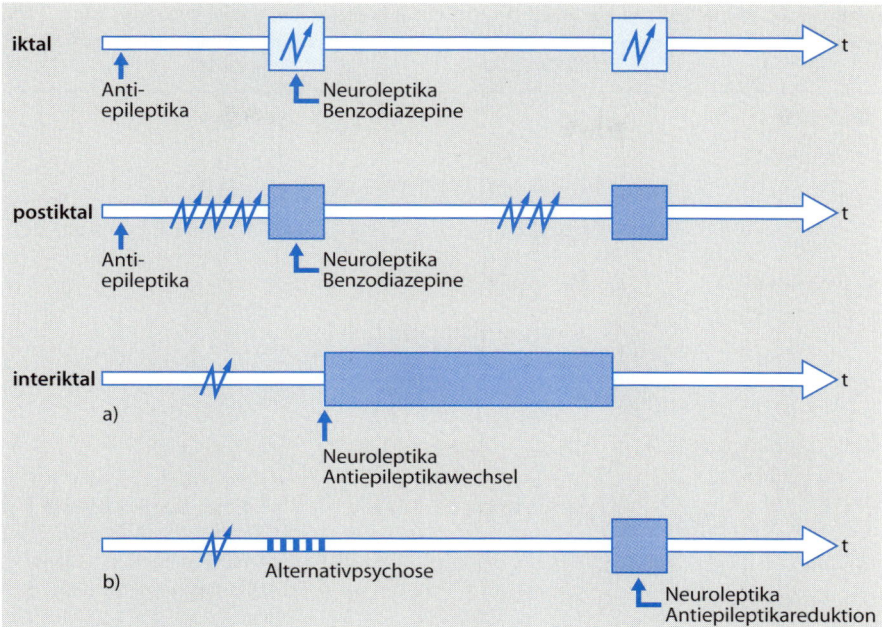

Abb. 7.2. Schematische Darstellung der Therapie von Psychosen bei Menschen mit Epilepsie im zeitlichen Bezug zur Manifestation eines epileptischen Anfalls

Tabelle 7.21. Einfluss der Antiepileptika auf psychisches Befinden (nach Guberman und Bruni, 1999; Duncan et al., 1995)

Antiepileptikum	Kann führen zu:
■ Barbiturate	Sedation, Depression, aggressivem Verhalten
■ Benzodiazepine	Sedation, Anxiolyse, Psychose
■ Carbamazepin	Stimmungsstabilisierung
■ Ethosuximid	Alternativpsychose
■ Lamotrigin	Stimmungsstabilisierung
■ Levetiracetam	aggressivem Verhalten, Gereiztheit
■ Topiramat	Depression, Psychose
■ Valproat	Stimmungsstabilisierung
■ Vigabatrin	Depression, aggressivem Verhalten, Alternativpsychose

Tabelle 7.22. Morbidität und Mortalität bei und durch Epilepsie (nach Guberman und Bruni, 1999)

	Klinische Daten	Kommentar
Mortalität		
■ Sterbensrate	2–4fach erhöht 1. Jahr nach Erkrankung > Jahre 2–10 nach Erkrankung > weiterer Verlauf	
■ Todesursachen	Anfall/Status epilepticus (ca. 10%) Verletzung durch Anfall (ca. 5%) Suizid (7–22%) plötzlicher unerwarteter Tod (> 10%)	
■ Plötzlicher unerwarteter Tod (SUDEP)	Inzidenz 1–2/1000 Menschen mit Epilepsie/Jahr mittleres Alter 30–32 Jahre	Risiko erhöht bei Männern, Alkoholkonsum, Grand mal, niedrig dosierter antikonvulsiver Medikation Ursache: autonome Funktions-störung mit Herzarrhythmie, Lungenödem
Morbidität		
■ Unfälle durch Anfälle	Ertrinken Verbrennung Knochenbrüche	auch in Badewanne! z. B. Herd, Dusche Wirbelfraktur durch Grand mal Schulterfraktur Gesichtsschädelfraktur durch Sturz Kopfschädelfraktur durch Sturz
■ Depressive Verstimmung		erhöht bei Temporallappenepi-lepsie
■ Mnestische Störung	morbogen	erhöht bei Temporallappenepi-lepsie, akzentuiert nach epilepsiechir-urgischer Behandlung
	medikamentös	bei Intoxikation durch Antiepi-leptika wie Phenobarbital, Primidon, Topiramat (möglich), Benzodiazepine
■ Endokrine Störung	morbogen oder medikamentös	siehe Kapitel 5

Tabelle 7.22 (Fortsetzung)

	Klinische Daten	Kommentar
■ Osteoporose		durch leberenzyminduzierende Medikation
■ Psychose	postiktal	meist nach Grand mal oder komplex-partiellen Anfällen oft paranoide Symptomatik symptomatische Therapie verbesserte Anfallsprophylaxe
	interiktal	5–10% der Patienten, meist bei Temporallappenepilepsie
	Alternativpsychose	seltene Manifestation als Folge einer (medikamentös) konstanten Anfallssupprimierung
	De-novo-Psychose	nach epilepsiechirurgischen Eingriffen am Temporallappen möglich
	medikamentös induziert	neben der Alternativpsychose antiepileptisch medikamentös bedingt, z. B. durch Vigabatrin
■ Depression	postiktal	oft nach Anfallsserie/Cluster nach einem Symptomfreien Intervall von 2-3 Tagen manifest werdend
	Suizidrisiko	erhöht
■ Aggressives/ gereiztes Verhalten	medikamentös bedingt	z. B. bei Antriebssteigerung mittels Levetiracetam, Topiramat, Lamotrigin
	postiktal	nach Grand mal in postiktaler Verwirrtheit, oft nach Anfallsserie

Elektrokrampfbehandlung die Erregbarkeit der Neurone (und damit das Ansprechen der Elektrokrampfbehandlung) mindern können, sollte die Dosis der Antiepileptika im Umfeld einer Elektrokrampftherapie passager gemindert werden (Krauss und Lesser, 1992).

Risikofaktoren für Suizid bei Epilepsie sind Diskriminierung, periiktale Impulse, nicht erfolgreiche epilepsiechirurgische Therapie, depressionsfördernde Antiepileptika (Phenobarbital), Verfügbarkeit großer Tablettenmengen (Tabelle 7.21).

■ Risiken und Kontrolle im Langzeitverlauf der Epilepsie

Im Verlaufe einer Epilepsieerkrankung akkumulieren Risiken der Morbidität und Mortalität sowie mögliche Langzeitnebenwirkungen der antikonvulsiven Medikation. Kontrolluntersuchungen und die Berücksichtigung nichtiktogener Aspekte der Epilepsien sollten daher im Verlaufe einer Erkrankung bevorzugt berücksichtigt und in die Behandlung integriert werden (Tabelle 7.22 und 7.23).

Tabelle 7.23. Ärztliche Kontrolle im Langzeitverlauf

Aspekt	Kommentar
■ Klinisches Befinden	ca. alle 6 Monate bei Anfallsfreiheit in kürzeren Intervallen bei – Anfallspersistenz – Medikamentenumstellung – akut bei Nebenwirkungen – Anfallsrezidiv
■ Elektroenzephalogramm	Nicht regelhaft nötig, außer wenn – Patient dies wünscht – v. a. Enzephalopathie – v. a. subklinische Anfälle
■ Labor allgemein	Lebertransaminasen und Blutbild alle 4–6 Monate Anstieg von GOT und GPT auf das 2–3fache des Normwertes wird häufig beobachtet Eine isolierte Erhöhung der gamma-GT um ein Mehrfaches wird häufig beobachtet: bei isolierten Ansteigen über 300 U/L Ausschluss einer Cholestase gefordert Mit der gamma-GT geht häufig ein Anstieg der AP einher Leukopenien bis 3000 kommen häufig vor, Leukozyten zwischen 2000 und 3000: enge Kontrolle, Leukozyten < 2000 Dosisreduktion, ggf. Wechsel der Medikation unter enger Kontrolle Thrombopenie bis 100 000 kommen häufig vor. Thrombopenie 60 000–100 000 enge Kontrolle, Thrombopenie < 60 000: Thrombozytenfunktionstest, Dosisreduktion, ggf. Wechsel der Medikation unter enger Kontrolle
■ Antiepileptika-serumkonzentration	bei Verdacht auf Noncompliance, Intoxikation, Pharmakoresistenz, Schwangerschaft
■ Menstruationszyklus	Dokumentation der Zykluslänge
■ Anfallsfrequenz	Anfallskalender

■ Literatur

Baker G (1997) Seizure related injuries. Epilepsia 38:353

Bauer J (1998) Neuroleptikatherapie bei Epilepsien und epileptischen Anfällen. In: Gaebel W, Klimke (Hrsg) Stellenwert der klassischen Neuroleptika bei der Behandlung nicht schizophrener Erkrankungen. Springer, Heidelberg, S 175–184

Bauer J (2001) Alkohol, Epilepsien und epileptische Anfälle. In: Klieser E, Hielscher H (Hrsg) Somatische Probleme des Alkoholismus aus neurologischer und psychiatrischer Sicht. Pabst Science Publ, Lengerich, S 25–31

Bauer J, Burchard GD, Krämer G, Lösch R (2003) Reisen und Epilepsie. Z Epileptol (im Druck)

Betts T (1991) Managing the person with epilepsy. In: Dam M (ed) A Practical Approach to Epilepsy. Pergamon Press, New York, pp 137–168

Burchard GD, Bauer J (2001) Empfehlungen zur Malariaprophylaxe bei Epilepsiekranken. Nervenarzt 72:460–465

Burchard GD, Bauer J (2001) Fakten zu Malaria und Epilepsie. Z Epileptol 14:33–34

Duncan JS, Shorvon SD, Fish DR (1995) Clinical Epilepsy. Churchill Livingstone, New York

Eliot TS (1988) Gedichte. Suhrkamp, Frankfurt am Main

Guberman A, Bruni J (1999) Essentials of Clinical Epilepsy, 2nd edn. Butterworth Heinemann, Boston

Krauss GL, Lesser RP (1992) Psychiatric disorders and epilepsy. In: Resor SR, Kutt H (eds) The medical treatment of epilepsy. Marcel Dekker, New York, pp 547–555

Leutzemer F (2001) Psychosoziale Betreuung. In: Baumgartner C (Hrsg) Handbuch der Epilepsien. Springer, Wien, S 421–437

Lipinski CG (2001) Sport bei Anfallskrankheiten. Z Epileptol 14:1–2

Louis S (1992) Surgery and the patient with epilepsy. In: Resor SR, Kutt H (eds) The medical treatment of epilepsy. Marcel Dekker, New York, pp 627–635

Mullis SL, Finck AD (1992) Anesthesia and the Patient with Epilepsy. In: Resor SR, Kutt H (eds) The medical treatment of epilepsy. Marcel Dekker, New York, pp 613–626

Pick L, Bauer J (2001) Zahnmedizin und Epilepsie. Nervenarzt 72:946–949

Rowan JA (2000) Diagnosis and treatment of seizures in the elderly: current recommendations. In: Schmidt D, Schachter SC (eds) Epilepsy. Problem Solving in Clinical Practice. Martin Dunitz, London, pp 65–76

Santilli N (1992) Activities of daily living. In: Resor SR, Kutt H (eds) The medical treatment of epilepsy. Marcel Dekker, New York, pp 539–543

Schneble H, Ernst JP (2001) Vademecum Antiepileptikum 2001/2002. Liga gegen Epilepsie

Schulze-Lohne M, Bauer J (2001) Recht und Epilepsie. Urteile der Rechtsprechung in der BRD zwischen 1952 und 2000. Nervenarzt 72:782–786

Serles W (2001) Epileptische Anfälle bei internen Erkrankungen. In: Baumgartner C (Hrsg) Handbuch der Epilepsien. Springer, Wien, S 202–211

Sirven JI, Varrato J (1999) Physical activity and epilepsy. The Physician and Sportsmedicine 27:1–7

Solomon GE (1992) Vitamins. In: Resor SR, Kutt H (eds) The medical treatment of epilepsy. Marcel Dekker, New York, pp 473–481

Sonnen AEH (ed) (1997) Epilepsy and Driving: An European View. International Bureau for Epilepsy, Heemstede

Wilkins AJ (1987) Photosensitive epilepsy and visual display units. In: Ross E, Chadwick D, Crawford R (eds) Epilepsy in Young People. John Wiley, Chichester, pp 147–155

Wilkins AJ, Lindsay J (1987) Questions and answers about photosensitive epilepsy: a patient's guide. In: Ross E, Chadwick D, Crawford R (eds) Epilepsy in Young People. John Wiley, Chichester, pp 157–160

Teil B Richtlinien

1 Der erste epileptische Anfall im Erwachsenenalter *

J. BAUER

■ Zusammenfassung

Die Schlüsse, die man aus einem ersten epileptischen Anfall ziehen kann, sind vielfältig. Handelte es sich um einen Gelegenheitsanfall, so ist das Risiko eines erneuten Anfalls bei Meiden der Provokationsfaktoren (z. B. Schlafmangel, Fieber, prokonvulsive Medikation) gering. Ein Gelegenheitsanfall ist ein provozierter Anfall bei Menschen, die nicht an Epilepsie leiden. Neben allgemeinen Provokationsfaktoren (s. o.) kann auch eine akute zerebrale Erkrankung einen solchen Anfall auslösen. Als provozierte Anfälle bezeichnet man hingegen epileptische Anfälle, die bei Menschen mit Epilepsie oder Disposition zu Epilepsie im Rahmen der oben genannten Provokationsumstände auftreten. Dabei ist ein Anfallsrezidiv auch bei Meiden der Provokation nicht ganz auszuschließen, da diese Patienten auch zur Manifestation unprovozierter Anfälle neigen. Tritt unprovoziert ein erster epileptischer Anfall auf, dann muss man annehmen, dass der Patient an einer beginnenden Epilepsie leidet. Allein für Grand mal ist die Rezidivrate der nächsten Jahre nur 50%, sodass nicht immer sofort eine prophylaktische Therapie begonnen wird. Zu beachten ist, dass nicht immer derjenige epileptische Anfall, der den Patienten erstmals zu einer ärztlichen Untersuchung führt, der erste Anfall des Betroffenen ist. Eine genaue Anamnese ist notwendig, um die Diagnose einer bereits bestehenden Epilepsie nicht zu versäumen.

■ Schlüsselwörter

Epilepsie; Gelegenheitsanfall; Pharmakotherapie

---

* Nachdruck aus Deutsches Ärzteblatt 2001; 98:A1331–1334, mit freundlicher Genehmigung des Deutschen Ärzteverlages (Professor Dr. Doppelfeld)

■ Summary

First epileptic seizure in adults

Various conclusions may be drawn from the manifestation of a first epileptic seizure. It may be a provoked or unprovoked seizure in a patient with or without epilepsy. It may also represent a reactive syndrome. Seizure precipitants may be sleep deprivation, alcohol abuse, discontinuation of anticonvulsive drugs and use of proconvulsive drugs. In case of a reactive syndrome, seizures will not recur if seizure precipitants are avoided. If electroencephalographic (EEG) investigations show abnormal results these may indicate generalised or focal epileptic discharges. Generalised EEG discharges usually indicate an idiopathic etiology of a seizure. Usually prophylactic anticonvulsant treatment is recommended in such patients even if the first seizure manifested due to provocative factors. In case of focal discharges in EEG the etiology of the seizures usually is symptomatic. Treatment recommendations depend on seizure type and its etiology. One should take into consideration that a seizure which led the patient to have a medical examination may not have been the first seizure. In such patients prophylactic antiepileptic treatment is usually recommended.

■ Key words

Epilepsy; reactive syndrome; pharmacotherapy

■ Einleitung

Die Manifestation eines ersten epileptischen Anfalls wirft einige Fragen auf, die nur bei einer präzisen Klassifikation korrekt beantwortet werden können. Nicht selten führt die zu oberflächliche Beurteilung zu einer Fehleinschätzung der Genese und Prognose eines solchen Anfalls. Da sich daraus jedoch Konsequenzen für die Beratung des Patienten ergeben, sollen die diagnostischen und terminologischen Aspekte nachfolgend dargestellt werden.

Nach einem ersten epileptischen Anfall ergeben sich die folgenden zu beantwortenden Fragen:
1. Erlitt der Patient einen Gelegenheitsanfall oder einen (un)provozierten epileptischen Anfall?
2. Ergeben sich Hinweise darauf, dass der Patient bereits an einer Epilepsie leidet?
3. Welche Ursache hatte der Anfall und wie ist seine Rezidivprognose?
4. Bedarf der Patient einer antikonvulsiven Therapie?
5. Welche sozialmedizinischen Konsequenzen ergeben sich?

In der Beurteilung des ersten epileptischen Anfalls sind grundsätzlich der Anfallstyp, die sich daraus meist ableitende Ätiologie, die Akuität der Grunderkrankung und die Relevanz von Provokationsfaktoren zu berücksichtigen.

Die Einschätzung der Rezidivneigung muss auch zwischen Grand mal und kleinen epileptischen Anfällen wie Absencen, myoklonisch-impulsiven Anfällen und fokalen Anfällen unterscheiden. Provozierte oder unprovozierte Grand mal (nicht Gelegenheitsanfälle) weisen eine oft lange Latenz bis zur Zweitmanifestation auf, sodass die medikamentöse Therapie als Anfallsprophylaxe meist nicht sofort erfolgt [4]. Anders ist dies bei den kleinen Anfällen, die quasi immer den Beginn einer Epilepsie anzeigen, sodass eine Therapie ad hoc empfohlen wird. Ausnahme ist die Manifestation fokaler Anfälle im Rahmen akuter Erkrankungen, die als Gelegenheitsanfälle klassifiziert werden [16].

■ Anfallstyp und Ätiologie

Die Manifestation eines ersten *fokalen Anfalls oder sekundär generalisierten Grand mal* zwingt zur Annahme einer symptomatischen Ursache. Die diagnostischen Schritte ergeben sich aus den zusätzlichen Befunden (z. B. Fieber, Parese), vorbestehenden Erkrankungen und dem Alter des Patienten (Näheres siehe Lehrbücher der Neurologie). Diese Diagnostik setzt voraus, dass der Anfall als fokal oder fokal eingeleitet klassifiziert wurde. Hinweise darauf sind eine Aura (Eigenanamnese), eine fokale Initialsymptomatik (Eigen- und Fremdanamnese), die Manifestation aus dem Schlaf sowie ein Herdbefund im Elektroenzephalogramm (EEG). Im Falle eines Grand mal ist zu berücksichtigen, dass 50% der Auren eines sekundär generalisierten Grand mal vom Patienten nicht erinnert werden [15]. Unprovoziert auftretende fokal eingeleitete Anfälle begründen meist die Diagnose einer Epilepsie, wobei im Falle eines Grand mal die Rezidivquote innerhalb der folgenden zwei Jahre nur 50% beträgt, sodass meist zunächst keine antikonvulsive Therapie initiiert wird [9]. Eine ähnlich günstige Verlaufsprognose darf man aber bei fokal bleibenden unprovoziert aufgetretenen Anfällen nicht annehmen, sodass eine Therapie begonnen werden sollte.

Generalisierten Anfällen (Absence, myoklonisch-impulsiver Anfall, primär generalisierter Grand mal) liegt üblicherweise eine idiopathische Epilepsie zugrunde. Hinweise darauf sind der Anfallstyp, die Manifestation nach dem Erwachen, ggf. eine familiäre Belastung und schließlich der Nachweis generalisierter Spike-und-wave-Paroxysmen im EEG. Im Falle der Diagnostik generalisierter Anfälle idiopathischer Genese kommt der EEG-Untersuchung eine große Bedeutung zu, da der Nachweis generalisierter Spike-wave-Paroxysmen die ätiologische Aussage einer genetischen Disposition zu Epilepsie beinhaltet, die durch keine andere Zusatzuntersuchung belegt werden kann. Die Ausbeute solcher EEG-Befunde ist in den Stunden postiktal sowie nach dem Erwachen deutlich höher als zu anderen interiktalen Phasen [2]. Bei klinischen Hinweisen und unauffälligem Ruhe-Wach-EEG (mit Hyperventilation und Photostimulation) sollte ein Schlaf-EEG durchgeführt werden. Absencen und komplex-fokale Anfälle (KPA) werden nicht selten verwechselt: Eine Absence ist kürzer (Dauer ca. 20 Sekunden), weist keine Aura auf und zeigt in der Manifestation häufig eine Bindung an die Aufwachphase.

Die Zuordnung des Anfallstyps als fokal oder primär generalisiert lässt bereits einige Rückschlüsse zu: Fokale oder fokal beginnende Anfälle manifestieren sich i.d.R. durch eine fassbare (d.h. symptomatische) Ursache. Ihr Rezidiv ist abhängig von Art, Lokalisation und Reversibilität der Schädigung. Generalisierte Anfälle verweisen hingegen darauf, dass bei dem Patienten eine genetische Disposition zu Epilepsie besteht, sodass nahezu immer davon auszugehen ist, dass der erste Anfall als Zeichen einer beginnenden Epilepsie zu werten ist: Typische Absencen oder myoklonisch-impulsive Anfälle treten nicht isoliert auf, sondern begründen mit ihrer Manifestation die Diagnose Epilepsie. Letzteres führt zwangsläufig zur Empfehlung einer medikamentösen Anfallsprophylaxe, die allenfalls auf Wunsch des Patienten zunächst nicht erfolgt. Nur bei der alleinigen Manifestation so genannter primär generalisierter Grand mal als Ausdruck einer idiopathischen Epilepsie sieht man auf Grund des meist oligo-epileptischen Verlaufs nach dem ersten Grand mal von der Initiierung einer Therapie ab [4].

■ Provozierter versus unprovozierter Anfall

Bei der Erstmanifestation eines epileptischen Anfalls lassen sich nicht selten Provokationsfaktoren erfragen. Schlafmangel, Alkoholkonsum sowie beide Faktoren gemeinsam, Absetzen antikonvulsiver (z.B. Benzodiazepine) und Gabe prokonvulsiver (z.B. Penicilline) Medikamente sowie Fieber(anstieg) sind relevante Auslösefaktoren. Gerade bei generalisierten Anfällen kommen sie zum Tragen, insbesondere bei Schlafmangel. In einer Analyse der Umstände der Manifestation eines ersten Grand mal waren bei sekundär generalisierten Grand mal 16% der Anfälle durch plausible Provokationsfaktoren bedingt, allerdings 60% der Grand mal idiopathischer Genese [4].

Die Kopplung der Manifestation des ersten epileptischen Anfalls an Provokationsfaktoren darf nicht zur allzu unbedarften Schlussfolgerung verleiten, der provozierte epileptische Anfall sei in jedem Fall ein Gelegenheitsanfall [7, 16].

■ Provozierter Anfall versus Gelegenheitsanfall

Ein Gelegenheitsanfall ist ein durch eine Gelegenheit ausgelöster, nicht ein gelegentlich auftretender epileptischer Anfall [16]. Im Gegensatz zum provozierten Anfall beschreibt dieser Begriff die Induktion einer erhöhten neuronalen kortikalen Exzitabilität durch äußere oder innere Faktoren, sodass ein epileptischer Anfall resultiert, **ohne** dass der Patient an einer Epilepsie leidet [7]. Als Beispiel sei die Elektrokrampfbehandlung in der Psychiatrie genannt, bei der alle Behandelten einen Grand mal erleiden (der heutzutage durch Muskelrelaxation semiologisch kupiert wird). Die Auslösung eines Anfalls ist also nur abhängig von der Reizstärke und kann grundsätzlich jeden Menschen betreffen. Wesentlich ist dabei allerdings, dass bei Meiden der Provokation ein erhöhtes Risiko für die Manifestation eines spontanen epileptischen Anfalls nicht anzunehmen ist. Die Konsequenzen liegen auf der Hand: Eine antikonvulsive Therapie ist nicht indiziert, die Prognose bei Meiden einer relevanten Provokation gut. Relevante anfallsauslösende Faktoren des allgemeinen Lebens sind Schlafmangel, Alkoholkonsum, insbesondere „durchzechte Nächte", Absetzen antikonvulsiver (z. B. Benzodiazepine) und Gabe prokonvulsiver (z. B. Penicilline) Medikamente sowie Fieber(anstieg) [1, 5, 13]. Wie bereits im vorigen Abschnitt ausgeführt, können solche Faktoren die Manifestation epileptischer Anfälle im Rahmen einer bestehenden oder beginnenden Epilepsie ebenfalls bedingen. Man spricht dann von provozierten epileptischen Anfällen und nicht von Gelegenheitsanfällen. Die terminologische Trennung bringt zum Ausdruck, dass nach provozierten epileptischen Anfällen das Manifestationsrisiko epileptischer Anfälle weiter besteht, da Patienten mit Epilepsie sowohl provozierte wie unprovozierte Anfälle erleiden (können) [4]. Die Abgrenzung zwischen Gelegenheitsanfall und provoziertem epileptischen Anfall basiert somit auf dem Ausschluss (soweit möglich) oder Nachweis einer zugrundeliegenden epileptogenen Funktionsstörung des Gehirns bzw. einer bestehenden Epilepsie. Je häufiger es zu einem provozierten Anfallsrezidiv kommt, um so unwahrscheinlicher wird die Diagnose eines Gelegenheitsanfalls [4]. Die entsprechende Diagnostik zum Nachweis des Bestehens einer Epilepsie (insbesondere mittels EEG) muss dann intensiviert werden [2].

Die durch die oben besprochenen allgemeinen Provokationsfaktoren ausgelösten Anfälle (Gelegenheitsanfälle wie auch provozierte Anfälle) manifestieren sich quasi immer als Grand mal [7].

Der Begriff des Gelegenheitsanfalls beinhaltet noch eine weitere Gruppe epileptischer Anfälle: Epileptische Anfälle, die sich bei akut exazerbierenden primär oder sekundär das Gehirn involvierenden Erkrankungen manifestieren, werden ebenfalls als Gelegenheitsanfälle bezeichnet. Eine Aussage, ob sich im weiteren Verlauf auch nach Abklingen der akuten Erkrankung oder Beenden der prokonvulsiven Medikation (z. B. Enzephalitis, Hirninfarkt, Sinusthrombose oder Stoffwechselstörung) eine Epilepsie mit unprovozierten Anfällen entwickelt, lässt sich dabei nicht machen, dies hängt von der Reversibilität der Grunderkrankung, bzw. -störung ab. Gelegenheitsanfälle solcher Art äußern sich nicht nur als Grand mal, sondern auch als fokale Anfälle. In der Akutphase der Grunderkrankung können durchaus mehrere Gelegenheitsanfälle oder gar ein Status epilepticus auftreten. Dies ist für Gelegenheitsanfälle durch allgemeine Auslösefaktoren (s. o.) hingegen eher unwahrscheinlich, sieht man vom Alkoholdelir ab.

■ Erster Anfall versus Epilepsie

Die Einschätzung, ob ein erster epileptischer Anfall bereits die Diagnose Epilepsie nach sich zieht, hängt von der Definitionsebene der Erkrankung Epilepsie ab. Im *klinischen* Gebrauch versteht man unter einer Epilepsie eine Erkrankung, die mit der rezidivierenden Manifestation meist unprovozierter epileptischer Anfälle einhergeht [7, 16]. Diese Definition berücksichtigt die Chronizität der Erkrankung sowie die spontane Symptomentstehung. Sie vernachlässigt allerdings die Tatsache, dass der Erkrankung Epilepsie eine chronische neuronale kortikale Funktionsstörung zugrunde liegt, die als klinisch vorrangiges Symptom die Manifestation epileptischer Anfälle mit sich bringt. Eine Epilepsie entsteht (mit Ausnahme der Induktion durch eine akut erworbene Läsion oder akut entstehende Erkrankung) nicht ad hoc, vielmehr entwickelt sich die Exzitabilitätssteigerung der erkrankten Neurone klinisch unbemerkt, bis der betroffene Mensch durch die Manifestation eines Anfalls kenntlich wird. Die Erstmanifestation eines epileptischen Anfalls ist dabei das klinische In-Erscheinung-Treten einer dem Patienten bereits innewohnenden Erkrankung oder Erkrankungsdisposition. Dies berechtigt im Falle des Nachweises einer epileptogenen Funktionsstörung, bereits nach der Erstmanifestation eines unprovozierten oder aber auch provozierten Anfalls, die Diagnose Epilepsie zu stellen.

Die klinische Epilepsiedefinition, basierend auf rezidivierenden Anfällen, folgt pragmatischen Aspekten: Die medikamentöse Behandlung einer Epilepsie beeinflusst allein die Manifestationswahrscheinlichkeit epileptischer Anfälle, also des Hauptsymptoms der Erkrankung Epilepsie. Andere Dimensionen der Erkrankung, die sich aus der interiktal gesteigerten neuronalen Entladung ergeben (z. B. mnestische oder endokrine Störungen) werden hingegen quasi nicht beeinflusst. Somit könnte man den Standpunkt vertreten, die Erkrankung Epilepsie sei erst dann begrifflich zu fassen, wenn therapierbare Symptome rezidivieren.

Die Epilepsiediagnose hat aber auch noch eine diagnostische Ebene. In diesem Beitrag wurde stillschweigend angenommen, dass der zur Diskussion stehende Anfall der *erste* epileptische Anfall des Patienten war. Nicht selten wird ein epileptischer Anfall, dem eine ärztliche Untersuchung folgt, vom Arzt fälschlicherweise als erster epileptischer Anfall angesehen. In fast schon klassischer Weise ist es ein erster Grand mal, der zur ärztlichen Untersuchung führt. Selbst wenn ein solcher Anfall als epileptisch erkannt und nicht als „Synkope" verkannt wird, werden zuvor bereits aufgetretene so genannte kleine epileptische Anfälle (Absencen, myoklonisch-impulsive Anfälle oder fokale Anfälle) häufig diagnostisch nicht erfasst [3]. Die sichere Einordnung eines erstmals zur ärztlichen Untersuchung führenden epileptischen Anfalls als erstem Anfall oder erstem zur Untersuchung führenden Anfall ist jedoch relevant: Bei Nachweis bereits früher manifest gewordener epileptischer Anfälle ist die Diagnose Epilepsie auch aus klinischer Sicht zu stellen und eine Therapie zur Anfallsprophylaxe zu initiieren. Wesentlich ist es dabei, den Patienten nach typischen Anfallssymptomen zu fragen. Häufig erlei-

den die Patienten Anfälle (Absencen, myoklonisch-impulsive Anfälle oder fokale Anfälle), ohne selbst um deren epileptische Genese zu wissen, und nicht
selten haben sie sich mit diesen unklar bleibenden Symptomen bereits ärzt-
lich untersuchen lassen. Epigastrische Aura, Déjà-vu-Erleben, kurze Abwesenheit, morgendliche Armmyoklonien sind einige Symptome verkannter
kleiner fokaler oder generalisierter Anfälle. So überrascht es nicht, wenn beispielsweise die durchschnittliche Dauer bis zur Diagnose eines Impulsiv-Petit-mal zwischen 7 und 14 Jahren [8, 12, 14] variiert.

■ Exkurs: Elektroenzephalographische Diagnostik

Der EEG-Diagnostik kommt eine große Bedeutung in der klassifikatori-
schen Einordnung eines ersten epileptischen Anfalls zu. Das EEG ist eine
funktionelle Diagnostik, deren Ausbeute auch vom Zeitpunkt der Untersuchung abhängt [2]. Die höchste Aussagekraft hat das iktale EEG. Interiktale Befunde sind bis zu 12 Stunden postiktal am aussagekräftigsten (epi-
lepsietypische Potenziale bei 50% der Patienten innerhalb 24 Stunden postiktal, hingegen nur bei 34% nach einem Intervall von 24 Stunden) [10]. Interiktale Ableitungen sollten sich auch am Zeitpunkt der Anfallsmanifestation orientieren (z. B. nach dem Erwachen, im Schlaf). Hyperventilation
und Photostimulation tragen insbesondere zum Nachweis generalisierter
Spike-wave-Paroxysmen bei und sollten daher bei einem unauffälligen Ruhe-Wach-EEG erfolgen. Dem unauffälligen Ruhe-Wach- und Provokations-
EEG folgt ein Schlaf-EEG, wobei leichte Schlafstadien am ehesten zur Darstellung epilepsietypischer Potenziale führen [6]. Die Ausbeute abnormer
interiktaler Befunde im Ruhe-Wach-EEG lässt sich durch die wiederholte
Ableitung erhöhen, sodass bis zu vier EEG-Untersuchungen nach einem
Anfall zur Befunderweiterung sinnvoll sind (Tabelle 1.1).

Tabelle 1.1. Elektroenzephalographische (EEG-) Diagnostik nach einem ersten epileptischen Anfall

Fokale Anfälle und sekundär generalisierte Grand mal	Generalisierte Anfälle (Absence, myoklonisch-impulsive Anfälle, Grand mal)
■ Ruhe-Wach-EEG (wenn möglich postiktal)	■ Ruhe-Wach-EEG (wenn möglich postiktal)
■ ggf. wiederholen (3- bis 6-mal)	■ ggf. wiederholen (3- bis 6-mal) mit Ableitung 1–2 Stunden nach Erwachen des Patienten
■ plus Hyperventilation (3 Minuten)	■ plus Hyperventilation (5 Minuten)
■ Bei Verdacht auf temporalen Anfallsursprung temporoanteriore Elektroden oder Sphenoidalelektroden verwenden	■ plus Photostimulation
■ Schlaf-EEG	■ Schlaf-EEG, ggf. Schlafentzugs-EEG
	■ Mobiles 24-Stunden-Langzeit-EEG

■ Schlussfolgerungen

Die Manifestation des ersten epileptischen Anfalls ist eine Aufforderung zur differenzierten diagnostischen Evaluation. Gerade wenn sich keine akute Erkrankung als Ursache nachweisen lässt, gewinnt die Anfallsanamnese eine große diagnostische und klassifikatorische Relevanz. Obwohl Begriffe nicht Selbstzweck sein sollten, implizieren sie doch relevante klinische Schlussfolgerungen (Tabelle 1.2). So kann die fehlerhafte Einordnung eines Anfalls als Gelegenheitsanfall mit sich bringen, dass eine antikonvulsive Therapie oder eine subtile Anamnese zur Evaluation möglicher vorbestehender epileptischer Anfälle unterlassen wird. Da sich Gelegenheitsanfälle

Tabelle 1.2. Klassifikation und Konsequenzen des ersten epileptischen Anfalls. AED = Antiepileptika

Erster Anfall	Umstände der Manifestation	Konsequenz
■ Grand mal	Unprovoziert	Rezidivrate 30–50% in 2 Jahren. AED-Therapie nicht zwingend
■ Grand mal	Provoziert	Bei allgemeinen Provokationsfaktoren und unauffälligen Zusatzbefunden (Gelegenheitsanfall). Therapie: Meiden der Provokation. Bei akuter Erkrankung Prognose abhängig von Reversibilität der zerebralen Funktionsstörung (Gelegenheitsanfall). Ggf. passagere AED-Therapie. Bei Hinweisen auf chronische Funktionsstörung in EEG und/oder MRT (provozierter epileptischer Anfall) Meiden der Provokation. AED-Therapie nicht zwingend
■ Fokaler Anfall	Unprovoziert	I.d.R. Ausdruck einer sich etablierenden Epilepsie. AED-Therapie indiziert
■ Fokaler Anfall	Provoziert	Bei akuter Erkrankung Prognose abhängig von Reversibilität der zerebralen Funktionsstörung (Gelegenheitsanfall). Ggf. Passagere AED-Therapie
■ Absence oder myoklonisch-impulsiver Anfall	Unprovoziert oder provoziert	Ausdruck einer sich etablierenden Epilepsie. AED-Therapie und Meiden der Provokation indiziert

bei Meiden der Gelegenheit i. d. R. nicht mehr ereignen, suggeriert man dem Patienten im Falle der Fehldiagnose eine trügerische Sicherheit. Risikominderung bei gefährlichen Sportarten (besonders Wassersport), aber auch die unzureichende Beratung der Fahrtauglichkeit sind sozialmedizinische Konsequenzen einer solchen Fehlbeurteilung. Die Leitlinien zur Kraftfahreignung unterscheiden für die Beurteilung der Fahrtauglichkeit explizit zwischen Gelegenheitsanfällen und unprovozierten Anfällen. Die Fahrtauglichkeit wird dabei insbesondere für das Führen von Fahrzeugen der Gruppe 2 unterschiedlich beurteilt. Während nach einem ersten epileptischen Anfall zu einer Fahrpause von 2 Jahren geraten wird, beträgt die Fahrpause nach einem Gelegenheitsanfall nur 6 Monate [11].

Natürlich sollte die Diagnose Gelegenheitsanfall gestellt werden, wenn die Befundlage dies erlaubt. Gut gemeinte Überinterpretationen vermeintlicher Provokationsumstände sind dabei allerdings nicht hilfreich. Schlafmangel sollte nicht allein eine Stunde Verkürzung des Schlafes bedeuten, um als relevanter Provokationsfaktor angesehen zu werden. Auch die Angabe von allgemeinem Stress reicht per se nicht als zwingender Provokationsfaktor aus. Man muss hierbei mit Augenmaß und Vernunft die berichteten Umstände der Anfallsmanifestation abwägen.

■ Literatur

1. Bahls FH, Ma KK, Bird TD (1991) Theophylline associated seizures with therapeutic or low toxic serum concentrations: Risk factors for serious outcome in adults. Neurology 41:1309–1312
2. Bauer J (2000) Elektroenzephalographische Diagnostik im Erwachsenenalter aus klinisch-epileptologischer Sicht. Neurophysiol Labor 22:177–190
3. Bauer J, Elger CE (1994) Objektivierbare Befunde zur retrospektiven Anfallsdiagnostik. Aktuel Neurol 21:200–223
4. Bauer J, Saher MS, Burr W, Elger CE (2000) Precipitating factors and therapeutic outcome in epilepsy with generalised tonic-clonic seizures. Acta Neurol Scand 102:1–5
5. Burdette DE, Feldmann RG (1992) Factors that can exacerbate seizures. In: Resor SR, Kutt H (eds) The medical treatment of epilepsy. Marcel Dekker, New York, pp 79–89
6. Deisenhammer E, Klingler D (1983) Schlaf und Schlafentzug als EEG-Provokationsmethode bei Patienten mit epileptischen Anfällen oder mit Epilepsie. EEG-Labor 5:96–195
7. Gastaut H, Kugler J (1976) Wörterbuch der Epilepsie. Hippokrates, Stuttgart
8. Grünewald RA, Chroni E, Panayiotopoulos CP (1992) Delayed diagnosis of juvenile myoclonic epilepsy. J Neurol Neurosurg Psychiatry 55:497–499
9. Hauser WA, Rich SS, Annegers JF, Anderson VE (1990) Seizure recurrence after a first unprovoked seizure: an extended follow-up. Neurology 40:1163–1170
10. King MA, Mewton MR, Jackson GD, Fitt GJ, Mitchell LA, Silvapulle MJ, Berkovic SF (1998) Epiletology of the first seizure presentation: a clinical, electroencephalographic, and magnetic resonance imaging study of 300 consecutive patients. Lancet 352:1007–1011

11. Krämer G, Bauer J, Runge U, Lewrenz H (1999) Epilepsie und Führerschein: Stellungsnahme der Führerscheinkommission der Deutschen Sektion der Internationalen Liga gegen Epilepsie zur geplanten 6. Auflage der „Begutachtungs-Leitlinien zur Kraftfahreignung". Epilepsieblätter Prakt Epileptol 12:72–78

12. Lancmann ME, Asconape JJ, Penry JK (1994) Clinical and EEG asymmetries in juvenile myoclonic epilepsy. Epilepsia 35:302–306

13. Loiseau P (1997) Seizure precipitants. In: Engel J Jr, Pedley TA (eds) Epilepsy: a comprehensive textbook. Lippincott-Raven, Philadelphia, pp 93–97

14. Murthy JM (1999) Factors of error involved in the diagnosis of juvenile myoclonic epilepsy: A study from South India. Neurol India 47:210–213

15. Theodore WH, Porter RJ, Albert T, Kelley K, Bromfield E, Devinsky O, Sato S (1994) The secondarily generalized tonic-clonic seizure: A videotape analysis. Neurology 44:1403–1407

16. Wolf P, Wagner G, Amelung F (1987) Anfallskrankheiten. Springer, Berlin Heidelberg

2 Empfehlungen zur Bildgebung bei Patienten mit Epilepsie*

Bericht der Bildgebungskommission der Deutschen Sektion der Internationalen Liga gegen Epilepsie

Unter Mitarbeit von Matthias Koepp, London; Burkhard Ostertun, Osnabrück; Uwe Runge, Greifswald; Rüdiger Seitz, Düsseldorf; Peter Winkler, Stuttgart; Laszlo Solymosi, Würzburg

Federführung: Ingrid Tuxhorn, Bielefeld

■ Präambel

Diese Richtlinien beziehen sich auf Patienten mit einer klaren Epilepsiediagnose. Sie sollen insbesondere bei der Diagnostik neu erkrankter Patienten und denen mit chronischen Epilepsien, die noch nicht vollständig evaluiert wurden, eingesetzt werden. Diese Empfehlungen sind nicht geeignet für die volle gestufte Untersuchung von Patienten mit der Indikationsstellung einer epilepsiechirurgischen Behandlung.

■ Fragestellungen und Ziele der Hirnbildgebung

1. Die Identifikation und Charakterisierung zugrunde liegender Pathologien wie Tumore, Granulome, vaskuläre Fehlbildungen, traumatische oder ischämische Läsionen, die eine spezielle therapeutische Intervention benötigen (Artdiagnose).
2. Als Bestandteil einer ätiologischen und syndromatologischen Diagnose, die dem Patienten, seinem familiären Umfeld und dem behandelnden Arzt eine genauere Behandlung und Prognose der Epilepsie ermöglichen.

■ Technische Voraussetzungen

Die magnetresonanztomographische Bildgebung ist eindeutig die Modalität der Wahl in der strukturellen Bildgebung für die Untersuchung von Patienten mit Epilepsie und ist der radiographischen Computertomographie in

---

* Nachdruck aus Epilepsieblätter 2000; 13:92–93, mit freundlicher Genehmigung der federführenden Autorin sowie der Liga gegen Epilepsie

Bezug auf Sensitivität und Spezifität für die Identifikation von kleinen Läsionen und Abnormitäten der Gehirnrinde überlegen. Gelegentlich ist die Computertomographie hilfreich als komplementäre Bildgebungstechnik, um Verkalkungen – insbesondere bei Patienten mit kongenitalen oder erworbenen Infektionen – darzustellen.

Das NMR ist dem CT als erste Bildgebungsuntersuchung in nicht akuten Situationen vorzuziehen. Die Bildgebung sollte T1- und T2-gewichtete Sequenzen des gesamten Gehirns in mindestens 2 orthogonalen Ebenen, idealerweise mit lückenlosen coronaren Schichten, orthogonal zur Längsachse des Hippocampus in der minimalsten Schichtdicke, die von dem jeweiligen Scanner durchgeführt wird, beinhalten. In Routinefällen ist Kontrastmittelgabe mit Gadolinium nicht unbedingt indiziert, kann jedoch hilfreich sein in ausgesuchten Fällen, bei denen das MRT ohne Kontrastmittel nicht eindeutig diagnostische Befunde liefert. Idealerweise, besonders bei Patienten mit partiellen (fokalen) Epilepsien oder neurologischen oder neuropsychologischen Ausfällen in der klinischen Untersuchung, sollten die Sequenzen als Volumenakquisition mit dünner Schichtung ($>/=1,5$ mm) durchgeführt werden, um eine Reformatierung in mehreren Orientierungen zu ermöglichen. Eine dreidimensionale Rekonstruktion könnte in manchen Fällen induziert sein.

Bei Kindern, wo die Myelinisierung in den ersten zwei Lebensjahren noch nicht abgeschlossen ist, ist ein schlechter Kontrast zwischen Mark- und grauer Substanz zu erwarten, was die Erkennung von pathologischen Befunden der Gehirnrinde erschwert. Demgegenüber können Störungen des Marklagers leichter erkannt werden, da das normale Myelinsignal (das altersbedingt variiert) und die Gehirntopographie gut beschrieben sind. Das MRT kann daher bei sehr jungen Kindern eine Läsion nicht darstellen, sodass es zu empfehlen ist, die Bildgebung zu einem späteren Zeitpunkt, 1–2 Jahre danach, zu wiederholen.

Die Befundung der NMR-Bilder sollte interpretiert werden im Rahmen des Kontextes der gesamten klinischen Situation. Die Bilder sollten von einem Arzt beurteilt werden, der angemessen ausgebildet ist und eine Expertise in der Neurobildgebung bei Epilepsien hat. Hier handelt es sich generell um einen Radiologen mit einer besonderen Ausbildung und Erfahrung in der Neuroradiologie oder einem vergleichbar erfahrenen Kliniker.

Die konventionelle Isotopenbildgebung liefert nicht ausreichende Informationen über die Gehirnstruktur zur Identifikation von läsionellen Substraten, die mit Anfällen assoziiert sind, und wird daher nicht empfohlen. Die funktionellen bildgebenden Modalitäten wie Single-Photon-Emission Computed Tomography (SPECT) und Positronen-Emissions-Tomographie (PET) sind auch nicht ausreichend für die Beurteilung der cerebralen anatomischen Struktur und deshalb nur klinisch indiziert für Patienten, bei denen eine mögliche epilepsiechirurgische Behandlung diskutiert wird.

■ Die nicht akute diagnostische Situation

■ **Ideale Praktik.** Die strukturelle Bildgebung mit NMR sollte bei allen Patienten mit Epilepsie nach vorheriger EEG-Untersuchung durchgeführt werden, ausgenommen, wenn eine spezifische elektroklinische Diagnose einer idiopathischen generalisierten Epilepsie (benigne myoklonische Epilepsie im Kindesalter, Absence-Epilepsie des Kindes- und Jugendalters, juvenile myoklonische Epilepsie/Janz-Syndrom) oder benigner Partialepilepsien des Kindesalters mit zentro-temporalen Spikes/Rolando-Epilepsie gestellt worden ist. Die MRT-Diagnostik ist besonders indiziert bei dem Vorliegen von einem oder mehreren der folgenden Merkmale:
a) Patienten mit erstmaligen Anfällen unabhängig vom Alter, bei denen anhand der Anamnese oder des EEGs der Verdacht eines fokalen Beginns besteht.
b) Patienten mit Beginn von nicht klassifizierten oder fraglichen generalisierten Anfällen in den ersten Lebensjahren oder im Erwachsenenalter.
c) Patienten mit fokalen Zeichen in der neurologischen oder neuropsychologischen Untersuchung.
d) Patienten mit einer unzureichenden Anfallskontrolle, die mit Antiepileptika der ersten Wahl behandelt werden.
e) Patienten mit einem Anfallsrezidiv oder Verlust der Anfallskontrolle mit Antiepileptika oder bei denen sich das Anfallsmuster ändert, sodass eine fortschreitende Ätiologie oder Läsion bestehen könnte.

■ **Die Minimum-Anforderung.** In den folgenden klinischen Situationen besteht eine Indikation für die Durchführung eines MRTs:
a) Patienten mit einem 1. Anfall unklarer Genese im 1. Lebensjahr.
b) Patienten mit einem 1. Anfall im Erwachsenenalter.
c) Patienten mit fokalen (partiellen) oder sekundär generalisierten Anfällen und fraglich generalisierten Anfällen, bei denen es zu keiner Remission mit antiepileptischer Medikamententherapie gekommen ist.
d) Patienten, die ein fortschreitendes neurologisches oder neuropsychologisches Defizit entwickeln.

■ Diagnostik in der akuten Situation

In der Situation, in der Anfälle im Kontext einer akuten neurologischen Erkrankung, z.B. eines Schädelhirntraumas, intracerebrale Blutung oder Encephalitis, auftreten, ist das radiographische CT eine angemessene initiale diagnostische Untersuchung, wenn keine Ressourcen für ein MRT unmittelbar zur Verfügung stehen oder das MRT aus technischen Gründen nicht durchgeführt werden kann (z.B. Patient hat einen Schrittmacher oder ist beatmungspflichtig) oder wenn der Patient so instabil ist, dass er kontinuierlich überwacht werden muß.

3 Empfehlungen für die Neurobildgebung von Patienten mit unkontrollierter Epilepsie im Rahmen der präoperativen Diagnostik für Epilepsiechirurgie *

Bericht der Bildgebungskommission der Deutschen Sektion der Internationalen Liga gegen Epilepsie

Unter Mitarbeit von MATTHIAS KOEPP, London; BURKHARD OSTERTUN, Bonn; UWE RUNGE, Greifswald; RÜDIGER SEITZ, Düsseldorf; PETER WINKLER, Stuttgart; LASZLO SOLYMOSI, Würzburg

Federführung: INGRID TUXHORN, Bielefeld

■ Präambel

Diese Richtlinien beziehen sich auf Patienten, deren Anfälle nicht mit anti-epileptischen Medikamenten kontrolliert sind und bei denen über eine mögliche epilepsiechirurgische Behandlung nachgedacht wird. Sie sind ergänzend zu den allgemeinen Empfehlungen zur Bildgebung bei Patienten mit Epilepsie der Liga.

■ Fragestellungen und Ziele der Hirnbildgebung für die Indikation der Epilepsiechirurgie

Im Einzelfall der Patienten, die sich einer prächirurgischen Diagnostik unterziehen, sollte die Neurobildgebung folgende Informationen liefern:
a) Charakterisierung der strukturellen und funktionellen Abnormitäten in der vermuteten epileptogenen Region.
b) Prädiktion zur Artdiagnose der strukturellen Pathologie in der verdächtigen epileptogenen Region.
c) Detektion von Abnormitäten, die entfernt liegen zur verdächtigten epileptogenen Region.
d) Die Identifikation einzelner Gehirnregionen, die wichtig sind für normale Funktionen, wie die primär sensomotorische Funktion, Sprache, Gedächtnis und die Topographie dieser Regionen zur epileptogenen Region.

---

* Nachdruck aus Epilepsieblätter 2000; 13:93–94, mit freundlicher Erlaubnis der federführenden Autorin und der Liga gegen Epilepsie

■ Technische Voraussetzungen

■ **Allgemeines:** Für die Interpretation der Ergebnisse der Neurobildgebung muss als erster wichtiger Schritt eine korrekte Anfalls- und Epilepsiesyndromdiagnose vorausgesetzt werden.

Die Bildgebung als Bestandteil der prächirurgischen Diagnostik bedarf strikter Standards in Bezug auf Technik und Interpretation. Die Ergebnisse der Bildgebung müssen im Gesamtkontext anderer klinischer und technischer diagnostischer Befunde wie der Anamnese, der neurologischen Untersuchung, der Video-EEG-Diagnostik der Anfälle, dem interiktalen und dem iktalen EEG und der neuropsychologischen Untersuchung gewertet werden. Die Bilder sollten beurteilt werden von Ärzten, die erfahren sind in der diagnostischen Evaluation von Patienten mit Epilepsie.

Zahlreiche Neurobildgebungsverfahren sind heutzutage verfügbar. Sie geben Informationen und Daten, die unterschiedlich, aber komplementär in der Diagnostik sind. Ein Mindeststandard für die Anzahl und die Art der Tests ist bis jetzt noch nicht etabliert.

■ **Röntgen-Computertomographie:** Mit der Röntgen-Computertomographie können gewisse strukturelle Läsionen wie Tumoren und vaskuläre Fehlbildungen dargestellt werden, aber eine Großzahl kleinerer raumfordernder Läsionen und besondere Epilepsiesubstrate wie die Hippocampussklerose und entwicklungsbedingte Fehlbildungen der Gehirnrinde würden nicht dargestellt werden. Ein negatives CT gibt daher wenig diagnostische Informationen. Deshalb sollte man sich in der Diagnostik nicht auf die Computertomographie verlassen und sie eignet sich nicht als bildgebende Untersuchungsmethode in der Diagnostik bei Epilepsien. Für die Darstellung kleiner verkalkter Läsionen (z. B. Zystozirkose) ist das CT weiterhin hilfreich als Zusatzdiagnostik.

■ **Magnetresonanztomographie:** Das MRT ist essentiell in der prächirurgischen Epilepsiediagnostik, auch wenn das CT bereits eine verdächtige epileptogene Läsion darstellt, da die MRT-Bildgebung häufig wichtige zusätzliche Informationen liefert. Eine epilepsiechirurgische Intervention sollte nie ohne MRT-Diagnostik, außer in seltenen Situationen, wo eine Kontraindikation zur Durchführung des MRTs besteht (z. B. Herzschrittmacher, magnetisierbare Metallclips usw.), erfolgen. Es sollten immer T1- und T2-gewichtete Sequenzen mit der am dünnsten möglichen Schichtdicke lückenlos geschichtet werden. Die 3D-Volumenakquisition ist erstrebenswert, aber koronare und axiale Schichten sollten in allen Fällen akquiriert werden mit den lückenlosen coronaren Schichten orthogonal zur Längsachse des Hippocampus. In seltenen Fällen gibt die Gadolinium-Kontrastmittelgabe zusätzlich hilfreiche diagnostische Informationen. Andere Sequenzen wie das FLAIR (fluid attenuated inversion recovery) können wertvoll in selektierten Fällen sein, z. B. wenn die Standardbildgebung normal ist, zum

Aufspüren Liquor-naher Läsionen oder zur Abklärung der Wertigkeit einer fraglichen fokalen Abnormalität.

Zusätzlich zur vorsichtigen qualitativen Untersuchung der Hippocampi kann eine quantitative Messung hilfreich sein. Die Hippocampus-Volumetrie benötigt Asymmetrie-Indizes sowie absolute Volumina korrigiert für das intrakranielle Gesamtvolumen, die verglichen werden müssen mit Kontrolluntersuchungen aus demselben Untersuchungslabor. Die T2-Relaxometrie quantifiziert hippocampale Abnormalitäten und ist hilfreich in der Bewertung bilateraler hippocampaler Erkrankungen.

▨ **Die funktionelle Magnetresonanztomographie (fMRI):** Das fMRI wird hauptsächlich im wissenschaftlichen Rahmen zur Identifikation funktioneller Hirnregionen eingesetzt (Sensomotorik, Sprache, visuelle Region). Auch können epileptogene Foci durch Spike-Triggerung während der interiktalen Phase identifiziert werden. Hierbei sind jedoch zuvor sorgfältige Sicherheitsuntersuchungen zur EEG-Ableitung innerhalb des MRT-Scanners notwendig.

▨ **Magnetresonanzspektroskopie (MRS):** Das MRS mißt in vivo chemische Veränderungen, die mit einer epileptogenen Region assoziiert sind. Zur Zeit ist das MRS vorwiegend eine Technik, die wissenschaftlich eingesetzt wird und nicht routinemäßig für die klinische Diagnostik benutzt wird.

▨ **Single Photon Emission Computed Tomography (SPECT):** Mehrere Substanzen sind für das Hirn-SPECT verfügbar, wobei die 99Tc-Radioisotopen am häufigsten in der Klinik eingesetzt werden. Interiktale SPECT-Bildgebung der Hirnperfusion sind nicht verlässlich für die Identifikation epileptogener Regionen. Bei Patienten mit komplex-partiellen Anfällen kann das iktale SPECT zur Identifikation epileptogener Regionen genutzt werden, wobei es sehr wichtig ist, daß das Radioisotop früh zu Beginn des klinischen Anfalls intravenös appliziert wird. Dies erfordert ein hohes Maß an Organisation der zeitlichen Abläufe. Ein simultanes Video-EEG ist daher erforderlich, um die exakte Beziehung zwischen Isotop-Injektion zum EEG und den klinischen Anfallsereignissen zu dokumentieren. Obwohl 99Tc eine Halbwertszeit von 6 Stunden hat, ist es besser, die Bildsequenz möglichst früh nach der Injektion zu fahren, weil sich über eine Dissoziation des Radioisotops zum Liganden die Bildqualität verschlechtert. Die iktale Bildgebung muss mit einer interiktalen Basisuntersuchung verglichen werden, um diskrete Veränderungen zu erkennen, um Aussagen zu relativen Perfusionsveränderungen machen zu können. Die Koregistrierung von iktalen SPECT-Bildern mit dem MRT kann präzisere Informationen über die Lokalisation von Hirndurchblutungsveränderungen und anatomischen Läsionen ermöglichen. Mehrköpfige Kameras erlauben eine höhere Auflösung als die konventionellen Einzelkopfgeräte.

■ **Positronenemissionstomographie (PET):** Mit dem PET lassen sich zahlreiche funktionelle Systeme, u. a. auch das zerebrale Neurotransmittersystem, messen. Für die Epilepsiediagnostik spielt die interiktale PET-Bildgebung mit Fluorodeoxyglucose (FDG) zur Messung regionaler Glukosestoffwechselraten und mit dem zentraler Benzodiazepin-Rezeptor 11C-Flumazenil eine Rolle in der klinischen Evaluation fokaler epileptogener Regionen.

Obwohl das FDG-PET absolute Werte für Glukosestoffwechselraten mit arteriellen Blutmessungen ermöglicht, ist die Messung des relativen Glukosestoffwechsels in fraglich epileptogenen Regionen im Vergleich zu kontralateralen homologen Arealen wichtig, falls keine oder nicht ausreichende Normalwerte zur Verfügung stehen. Idealerweise sollte die Kartierung dieser Regionen auf einem koregistrierten MRT oder mit Hilfe eines Atlas erfolgen. Eine Koregistrierung des MRT und des PETs ist auch notwendig für die Interpretation der Beziehung von strukturellen (z. B. Atrophie) und funktionellen Veränderungen (z. B. Hypometabolismus, Rezeptorabnahme). Idealerweise sollte dies eine Korrektur für Teilvolumeneffekte einschließen. Es ist hilfreich, das EEG während der PET-Untersuchungen abzuleiten, da nicht erkannte iktale Aktivität zu einer falschen Beurteilung erhöhten regionalen Stoffwechsels (Rezeptordichte) führen kann. Andere Liganden (z. B. Opiat-Rezeptor-Antagonisten, Diprenorphine) eignen sich primär für wissenschaftliche Zwecke. Das 15O-markierte Wasser, mit dem sich kognitiv funktionelle Maps auch der Sprachregion darstellen lassen, ist aber auch auf Grund der notwendigen Strahlenexposition dem fMRI unterlegen.

■ Diagnostische Schritte bei spezifischen klinischen Epilepsiesyndromen

Lokalisationsbezogene (partielle fokale) Epilepsien

Bei Patienten mit dem elektroklinischen Syndrom der therapierefraktären mesiotemporalen Epilepsie wird ein angemessen durchgeführtes MRT meistens zusätzliche Informationen über die Lokalisation der epileptogenen Regionen geben. Das iktale SPECT und das interiktale FDG-PET sind auch sensitiv für die Lateralisation und das Flumazenil-PET für die Lokalisation der epileptogenen Region. Diese Zusatzuntersuchungen sollten in Erwägung gezogen werden, wenn das MRT keine lokalisierenden oder zum EEG widersprüchliche Informationen zur Diagnostik beiträgt. Bei Patienten, bei denen eine neokortikale Temporallappenepilepsie vermutet wird, und in Fällen einer extratemporalen Epilepsie kommen diskrete strukturelle Läsionen häufig nicht zur Darstellung, wenn das MRT nicht mit einer optimalen technischen Qualität durchgeführt und mit einer hohen Expertise ausgewertet wird. Hier können das FDG- oder Flumazenil-PET und das iktale SPECT weitere wertvolle Lokalisationsinformationen geben. Die Korrelation von struktureller und funktioneller Bildgebung ist essentiell. Die Koregistrierung von Bildern verschiedener Modalitäten mit Post processing ist hier äußerst hilfreich, gerade wenn die morphologischen Substrate diskret in der Bildgebung sind.

Symptomatische generalisierte Epilepsien

In der Neuropädiatrie haben manche Kinder mit BNS-Leiden fokale epileptogene Regionen, die typischerweise im posterioren Quadranten der Hemisphäre liegen. Es handelt sich hauptsächlich um malformative Veränderungen des Kortex. Diese Läsionen können mit MRT-Untersuchungen oder auch dem interiktalen PET und SPECT untersucht werden, gerade wenn auch das EEG nicht lokalisierend ist. Bei diesen Patienten ist die Identifikation des epileptogenen Substrates wesentliche Voraussetzung für die Frühindikation der fokalen kortikalen Resektion oder Hemisphärektomie.

Patienten mit anderen symptomatischen generalisierten Epilepsien wie dem Lennox-Gastaut-Syndrom sollten ein MRT bekommen, um die Ätiologie des Epilepsiesyndroms festzustellen. Fokale kortikale Resektionen sind selten in solchen Fällen indiziert, aber das MRT ist hilfreich, um palliative Operationen wie z.B. eine Corpuscallosotomie oder MST zu planen. Das PET und SPECT haben keine konsistenten Befundmuster, die hilfreiche klinische Informationen in der Diagnostik dieser Epilepsien liefern.

Postoperative Bildgebung

Das postoperative MRT ist hilfreich, um das Ausmaß einer chirurgischen Resektion oder Deafferentierung zu dokumentieren. Es sollte bei komplikationslosem Verlauf frühestens 3 Monate nach einer Operation erfolgen. Bei Patienten mit postoperativen Komplikationen oder persistierenden Anfällen sollte es im Rahmen der ätiologischen Abklärung frühzeitig durchgeführt werden.

4 Dem Menschen sollte man, den Verordnungen muss man gerecht werden

Ein Zeitschrift-für-Epileptologie-Gespräch über die Eignung zum Führen von Kraftfahrzeugen bei Epilepsie*

Professor Dr. B. FRIEDEL, Bergisch Gladbach; Professor Dr. J. BAUER, Bonn

Das Gespräch wurde im Mai 2001 im Bundesamt für Straßenwesen mit Herrn Professor Dr. FRIEDEL, Frau Dr. Becker und Frau EDITH LAPPE geführt

Die Bundesanstalt für Straßenwesen (BASt) ist ein technisch-wissenschaftliches Institut und untersteht dem Bundesministerium für Verkehr, Bau- und Wohnungswesen (BMVBW). Die BASt gibt dem Ministerium in technischen und auch in verkehrspolitischen Fragen wissenschaftlich gestützte Entscheidungshilfen und wirkt maßgeblich bei der Ausarbeitung von Vorschriften und Normen mit.

Bauer: Den Ärzten für Neurologie ist die Bundesanstalt für Straßenwesen vermutlich am besten als diejenige Bundesanstalt bekannt, die die Begutachtungs-Leitlinien zur Kraftfahrereignung (früher Gutachten Krankheit und Kraftverkehr) veröffentlicht hat. In welchem Gesamtzusammenhang juristischer Verbindlichkeiten ist dieses Gutachten zu sehen?

Friedel: Die Begutachtungs-Leitlinien sind Umsetzungsleitlinien, die im Kontext europäischen und deutschen Rechts stehen. Die Mindestanforderungen hinsichtlich der körperlichen und geistigen Tauglichkeit für das Führen eines Kraftfahrzeuges sind in Anhang III der Zweiten EU-Führerscheinrichtlinie von 1991 enthalten. Diese Mindestanforderungen werden durch die EU-Richtlinie europaweit verbindlich vorgeschrieben. Um die Richtlinie in nationales Recht umzusetzen, wurde 1998 die Verordnung über die Zulassung von Personen zum Straßenverkehr (so genannte Fahrerlaubnis-Verordnung – FeV) im Bundesgesetzblatt veröffentlicht. Die Begutachtungs-Leitlinien zur Kraftfahrereignung sind im Jahre 2000 in der Schriftenreihe der Bundesanstalt für Straßenwesen als Heft M 115 erschienen.

---

* Nachdruck aus Zeitschrift für Epileptologie 2001; 14:75–77, mit freundlicher Genehmigung der Herausgeber der Zeitschrift für Epileptologie

Bauer: Die Begutachtungs-Leitlinien sind also eine Folge von Gesetzen und Verordnungen. Welcher Stellenwert kommt ihnen dann in der juristischen Bindung zu?

Friedel: Im Gegensatz zur Fahrerlaubnis-Verordnung, deren Inhalte verbindlich sind, sind die Begutachtungs-Leitlinien Entscheidungshilfen für Gutachter und alle verantwortlichen behördlichen Instanzen für ihre Tätigkeit im Rahmen der vorbeugenden Gefahrenabwehr im Straßenverkehr. Sie wurden vom so genannten Paritätischen Ausschuss unter der Leitung des BMVBW erstellt. Mitglieder dieses Ausschusses waren zwei Vertreter aus den Bundesländern sowie je vier Vertreter der Medizin und der Psychologie. Der Gemeinsame Beirat für Verkehrsmedizin beim BMVBW und beim Bundesministerium für Gesundheit gibt diese Leitlinien heraus. Da die Beurteilungsleitsätze und -begründungen sehr eingehende Beratungen unter Einbeziehung aktueller Stellungnahmen aller relevanten medizinischen und psychologischen Fachgesellschaften und gutachtliche Erfahrungen zur Grundlage haben, kann sich der Gutachter im Einzelfall auf diese Leitlinien beziehen und muss nicht jede gutachtliche Schlussfolgerung eingehend erläutern. Wenn der Gutachter jedoch unter besonderen, von der Regel abweichenden Umständen des Einzelfalls ein Abweichen von den aufgeführten Beurteilungsleitsätzen für gerechtfertigt hält, muss er seine Beurteilung sehr ausführlich und mit entsprechenden Hinweisen auf die zugrunde gelegte Fachliteratur begründen.

Die FeV, die diesen Begutachtungs-Leitlinien zugrunde liegt, regelt bezüglich der körperlichen Eignung normativ nur die Anforderungen an das Sehvermögen, was nicht bedeutet, dass andere körperliche oder geistige Leistungen nicht ebenso wichtig sind.

Bauer: Gibt die FeV grundsätzlich Hinweise auf die Einschätzung der Fahrtauglichkeit?

Friedel: Die Eignungsvorschriften in §§ 11 bis 14 FeV konkretisieren die Bestimmungen in § 2 Abs. 2 Nr. 3 und Abs. 4 Straßenverkehrsgesetz, wonach der Bewerber zum Führen von Kraftfahrzeugen geeignet sein muss. Die Grundregelung besagt, dass Bewerber um eine Fahrerlaubnis die hierfür notwendigen körperlichen und geistigen Anforderungen erfüllen müssen und nicht erheblich oder nicht wiederholt gegen verkehrsrechtliche Vorschriften oder gegen Strafgesetze verstoßen haben dürfen. Damit wird im Straßenverkehrsgesetz positiv gefordert, dass der Bewerber geeignet ist. Durch die Verordnung wird festgelegt, wie die Eignung festgestellt wird. Dabei wird insbesondere unterschieden zwischen verschiedenen Klassen. Für Motorrad und Pkw (Klassen A und B) findet bei Antragstellung eine Ermittlung der Eignung durch die Behörde in der Regel nicht statt (Eignungsvermutung). Erforderlich ist lediglich ein Sehtest; nur wenn Anhaltspunkte für mangelnde Eignung vorliegen, ermittelt die Fahrerlaubnisbehörde. Bei Lkw und Bussen (Klassen C und D) und der Fahrerlaubnis zur Fahrgastbeförderung gibt es eine Eingangsuntersuchung und Wiederholungsuntersuchungen.

Bauer: Wann ist es denn überhaupt notwendig, dass eine Behörde oder ein Amt eine Eignungsuntersuchung für einen Antragstellenden, der das Führen eines Pkw oder eines Motorrades beantragt, fordert?

Friedel: Die Anlässe einer Überprüfung der Fahreignung sieht die Verordnung immer dann, wenn Situationen oder Beobachtungen bekannt werden, die eine Fahreignung nicht für gegeben annehmen lassen, es ist also eine *anlassbezogene* Überprüfung. Dabei ist wichtig festzuhalten, dass sich die Fahrerlaubnisbehörde bei Zweifeln an der Eignung dem Gutachten fachlich kompetenter Personen oder Stellen bedient, die die Behörde in der Beurteilung der Person beraten. Bei Bedenken gegen die körperliche oder geistige Eignung zum Führen eines Fahrzeuges kommt grundsätzlich nur ein fachärztliches Gutachten infrage (§ 11 Abs. 2 FeV). Erst dann, wenn das fachärztliche Gutachten aus Sicht des Facharztes selbst oder aufgrund der Würdigung durch die Fahrerlaubnisbehörde für die abschließende Beurteilung nicht ausreicht, kann eine zusätzliche Begutachtung durch eine amtlich anerkannte Begutachtungsstelle für Fahreignung (früher: Medizinisch-Psychologische Untersuchungsstelle) angeordnet werden (§ 11 Abs. 3 FeV). Grundsätzlich ist es auch Aufgabe des ärztlichen Gutachters, soweit nötig, die Kompensationsfähigkeit zu beurteilen. Einzelheiten hierzu werden nicht in der FeV geregelt, sondern werden in den Begutachtungs-Leitlinien zur Kraftfahrereignung angesprochen.

Bauer: Somit wäre es nicht zwangsläufig notwendig, dass ein Patient, der ein Gutachten erbringen soll, aufgefordert durch die Fahrerlaubnisbehörde, direkt an die Begutachtungsstelle für Fahreignung überwiesen wird.

Friedel: Nein. Es ist nach der Fahrerlaubnisverordnung (§ 11) so geregelt, dass eine solche Untersuchung zunächst von einem Facharzt mit verkehrsmedizinischer Qualifikation, einem Arzt des Gesundheitsamtes oder einem anderen Arzt der öffentlichen Verwaltung oder einem Arzt mit der Gebietsbezeichnung „Arbeitsmedizin" oder der Zusatzbezeichnung „Betriebsmedizin" durchgeführt wird, und nur im Falle einer unzureichenden Stellungnahme dieser Person kann, soll oder darf in einem zweiten Schritt die Begutachtungsstelle für Fahreignung hinzugezogen werden. Darauf sollte man hinweisen, wenn von einer Behörde eine Eignungsbegutachtung gefordert wird.

Bauer: Nach den neuen Bestimmungen soll ein Arzt, der einen Patienten behandelt und betreut, nicht mehr berechtigt sein, ein Fahreignungs-Gutachten bei diesem Patienten zu erstellen, sondern dies sollte ein nicht in die Behandlung eingebundener Arzt tun. Dürfen also behandelnde Ärzte ihren Patienten keine Bescheinigung mehr ausstellen, dass sie aus medizinischer Sicht geeignet oder ungeeignet zum Führen eines Kraftfahrzeugs sind?

Friedel: Wenn ein Mensch erkrankt und bei einem Arzt behandelt wird, hat dieser die Pflicht, ihn ggf. auf Einschränkungen der Fahreignung hinzuweisen und diese Hinweise auch zu dokumentieren. Er ist nicht verpflichtet, dies an eine Behörde zu melden. Wenn die Fahreignung eingeschränkt ist und der Arzt dies mit dem Patienten bespricht, so sollte er dies möglichst auf dem Boden der in den Begutachtungs-Leitlinien zur Kraftfahrereignung festgelegten Grundsätze tun. Wenn er davon abweicht, sollte er dies im Einzelfall begründen.

Hält der Patient diese Absprachen ein, so wird der Arzt nach der von ihm als sinnvoll angesehenen Frist den Patienten informieren, dass dieser nun aus medizinischer Sicht wieder geeignet ist, ein Kraftfahrzeug sicher zu führen.

Anders verhält es sich aber im Falle der Begutachtung, die einem Arzt durch eine Behörde angetragen wird. In diesem Falle soll eine Verquickung zwischen einem behandelnden Arzt einerseits und dem Patienten, der zur Beurteilung steht, andererseits zur Vermeidung des Vorwurfs der Parteilichkeit des Gutachters möglichst nicht erfolgen. Allerdings formulieren die Begutachtungs-Leitlinien ausdrücklich auch die Möglichkeit von Ausnahmefällen, in denen die Begutachtung durch den behandelnden Arzt in begründeten Fällen nicht ausgeschlossen ist.

Bauer: Welche Aspekte der zur Beurteilung stehenden Personen sind durch den Gutachter zu berücksichtigen?

Friedel: Gemäß § 11 FeV ist die Untersuchung anlassbezogen, das heißt bei begründetem Zweifel an der Fahreignung durchzuführen. Sie beinhaltet nicht die gesamte Persönlichkeit des Betroffenen, sondern nur den Anlass der Begutachtung.

Bauer: Bedeutet dies, dass der beurteilende Arzt bei einem Menschen, der einen epileptischen Anfall erlitten hat oder an einer Epilepsie leidet, alleine Stellung dazu nehmen muss?

Friedel: Nein, die Begutachtung muss schon in einem sinnvollen Zusammenhang stehende andere Störungen mit berücksichtigen. So beinhalten die Leitsätze zur Beurteilung der Fahreignung bei Anfallsleiden in den Begutachtungs-Leitlinien zur Kraftfahrereignung denn auch den Hinweis, dass neben den epileptischen Anfällen bestehende weitere körperliche oder psychische Krankheiten und Störungen in der Begutachtung mit zu berücksichtigen sind, ggf. auch durch Hinzuziehen anderer Fachkollegen mit verkehrsmedizinischer Qualifikation.

Bauer: Dies wäre z.B. in der Beurteilung einer möglicherweise für die Auslösung der epileptischen Anfälle verursachenden oder diese verstärkenden Alkoholerkrankung der Fall?

Friedel: Ja, das ist ein mögliches Beispiel, da es zur Beurteilung von alkoholkranken Menschen besondere Leitlinien gibt, die dann zusätzlich zur Beurteilung des Wiederholungsrisikos epileptischer Anfälle in die Beurteilung der Fahreignung mit Eingang finden müssen.

Bauer: Ein Arzt ist verpflichtet, einen Patienten darauf hinzuweisen, dass er nicht in der Lage ist, ein Kraftfahrzeug sicher zu führen. Ist es auch denkbar, dass er seine Schweigepflicht bricht und eine Behörde davon informiert?

Friedel: Er ist nicht verpflichtet, dies einer Behörde zu melden, er kann aber trotz seiner grundsätzlichen Schweigepflicht, die in § 203 des Strafgesetzbuches geregelt ist, nach den Grundsätzen über die Abwägung widerstreitender Pflichten oder Interessen berechtigt sein, die Verkehrsbehörde zu benachrichtigen, wenn sein Patient mit einem Kraftwagen am Straßenverkehr teilnimmt, obwohl er wegen seiner Erkrankung nicht mehr fähig ist, ein Kraftfahrzeug zu führen ohne sich und andere zu gefährden. Insbesondere der Bemessung des Gefährdungsgrades kommt hierbei eine große Bedeutung zu. Voraussetzung für die Offenbarung eines Arztgeheimnisses ohne Entbindung von der ärztlichen Schweigepflicht ist jedoch, dass der Arzt vorher den Patienten auf seinen Gesundheitszustand und die Gefahren aufmerksam gemacht hat, die sich beim Steuern eines Kraftwagens ergeben, es sei denn, dass ein Zureden des Arztes wegen der Art der Erkrankung oder wegen der Uneinsichtigkeit des Patienten von vornherein zwecklos ist (BGH-Urteil vom 08.10.68/6ZR168/67(KG)).

Bauer: Wo sehen Sie die Hauptirritationen und Chancen, die sich aus den derzeitigen Bestimmungen zur Begutachtung der Kraftfahrereignung ergeben?

Friedel: Die Chancen liegen darin, dass die Begutachtungs-Leitlinien eine Entscheidungshilfe sind, die keinen statischen Charakter haben, sondern die in der Diskussion mit Fachleuten und unter Abwägung formaler Aspekte nach neuesten wissenschaftlichen Erkenntnissen einen Rahmen abstecken, innerhalb dessen Entscheidungen getroffen werden können, die sehr wohl auch von diesen Leitlinien abweichen können. Dies ist dann aber im Einzelfall wissenschaftlich zu begründen. Sollte sich aus einer Mehrzahl solcher Begründungen ergeben, dass die jetzigen Formulierungen substantiell geändert werden sollten, so könnte dies auch vor Erscheinen einer neuen Auflage der Begutachtungs-Leitlinien erfolgen.

Eine Irritation sehe ich darin, dass von vielen Behörden immer noch im Falle der Vermutung, dass eine Person nicht in der Lage ist, ein Kraftfahrzeug sicher zu führen, fast reflexhaft eine Untersuchung beim medizinisch-psychologischen Dienst, in der Regel bei der Begutachtungsstelle für Fahreignung, verlangt wird. Dies ist aber in keinem Fall der erste Schritt, sondern wie bereits oben einmal erwähnt, sind es Fachärzte mit verkehrsmedizinischer Kenntnis, die eine solche Begutachtung durchführen sollen. Wo nämlich eine fachärztliche Untersuchung ausreicht, kommt eine medizinisch-psychologische Untersuchung nicht in Betracht, und darauf sollten sowohl die betroffenen Personen als auch die Ärzte vermehrt beharren und verweisen.

Bauer: In welchem Kontext dazu steht die jetzt von den Landesärztekammern angebotene Fortbildung zur Erlangung einer verkehrsmedizinischen Qualifikation von Ärzten?

Friedel: Bei der Fortbildung zum Facharzt mit verkehrsmedizinischer Qualifikation wird unter anderem die Begutachtung aus rechtlicher Sicht unterrichtet und auf Formalitäten hingewiesen. Mit dieser Qualifikation belegen

Ärzte ihre Kenntnisse auf diesem Sektor. Es ist daher in jedem Falle sehr empfehlenswert, an einer solchen Schulung zur Zusatzqualifikation Verkehrsmedizin teilzunehmen, die von den Landesärztekammern in gewissen Abständen, je nach Teilnehmerzahl der sich anmeldenden Ärzte, durchgeführt werden.

Bauer: Dies bedeutet aber nicht, dass nur Ärzte, die eine solche Qualifikation erworben haben, überhaupt den Patienten, den sie behandeln, über seine Eignung zum Führen eines Kraftfahrzeugs beraten und eine Absprache über eine Fahrpause mit ihm treffen könnten.

Friedel: Nein, dies bedeutet es nicht, dies darf und muss auch weiterhin jeder Arzt tun. Allerdings wird man von behördlicher Seite im Falle eines Verkehrsgutachtens in der Regel Ärzte berücksichtigen, die eine solche Zusatzqualifikation nachweisen können.

Bauer: Ist bereits jetzt eine Neuauflage der Begutachtungs-Leitlinien, die ja im April 2000 erschienen sind, geplant oder werden diese zunächst noch verbindlich bleiben?

Friedel: Die Neuformulierung der im letzten Jahr veröffentlichten Begutachtungs-Leitlinien hat eine große Anstrengung erfordert, sodass ich davon ausgehe, dass diese jetzt formulierten Leitlinien in den nächsten Jahren ihre Gültigkeit behalten. Dies bedeutet nicht, dass wir nicht für sachdienliche Anregungen in der Erweiterung einzelner Formulierungen jederzeit offen sind.

Bauer: Ich danke Ihnen für das Gespräch.

▪ Weiterführende Literatur

Begutachtungs-Leitlinien zur Kraftfahrereignung. Berichte der Bundesanstalt für Straßenwesen. Mensch und Sicherheit – Heft M 115, Hrsg. Bundesanstalt für Straßenwesen, Bergisch Gladbach, 2000 (Adresse für kostenpflichtigen Bezug: Wirtschaftverlag NW, Verlag für neue Wissenschaft GmbH, Postfach 10 11 10, 27511 Bremerhaven)

Friedel B, Lappe E (2000) Fahreignung psychisch kranker Patienten. In: Venslaff U, Foerster K (Hrsg) Psychiatrische Begutachtung. Urban und Fischer, München Jena

5 Auszug aus den Begutachtungsleitlinien zur Kraftfahrereignung *

(Diese Leitlinien sind entstanden durch die Zusammenführung der 5. Auflage der Begutachtungs-Leitlinien „Krankheit und Kraftverkehr" des Gemeinsamen Beirats für Verkehrsmedizin und des „Psychologischen Gutachtens Kraftfahreignung" des Berufsverbandes Deutscher Psychologen.)

Die Begutachtungs-Leitlinien basieren auf den Ausführungen der Zweiten Führerscheinrichtlinie der EG sowie der neuen Fahrerlaubnis-Verordnung

■ Anfallsleiden

Gruppe 1

Wer unter persistierenden epileptischen Anfällen oder anderen anfallsartig auftretenden Bewusstseinsstörungen leidet, ist in der Regel nicht in der Lage, den gestellten Anforderungen zum Führen von Kraftfahrzeugen der Gruppe 1 gerecht zu werden, solange ein wesentliches Risiko von Anfallsrezidiven besteht.

Gleiches gilt bei nicht-epileptischen Anfällen mit akuter Beeinträchtigung des Bewusstseins oder der Motorik wie narkoleptischen Reaktionen, affektiven Tonusverlusten, kardiovaskulären Synkopen, psychogenen Anfällen u. ä.

Ausnahmen von der Regel sind unter anderem gerechtfertigt
- bei einfachen fokalen Anfällen, die keine Bewusstseinsstörung und keine motorische, sensorische oder kognitive Behinderung für das Führen eines Fahrzeuges zur Folge haben und bei denen nach mindestens einjähriger Verlaufsbeobachtung keine relevante Ausdehnung der Anfallssymptomatik und kein Übergang zu komplex-fokalen oder generalisierten Anfällen erkennbar wurde;
- bei ausschließlich an den Schlaf gebundenen Anfällen nach mindestens dreijähriger Beobachtungszeit.

---

* Nachdruck aus „Begutachtungs-Leitlinien zur Kraftfahreignung" 2000, mit freundlicher Genehmigung des Bundesamtes für Straßenwesen (Professor Dr. Friedel)

Ein wesentliches Risiko von Anfallsrezidiven ist nicht anzunehmen
■ nach einem einmaligen Anfall (nach einer Beobachtungszeit von 3 bis 6 Monaten),
   – wenn der Anfall an bestimmte Bedingungen geknüpft war (Gelegenheitsanfall) – wie z. B. an Schlafentzug, Alkoholkonsum oder akute Erkrankungen (Fieber, Vergiftungen, akute Erkrankungen des Gehirns oder Stoffwechselstörungen) – und der Nachweis erbracht wurde, dass jene Bedingungen nicht mehr gegeben sind. Bei Gelegenheitsanfällen im Rahmen einer Alkoholabhängigkeit ist eine zusätzliche Begutachtung durch Fachärzte für Neurologie, Psychiatrie oder Rechtsmedizin erforderlich.
   – wenn die neurologische Abklärung weder Hinweise auf eine ursächliche morphologische Läsion noch auf eine beginnende idiopathische Epilepsie ergeben hat,
■ wenn der Betroffene ein Jahr anfallsfrei geblieben ist und kein wesentliches Risiko weiterer Anfälle besteht. Bei langjährig bestehenden, bislang therapieresistenten Epilepsien beträgt die erforderliche anfallsfreie Zeit 2 Jahre. Das Elektroenzephalogramm (EEG) muss dabei nicht von den für Epilepsie typischen Wellenformen frei sein. Eine massiv ausgeprägte Spike-wave-Tätigkeit im EEG, eine im Verlauf nachgewiesene Zunahme von generalisierten Spikewave-Komplexen und fokalen Sharp waves sowie die Persistenz einer Verlangsamung der Grundaktivität können Indikatoren für eine Rezidivneigung sein.
■ nach Anfällen, die nur kurze Zeit (etwa 2 Wochen) nach Hirnoperationen oder Hirnverletzungen aufgetreten sind, nach einem anfallsfreien Intervall von einem halben Jahr.

Gleichzeitig bestehende weitere körperliche oder psychische Krankheiten und Störungen bzw. Besonderheiten sind bei der Begutachtung mit zu berücksichtigen, ggf. durch Hinzuziehung weiterer, für die jeweilige Fragestellung zuständige Fachärzte mit verkehrsmedizinischer Qualifikation.

Bei Beendigung einer antiepiletischen Therapie (Ausschleichen) mit Absetzen der Antiepileptika ist den Betroffenen für die Dauer der Reduzierung und des Absetzens des letzten Arzneimittels sowie die ersten 3 Monate danach zu raten, wegen des erhöhten Risikos eines Anfallsrezidivs kein Kraftfahrzeug zu führen. Ausnahmen sind in gut begründeten Fällen möglich (lange Anfallsfreiheit, insgesamt wenige Anfälle, Epilepsie-Syndrom mit niedrigem Rezidivrisiko, erfolgreiche epilepsiechirurgische Behandlung).

Im Falle eines Anfallsrezidivs genügt in der Regel eine Fahrunterbrechung von 6 Monaten, wenn vorher die vorbeschriebene anfallsfreie Frist eingehalten wurde.

Bei Fahrerlaubnisinhabern oder Fahrerlaubnisbewerbern, die dauernd mit Antiepileptika behandelt werden müssen, dürfen keine Intoxikationen oder andere unerwünschte zentralnervöse Nebenwirkungen erkennbar sein (siehe Kapitel 3.12 Betäubungsmittel und Arzneimittel).

Es dürfen keine die erforderliche Leistungsfähigkeit ausschließenden hirnorganischen Veränderungen vorliegen (siehe Kapitel 3.10.2 Demenz und organische Persönlichkeitsveränderungen).

Gruppe 2

Die Voraussetzung zum Führen von Kraftfahrzeugen der Gruppe 2 bleibt nach mehr als 2 epileptischen Anfällen in der Regel ausgeschlossen. Als Ausnahme gilt eine durch ärztliche Kontrolle nachgewiesene 5-jährige Anfallsfreiheit ohne antiepileptische Behandlung. Nach einem einmaligen Anfall im Erwachsenenalter ohne Anhalt für eine beginnende Epilepsie oder eine andere hirnorganische Erkrankung ist eine anfallsfreie Zeit von 2 Jahren abzuwarten. Nach einem Gelegenheitsanfall ist bei Vermeiden der provozierenden Faktoren nach 6 Monaten keine wesentliche Risikoerhöhung mehr anzunehmen.

Bei Fahrerlaubnisinhabern beider Gruppen sind Kontrolluntersuchungen in Abständen von 1, 2 und 4 Jahren erforderlich. Mit zunehmender Dauer der Anfallsfreiheit verlieren EEG-Befunde an Bedeutung.

■ Begründung

Wenn ein Kraftfahrer jederzeit unvorhersehbar und plötzlich in eine Bewusstseinsveränderung geraten kann und dadurch die Situationsübersicht verliert, so ist die von ihm ausgehende Gefahr bei der heutigen Verkehrsdichte so groß, dass er von der Teilnahme am motorisierten Straßenverkehr ausgeschlossen werden muss. Ob eine besondere Gefahrenlage durch ein Anfallsleiden besteht, ist im Einzelfall zu klären. Mehrfach aufgetretene Bewusstseinsstörungen rechtfertigen die Annahme, dass auch künftig mit dem Eintreten unvorhergesehener gefährlicher Bewusstseinsänderungen gerechnet werden muss.

Es ist unerheblich, ob anfallsartig auftretende Bewusstseinsstörungen diagnostisch als epileptische Anfälle anzusehen sind oder nicht.

Fahrerlaubnisinhaber oder Fahrerlaubnisbewerber, die unter anfallsartig auftretenden Bewusstseinsstörungen leiden, werden auch dann nicht den Anforderungen zum Führen von Kraftfahrzeugen gerecht, wenn bei ihnen die Anfälle nur relativ selten, z. B. jährlich zwei- oder dreimal, auftreten. Entscheidend bleibt, dass diese Anfälle jederzeit unvorhersehbar und für den Kraftfahrer unabwendbar auftreten können. Auch Anfälle mit Prodromen schließen nicht die Annahme aus, dass es beim Führen eines Kraftfahrzeuges zu gefährlichen epileptischen Reaktionen kommen kann.

Stets sollte beachtet werden, dass das Leiden oft erst durch einen „großen Anfall" als Unfallursache bekannt wird. Die bei manchen Anfallskranken auftretenden sehr flüchtigen Bewusstseinstrübungen besonderer Art, die so genannten Absencen und andere kleine Anfälle, dürften als Unfallursache oft unentdeckt bleiben und daher eine hohe Dunkelziffer begründen. Auch „Dämmerzustände" verschiedener Genese können erst im Zusammenhang mit einem Unfall als dessen Ursache entdeckt werden.

Ob eine besondere Gefahrenlage durch ein Anfallsleiden besteht, ist stets im Einzelfall zu klären. Jede Beurteilung muss den besonderen, hier keineswegs vollständig aufgezählten Umständen gerecht werden. Dem Betroffenen muss zugemutet werden, den günstigen Verlauf im Einzelfall zu belegen. Aus diesen Gründen kann aus ärztlicher Sicht das Kriterium einer eventuell positiven Beurteilung nicht allein die vom Erkrankten selbst behauptete Zeit der Anfallsfreiheit sein. Die Angabe muss vielmehr durch den Nachweis einer regelmäßigen ärztlichen Überwachung und – soweit möglich – durch Fremdanamnese gesichert werden. Außerdem sind eine entsprechende Zuverlässigkeit und Selbstverantwortung eine wichtige persönliche Voraussetzung.

Mit ausreichender Wahrscheinlichkeit lässt sich die günstige Entwicklung nur durch wiederholte, dem Einzelfall angepasste Kontrolluntersuchungen untermauern. In Zweifelsfällen können das EEG und Antiepileptika-Serumspiegelbestimmungen hinzugezogen werden, ausnahmsweise auch eine Langzeit-EEG-Untersuchung. Es ist nicht gerechtfertigt, allein aus dem EEG Konsequenzen für die Beurteilung der Eignung zum Führen von Kraftfahrzeugen zu ziehen.

Die Voraussetzungen zum Führen von Fahrzeugen der Gruppe 2 erfordern wegen der damit verbundenen anfallsprovozierenden Belastungen strenge Beurteilungsmaßstäbe.

■ Die internationalen Führerscheinklassen

Klasse A: Krafträder mit oder ohne Beiwagen;
Klasse B: Kraftwagen mit einer zulässigen Gesamtmasse von nicht mehr als 3.500 kg und nicht mehr als acht Sitzplätzen außer dem Führersitz; hinter dem Kraftwagen dieser Klasse darf ein Anhänger mit einer zulässigen Gesamtmasse von höchstens 750 kg mitgeführt werden;
Fahrzeugkombinationen, die aus einem Zugfahrzeug der Klasse B und einem Anhänger bestehen, sofern die zulässige Gesamtmasse der Kombination 3.500 kg und die zulässige Gesamtmasse des Anhängers die Leermasse des Zugfahrzeugs nicht übersteigen;
Klasse BE: Fahrzeugkombinationen, die aus einem Zugfahrzeug der Klasse B und einem Anhänger bestehen und die als Kombination nicht unter die Klasse B fallen;
Klasse C: Kraftwagen – ausgenommen jene der Klasse D – mit einer zulässigen Gesamtmasse von mehr als 3.500 kg; hinter dem Kraftwagen dieser Klasse darf ein Anhänger mit einer zulässigen Gesamtmasse von höchstens 750 kg mitgeführt werden;
Klasse CE: Fahrzeugkombinationen, die aus einem Zugfahrzeug der Klasse C und einem Anhänger mit einer zulässigen Gesamtmasse von mehr als 750 kg bestehen;
Klasse D: Kraftwagen zur Personenbeförderung mit mehr als acht Sitzplätzen außer dem Führersitz; hinter dem Kraftwagen dieser

Klasse darf ein Anhänger mit einer zulässigen Gesamtmasse von höchstens 750 kg mitgeführt werden;

Klasse DE: Fahrzeugkombinationen, die aus einem Zugfahrzeug der Klasse D und einem Anhänger mit einer zulässigen Gesamtmasse von mehr als 750 kg bestehen.

Innerhalb der Klassen A, B, BE, C, CE, D und DE gibt es folgende Unterklassen:

Unterklasse A1: Krafträder mit einem Hubraum von nicht mehr als 125 cm^3 und einer Motorleistung von nicht mehr als 11 kW (Leichtkrafträder);

Unterklasse B1: dreirädrige und vierrädrige Kraftfahrzeuge;

Unterklasse C1: Kraftwagen – ausgenommen jene der Klasse D – mit einer zulässigen Gesamtmasse von mehr als 3.500 kg, jedoch nicht mehr als 7.500 kg; hinter dem Kraftwagen dieser Unterklasse kann ein Anhänger mit einer zulässigen Gesamtmasse von höchstens 750 kg mitgeführt werden;

Unterklasse C1E: Fahrzeugkombinationen, die aus einem Zugfahrzeug der Unterklasse C1 und einem Anhänger mit einer zulässigen Gesamtmasse von mehr als 750 kg bestehen, sofern die zulässige Gesamtmasse der Kombination 12.000 kg und die zulässige Gesamtmasse des Anhängers die Leermasse des Zugfahrzeugs nicht übersteigen;

Unterklasse D1: Kraftwagen zur Personenbeförderung mit mehr als acht Sitzplätzen außer dem Führersitz, jedoch mit nicht mehr als 16 Sitzplätzen außer dem Führersitz; hinter dem Kraftwagen dieser Unterklasse kann ein Anhänger mit einer zulässigen Gesamtmasse von höchstens 750 kg mitgeführt werden;

Unterklasse D1E: Fahrzeugkombinationen, die aus einem Zugfahrzeug der Unterklasse D1 und einem Anhänger mit einer zulässigen Gesamtmasse von mehr als 750 kg bestehen, sofern
- die zulässige Gesamtmasse der Kombination 12.000 kg und die zulässige Gesamtmasse des Anhängers die Leermasse des Zugfahrzeugs nicht übersteigen;
- der Anhänger nicht zur Personenbeförderung verwendet wird.

Gruppe 1:
Klassen A, A1, B, BE, M, L + T (M = Kleinkrafträder, L = Arbeitsmaschinen, T = landwirtschaftliche Zugmaschinen)

Gruppe 2:
Klassen C, C1, CE, C1E, Δ, Δ1, ΔE, Δ1E + Fuhrgastbeförderung

6 Empfehlungen zur Beurteilung beruflicher Möglichkeiten von Personen mit Epilepsie – Überarbeitung 1999*

Arbeitskreis zur Verbesserung der Eingliederungschancen von Personen mit Epilepsie[1]

■ Vorbemerkungen

Mit dem Ziel, die Eingliederungschancen von Personen mit Epilepsie zu verbessern, hatte ab 1984 der Arbeitskreis Empfehlungen erarbeitet, die es Ärzten, Beratern und anderen Fachkräften erleichtern sollten, Personen mit Epilepsie Hinweise zu ihrer beruflichen Eingliederung zu geben [1]. Ähnliche Bestrebungen gab es etwa zur gleichen Zeit in der damaligen DDR-Sektion der Internationalen Liga gegen Epilepsie [7, 13]. Die in den Empfehlungen aufgezeigten Beurteilungskriterien und Hinweise zur Therapiekontrolle sowie zwei Übersichten, die die unterschiedlichen Auswirkungen einer Epilepsie berücksichtigten und in Beziehung zu konkreten Berufen

---

* Nachdruck aus Rehabilitation 2001; 40:97–110 mit freundlicher Genehmigung des Thieme Verlags, Stuttgart

[1] Mitglieder des Arbeitskreises 1999: Prof. Dr. med. P. Bülau, Westerwaldklinik Waldbreitbach; Dipl.-Psych. V. Brattig, Berufsbildungswerk Annastift e. V., Hannover; H. Elsner, Ärztin, Berufsbildungswerk Bethel, Bielefeld; Dipl.-Ing. H. Gothsch, Berufsgenossenschaft der Feinmechanik und Elektrotechnik, Köln; Dr. med. G. Harai, Bundesanstalt für Arbeit, Landesarbeitsamt Niedersachsen-Bremen, Hannover; Dr. jur. V. Kaiser, Holz-Berufsgenossenschaft, Bezirksverwaltung, Stuttgart; Dr. med. H. Kleinsorge, BASF AG, Ludwigshafen; Dr. med. habil. K. König, Medizinischer Dienst der Krankenkassen, Essen; Th. Kreutz, Krankenpflegeschule Bethel; Dr. med. U. Pällmann, Hauptverband der gewerblichen Berufsgenossenschaften e. V., Berufsgenossenschaftliche Zentrale für Sicherheit und Gesundheit – BGZ, St. Augustin; Dr. med. Th. Remé, Berufsgenossenschaft für Gesundheitsdienst und Wohlfahrtspflege, Hamburg; Dipl.-Päd. J. Schubert, Berufsförderungswerk Heidelberg GmbH, Heidelberg; Dr. med. K.-P. Schumann, Zentrallaboratorium, Klinik Gilead I, Bielefeld; R. Thorbecke, M.A., Klinik Mara I, Bielefeld; Dr. med. L. Tynova, Stiftung Rehabilitation, Heidelberg; K. Wenchel, Süddeutsche Metall-Berufsgenossenschaft, Mainz; Dr. med. U. Wendt, Landesklinik Brandenburg.

brachten, gaben Anhaltspunkte für die individuell zu treffenden Entscheidungen. Zudem sollten die Empfehlungen mit weniger schwerwiegenden Behinderungsauswirkungen Berufe zu erschließen, die bisher diesem Personenkreis nicht oder eingeschränkt offen standen.

1994 hat der Arbeitskreis eine erste Überarbeitung [2] vorgenommen unter den folgenden Zielsetzungen:

▪ Vereinfachung der Skala mit arbeitsmedizinischen Schweregraden von Epilepsie, um sie in der Praxis besser handhabbar zu machen.

▪ Einbeziehung der Neuerungen in der Epilepsiediagnostik und -therapie seit 1984, insbesondere verbesserte Verfahren zur Beobachtung und zur Klassifikation von Anfällen.

▪ Berücksichtigung der Neuerungen der 4. Auflage der Begutachtungslinien Krankheit und Kraftverkehr von 1992 [5], in denen festgestellt wird: „Einfach partielle (fokale) Anfälle, die keine Bewusstseinsstörung und keine motorische, sensorische oder kognitive Behinderung für das Führen des Fahrzeuges zur Folge haben, schließen die Kraftfahreignung im allgemeinen nicht aus".

▪ Berücksichtigung der 1987 veränderten Ausbildungsordnungen für elektrotechnische und Berufe der Metalltechnik in der Bundesrepublik sowie der aus der ehemaligen DDR übernommenen Berufsbilder bei den Empfehlungen für die berufliche Eignung.

Der Arbeitskreis legt nun erneut eine Überarbeitung der Empfehlungen vor mit den folgenden Zielsetzungen:

▪ Berücksichtigung der Neuerungen in der 5. Auflage der Begutachtungsleitlinien „Krankheit und Kraftverkehr" von 1996 [6]: in den Begutachtungsleitlinien wird Fahrtauglichkeit für Gruppe 1 [2], auch wenn Anfallsfreiheit nicht besteht, angenommen „bei ausschließlich an den Schlaf gebundenen Anfällen nach mindestens dreijähriger Beobachtungszeit". Für Gruppe 2 [3] werden strengere Maßstäbe angelegt. Als „Voraussetzung gilt eine durch ärztliche Kontrolle nachgewiesene fünfjährige Anfallsfreiheit ohne antiepileptische Behandlung", d. h. die Gefährdung anderer Personen infolge epileptischer Anfälle ist strenger zu bewerten als die Eigengefährdung.

▪ Anwendung der Hinweise auch für die Beurteilung von Berufen des Gesundheitswesens und auf sozialpflegerische und sozialpädagogische Berufe.

Ziel der Empfehlungen ist es, Hinweise zur Beantwortung der Frage zu geben, welche der verschiedenen zu einem Beruf gehörigen Tätigkeiten ein Anfallskranker, vorausgesetzt, der Krankheitsverlauf bleibt stabil, ohne Selbstgefährdung oder Gefährdung anderer ausführen kann. Auf diese Frage beziehen sich auch die Gefährdungsbeurteilungen mit den Kategorien „grundsätzlich keine Bedenken", „möglich in der Mehrzahl der Arbeitsplät-

---

[2] Diese umfasst die Führerscheinklassen A, B, B + E und die Unterklassen A1 und B1.
[3] Diese umfasst die Führerscheinklassen C, C + E, D, D + E und die Unterklassen C1, C1 + E, D1 und D1 + E.

Tabelle 1. Gefährdungskategorien (zum praktischen Vorgehen siehe Abschnitt 1.1.4)

„0"	erhaltenes Bewusstsein, erhaltende Haltungskontrolle und Handlungsfähigkeit *Kommentar:* Anfälle ausschließlich mit Befindlichkeitsstörungen ohne arbeitsmedizinisch relevante Symptome; möglicherweise wird eine Handlung bewusst unterbrochen bis zum Ende der subjektiven Symptome
„A"	Beeinträchtigung der Handlungsfähigkeit bei erhaltenem Bewusstsein mit Haltungskontrolle *Kommentar:* Anfälle mit Zucken, Versteifen oder Erschlaffen einzelner Muskelpartien
„B"	Handlungsunterbrechung bei Bewusstseinsstörung mit Haltungskontrolle *Kommentar:* plötzliches Innehalten, allenfalls Minimalbewegungen ohne Handlungscharakter
„C"	Handlungsfähigkeit mit/ohne Bewusstseinsstörung bei Verlust der Haltungskontrolle *Kommentar:* plötzlicher Sturz ohne Schutzreflex, langsames In-sich-Zusammensinken, Taumeln und Sturz mit Abstürzen
„D"	unangemessene Handlungen bei Bewusstseinsstörungen mit/ohne Haltungskontrolle *Kommentar:* unkontrollierte komplexe Handlungen, meist ohne Situationsbezug

ze", „möglich in besonderen Fällen". Diese Beurteilungen geben Ärzten, Psychologen, Berufsberatern und anderen Beteiligten Anhaltspunkte bei Berufswahlfragen und sonstigen Fragen einer beruflichen Tätigkeit.

Soweit es um die arbeitsmedizinische Beurteilung eines Anfallskranken in Bezug auf einen konkreten Arbeitsplatz geht, kann nicht allein nach diesen Empfehlungen verfahren werden. In diesem Fall sollte zunächst die Schwere der Epilepsie entsprechend den in diesen Empfehlungen gegebenen Hinweisen zur Beurteilung des Schweregrades einer Epilepsie ermittelt werden (siehe Tabelle 1) und dann in Kenntnis des in Aussicht genommenen Arbeitsplatzes überprüft werden, ob und ggf. welche gesundheitlichen Bedenken bestehen. Zur sachgerechten Beurteilung kommen in Betracht: der Werks- und Betriebsarzt, die Aufsichtsperson des Unfallversicherungsträgers, die Sicherheitsfachkraft und der Sicherheitsbeauftragte.

■ 1 Hinweise für die Beurteilung

Bei der Beurteilung beruflicher Möglichkeiten von Personen mit Epilepsie (Epilepsie im Sinne von wiederholt aufgetretenen epileptischen Anfällen) muss davon ausgegangen werden, dass es verschiedene Formen von Epilepsie mit individuell unterschiedlichen Auswirkungen gibt und dass Epilepsien wirksam behandelt werden können [4]. Fortschritte in Diagnostik und Therapie der verschiedenen Formen von Epilepsie [12] und eine zunehmende Vielfalt von Berufen und Tätigkeiten innerhalb einzelner Berufsfelder machen heute in jedem Einzelfall eine differenzierte Abstimmung zwischen individuellen krankheitsbedingten Einschränkungen und beruflichen Gegebenheiten notwendig [10]. Dabei müssen berücksichtigt werden:

a) Schwere der Epilepsie (Art, Häufigkeit, Prognose und Behandlungsstand der Anfälle)
b) Art des Berufes und Unfallgefährdung in verschiedenen Tätigkeitsfeldern innerhalb dieses Berufes
c) Berufssituation des Behinderten ohne oder mit Berufserfahrung.

1.1 Beurteilung der Schwere der Epilepsie

1.1.1 Art der Anfälle

Anfälle sollten in ihrem Ablauf genau beschrieben werden, so dass eine individuelle Beurteilung der arbeitsmedizinischen Risiken möglich wird. Besonders zu beachten sind:

- Aura (Vorgefühl): alles, was der Betroffene selbst vom Anfallsbeginn wahrnimmt, Dauer der Aura sowie Reaktionsvermögen und Schutzmöglichkeit während der Aura
- Bewusstsein während des Anfalls: erhalten, gestört
- Verfügbarkeit: rechte/linke Hand, rechts/linkes Bein, erhalten/aufgehoben
- Sturz: Bestandteil des Anfalls oder nicht
- Verhalten im Anfall: ruhig, unruhig, nicht situationsangepasste Handlungen
- Verhalten nach dem Anfall: vorübergehende Lähmung oder Sprachstörung, sofort wieder orientiert oder allmähliche Reorientierung, Nachschlaf
- Dauer bis zur Wiederherstellung der Funktionsfähigkeit (einschließlich Reorientierung)
- Bindung an Schlaf-Wach-Rhythmus: aus dem Schlaf, nach dem Aufwachen, am Feierabend, ohne zeitliche Bindung
- individuelle auslösende Situationen, deren Beachtung zur Vermeidung von Anfällen/Anfallsfolgen dienen kann: z. B. Schlafverschiebung (Nachtschicht).

All diese Anfallsmerkmale sollten berücksichtigt werden, wenn es um die Beurteilung der Einsatzmöglichkeiten für den einzelnen Arbeitsplatz geht. Für die Beurteilung der beruflichen Möglichkeiten (Berufsprognose) sollten fünf arbeitsmedizinisch relevante Gefährdungskategorien berücksichtigt werden (Tabelle 1). Sollten mehrere Anfallstypen gleichzeitig vorliegen, so ist derjenige mit der höheren Gefährdung maßgebend.

Die 0-Kategorie mit arbeitsmedizinisch nicht relevanten Anfallssymptomen beinhaltet einfach fokale Anfälle mit die Fahrtauglichkeit nicht einschränkenden Anfallssymptomen in den Begutachtungsleitlinien „Krankheit und Kraftverkehr" (siehe Vorbemerkungen).

Zahlreiche Studien [7, 11] und praktische Erfahrungen zeigen, dass Anfälle mit Verlust der Haltungskontrolle (Kategorie C) und Anfälle mit unangemessenen Handlungen bei Bewusstseinsstörungen (Kategorie D) aus arbeitsmedizinischer Sicht als „schwerer" anzusehen sind als Anfälle mit Beeinträchtigung der Handlungsfähigkeit bei erhaltenem Bewusstsein oder

Anfälle mit Handlungsunterbrechung bei Bewusstseinsstörung (Kategorie A und B). Die Unterteilung der Anfallssymptome in die Kategorien A bis D drückt deshalb den Schweregrad unter arbeitsmedizinischen Gesichtspunkten zunehmend von A nach D aus.

1.1.2 Häufigkeit der Anfälle

Neben der Art der Anfallssymptome ist ihre Häufigkeit ein wesentliches Merkmal der Schwere einer Epilepsie. Die Anfallshäufigkeit wurde in vier Stufen unterteilt (anfallsfrei, maximal 2 Anfälle/Jahr, 3–11 Anfälle/Jahr und 1 Anfall pro Monat oder häufiger). Die Häufigkeit der Anfälle wird aus den Eintragungen im Anfallskalender bestimmt.

Als dauerhaft anfallsfrei gelten Personen, die länger als 2 Jahre unter Pharmakotherapie oder länger als 1 Jahr nach operativer Therapie anfallsfrei sind, Personen, die länger als 3 Jahre Anfälle ausschließlich aus dem Schlaf heraus haben, und Personen mit Anfällen bei erhaltenem Bewusstsein (siehe dazu Begutachtungsleitlinien des Gemeinsamen Beirates für Verkehrsmedizin 1996 [6]).

1.1.3 Prognose und Behandlungsstand

Die Prognose einer Epilepsie hängt ab von der Art der Anfälle, dem Ausschöpfen aller therapeutischen Möglichkeiten und der Mitarbeit des Patienten, insbesondere der verlässlichen Medikamenteneinnahme. Die langfristige Prognose kann erst gestellt werden, wenn die pharmakologische Therapie entsprechend den Standards der modernen Epilepsiebehandlung durchgeführt bzw. die Möglichkeiten einer operativen Therapie geprüft worden sind. Die Prognose sollte immer von einem in Epilepsiebehandlung erfahrenen Neurologen oder Pädiater gestellt werden. Ist dieser nicht der behandelnde Arzt, sollte letzterer einbezogen werden. Im Einzelfall kann es angezeigt sein, einen epileptologisch erfahrenen Arzt oder eine Anfallsambulanz beratend hinzuzuziehen (siehe Verzeichnis der Anfallsambulanzen [9], Adressen von in Epilepsiebehandlung erfahrenen Ärzten können beim Informationszentrum Epilepsie erfragt werden, siehe Anschriften).

Für die langfristige arbeitsmedizinische Risikobeurteilung muss geprüft werden, ob der erreichte Behandlungsstand stabil ist.

1.1.4 Praktisches Vorgehen

Für die Einordnung in die Gefährdungskategorien 0, A, B, C oder D ist eine Beschreibung der Anfälle erforderlich, nach der folgende Fragen beantwortet werden können:
1. Ist das Bewusstsein erhalten?
2. Kommt es zu Haltungsverlust?
3. Ist die Willkürmotorik gestört?
4. Kommt es zu unangemessenen Bewegungen?

Tabelle 2. Einordnung in Gefährdungskategorien

Tabelle 2 dient der raschen und eindeutigen Einordnung in die Kategorien 0 bis D. Ausgehend von der Frage einer Bewusstseinsstörung während des Anfalls gelangt man entweder in Diagramm a oder in Diagramm b über die Beantwortung der Fragen nach einem Sturz bzw. während des Anfalls und einer Störung der Motorik bzw. unangemessenen Handlungen in jedem Fall zu einer eindeutigen Zuordnung. Zur Beantwortung der Fragen können Befundberichte von behandelnden Ärzten oder Kliniken, die Angaben der Betroffenen selbst sowie Angaben von Anfallszeugen herangezogen werden. Insbesondere bei Anfällen mit Bewusstseinsstörungen wird man auf Fremdbeobachtungen nicht verzichten können

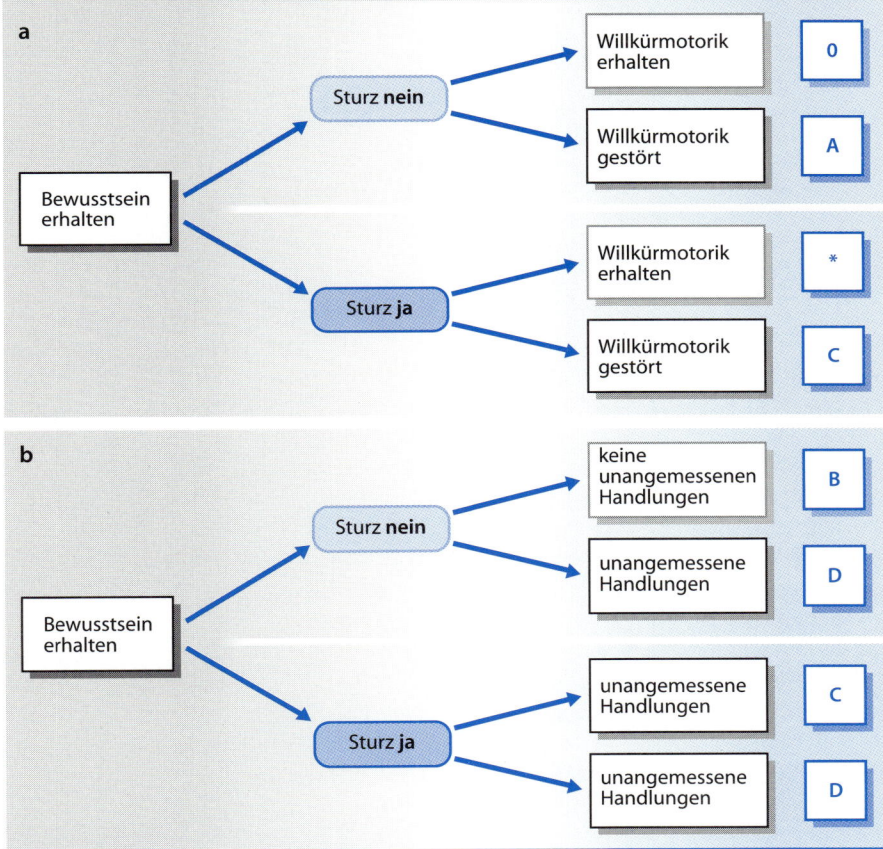

* nicht bei Epilepsie

Tabelle 3. Medizinische Bezeichnung und Gefährdungskategorie, Anfallsbeschreibung

Bezeichnung	Bewusstsein	Haltungskontrolle	Motorik	Kategorie	Weitergehende Beschreibung
Myoklonisch-impulsive Anfälle (Impulsiv-Petit-mal)	nicht gestört / gestört	meist erhalten, selten Sturz	gestört	A / C (selten)	plötzliche ein- oder mehrmalige heftige Zuckung, meist im Schulter-Arm-Bereich, selten auch der Beine, dann Sturz, gebunden an die Zeit kurz nach dem Erwachen
Einfach fokale Anfälle					
– mit motorischer Symptomatik	nicht gestört / gestört	z.T. erhalten, z.T. Sturz	gestört	A, C	plötzliche Verkrampfung, Wendebewegung oder Zuckungen einzelner Muskelgruppen oder Körperteile, wenn die Beine betroffen sind: Sturz, äußerlich nicht sichtbare Empfindung wie Kribbeln, Wahrnehmungsänderungen, Gefühlsstörungen
– mit sensibler, sensorischer oder psychischer Symptomatik	nicht gestört / gestört	erhalten	nicht gestört	0	
Absencen	gestört	meist erhalten, selten Umsinken	gestört, meist Bewegungslosigkeit, selten unangemessene Bewegungen	B / C, D (selten)	plötzliche sekundenlange Bewusstseinspause, z.T. mit Innehalten, z.T. mit automatischer Fortführung der Tätigkeit, bei längerer Dauer sind leichte Zuckungen des Gesichts und der Arme, automatische Bewegungen und Gleichgewichtsstörungen möglich
Grand mal (primär oder sekundär generalisierte tonisch-klonische Anfälle)	gestört	Sturz	gestört	C	mit oder ohne Vorgefühl (Aura) verschiedener Dauer und Ausprägung, Bewusstlosigkeit, Sturz, Verkrampfung (tonische Phase), Zuckungen (klonische Phase), z.T. Zungenbiss, Blauwerden, Einnässen, Speichelfluss, unterschiedlich lange Erholungszeit, Verwirrtheitszustand oder Nachschlaf möglich
Komplex fokale Anfälle (psychomotorische Anfälle)	gestört	meist erhalten, seltener Sturz / z.T. Zu-Boden-gehen, selten Sturz	gestört, meist unangemessene Bewegungen, z.T. Bewegungslosigkeit	D / B (z.T.) / C	mit oder ohne Vorgefühl (Aura) verschiedener Dauer und Ausprägung, eingeschränktes bis aufgehobenes Bewusstsein, Unterbrechung der Tätigkeit, z.T. ohne weitere Symptome; häufiger aber automatische Bewegungen, unangemessene Handlungen, Umherlaufen, seltener Zu-Boden-gehen, selten Sturz, z.T. Lautäußerungen

Die alleinige Klassifizierung der Anfälle mit medizinischen Kategorien wie Absence, psychomotorischer Anfall etc. ist nicht ausreichend zur Beantwortung dieser Fragen.

Das Vorgehen bei der Einordnung in Gefährdungskategorien ist den Tabellen 2 und 3 zu entnehmen. Tabelle 2 zeigt, welche Fragen dem Kranken und den Zeugen seiner Anfälle gestellt werden müssen, um zu einer raschen und eindeutigen Einordnung in die zutreffende Gefährdungskategorie zu gelangen. Tabelle 3 hilft beim Vorliegen von Anfallsbeschreibungen, die zutreffende Gefährdungskategorie zu bestimmen. Besondere Sorgfalt ist bei der Zuordnung von komplex fokalen Anfällen zu den einzelnen Risikokategorien erforderlich, da sie Kategorie D, aber auch B oder C entsprechen können.

Die anhand von Tabelle 2 oder 3 gefundene Gefährdungskategorie muss mit der aktuellen Anfallshäufigkeit (Angaben des Betroffenen, nach Möglichkeit durch Anfallskalender oder Fremdbeobachtung belegt) kombiniert werden. Hieraus ergibt sich die Schwere der Epilepsie unter arbeitsmedizinischen Gesichtspunkten (siehe Tabellen zur Gefährdungsbeurteilung der jeweiligen Berufe).

▨ Mehrere arbeitsmedizinisch relevante Anfallssymptome

Beim Vorliegen mehrerer Anfallsformen bei einer Person sollte für die Einordnung in die Gefährdungskategorien immer die arbeitsmedizinisch schwerere zugrunde gelegt werden.

▨ Anfallssymptome, die arbeitsmedizinisch nicht relevant sind

Bei epileptischen Symptomen, bei denen Bewusstsein und Haltungskontrolle erhalten sind und bei denen die Handlungsfähigkeit nicht beeinträchtigt ist, z. B. bei isolierten Auren oder Anfällen mit leichtem Zittern des linken Armes, sollten entsprechend den Begutachtungsleitlinien „Krankheit und Kraftverkehr" grundsätzlich keine Einschränkungen gemacht, d. h. die 0-Kategorie gewählt werden.

▨ Protektive Mechanismen:
Vorgefühle/Warnungen, Auftreten der Anfälle außerhalb der Arbeitszeit

▨ *Vorgefühle/Warnungen (Auren)* sollen als Schutzmöglichkeit berücksichtigt werden, wenn durch Fremdbeobachtungen gesichert ist, dass die Aura es dem Epilepsiekranken erlaubt, geeignete Schutzmaßnahmen zu ergreifen, und diese Möglichkeit in angemessener Weise genutzt wird. Im Einzelfall bedeutet dies, dass statt Kategorie D oder C Kategorie A gewählt werden sollte.

▨ *Tageszeitliche Bindung:* Für Menschen mit Epilepsie, deren Anfälle ausschließlich nach dem Aufwachen auftreten, kann nur dann ein geringeres Gefährdungsrisiko angenommen werden, wenn diese tageszeitliche Bindung mindestens schon drei Jahre besteht und wenn eine enge Bindung an die Aufwachsituation besteht, so dass keine Anfälle auf dem Arbeitsweg oder am Arbeitsplatz zu erwarten sind.

▨ Solche Personen sollten unter die dauerhaft anfallsfreien eingeordnet werden (0-Kategorie). Das gleiche gilt für Personen mit Anfällen, die länger als drei Jahre ausschließlich aus dem Schlaf aufgetreten sind.

▨ *Anfallsauslöser, die vorhersehbar sind:* Wenn die Person gelernt hat, einen Auslöser wirksam zu vermeiden, kann dadurch das Risiko von Anfällen am Arbeitsplatz herabgesetzt werden (z. B. Wegschauen bei geringer werdender Drehzahl, wenn drehende Teile anfallsauslösend wirken, oder Tragen einer depolarisierenden Brille bei Fotosensibilität). Solche Schutzmöglichkeiten sollten bei der arbeitsmedizinischen Beurteilung berücksichtigt werden.

▨ Anfallsbegünstigende Umstände – Nachtarbeit

Bestimmte Berufe (z. B. ärztliche, pflegerische, sozialpädagogische) beinhalten auch Nachtbereitschaft, Nachtdienst und Schichtarbeit. Es wird vielfach unterstellt, dass Schichtarbeit, insbesondere Nachtschichtarbeit, bei Epilepsiepatienten zu einer Erhöhung der Anfallsfrequenz führt und aus diesem Grunde auszuschließen sei. Diese Vermutung wird u. a. damit begründet, dass bei EEG-Untersuchungen durch Schlafentzug sog. epileptische Potenziale ausgelöst werden können.

Festzustellen ist, dass es keine systematischen Untersuchungen zur Auswirkung von Schichtarbeit auf die Anfallsfrequenz gibt[4]:

1. Bei der Bewertung sollten nur solche Schichtsysteme beachtet werden, die tatsächlich einen Schlafentzug bzw. eine wesentliche Störung des Schlaf-Wach-Rhythmus bedingen (z. B. Bereitschaftsdienste).
2. Es sollte immer der Einzelfall – mit Wertung der anamnestischen Angaben zur Anfallsfrequenz in Verbindung mit Schlafentzug – beurteilt werden.

1.2 Art des Berufes und Unfallgefährdung in verschiedenen Tätigkeitsfeldern innerhalb dieses Berufes

Kriterien für die Abstufung der Gefährdung sind vor allem Eigengefährdung, Fremdgefährdung und ökonomisches Risiko. Bei der Beurteilung einer beruflichen Tätigkeit ist zu berücksichtigen, dass innerhalb eines Berufes die Risiken bei den einzelnen Tätigkeiten unterschiedlich sein können. Diese Tatsache verlangt neben der ärztlichen Beurteilung die Mitwirkung einer für das spezielle Berufsbild sachkundigen Person (z. B. Arbeitssicherheits-Fachkraft).

Beispiele für *Eigengefährdung* sind: Die Gefahr, mit drehenden ungeschützten Teilen (Backenfutter, Bohrspindeln), mit gesundheitsschädlichen elektrischen Spannungen, mit infektiösen oder toxischen Stoffen in Berührung zu kommen. Von Fall zu Fall wäre auch zu prüfen, ob durch geeignete technische Vorrichtungen und Hilfen die Unfallgefährdung an ei-

---

[4] Diese Bewertungen basieren auf einer Stellungnahme des Vorstandes der Deutschen Sektion der Internationalen Liga gegen Epilepsie zu diesen Empfehlungen.

nem bestimmten Arbeitsplatz so reduziert werden kann, dass er für eine Person mit Epilepsie geeignet ist.

Fremdgefährdung ist gegeben bei mangelnder Aufsicht von Minderjährigen bzw. geistig oder körperlich behinderten Menschen im Bereich sozialpflegerischer oder pädagogischer Berufe. Inwieweit eine Aufsicht bei behinderten Menschen erforderlich ist, hängt von deren Grad der körperlichen oder geistigen Einschränkungen sowie vom Grad der Gefährdung ab, woraus sich die Anforderungen an die Aufsichtsperson ergeben. Die Aufsichtsperson muss erforderlichenfalls in der Lage sein, die ihr anvertrauten Personen auch ununterbrochen zu beobachten, um rechtzeitig eingreifen zu können.

In den meisten Fällen werden sich organisatorische Maßnahmen finden lassen, um das Risiko der Eigen- bzw. Fremdgefährdung zu minimieren, z. B. Arbeiten zu zweit, Möglichkeiten, Hilfe in der Nähe abzurufen.

Ein Beispiel für *ökonomische Risiken* sind Fehlprogrammierungen oder falsche Eingaben bei computergestützten Arbeiten.

1.3 Berufssituation des Behinderten ohne oder mit Berufserfahrung

Unterschiedlich zu beurteilen ist die Situation, wenn es sich um eine Erstausbildung handelt oder aber die Behinderung erst nach einer abgeschlossenen Berufsausbildung zu einem Wechsel der Tätigkeit zwingt.

Bei einer Erstausbildung, insbesondere bei jüngeren Behinderten, ist darauf zu achten, dass im angestrebten Beruf möglichst viele Tätigkeitsfelder offen stehen. Es sollte daher zum frühestmöglichen Zeitpunkt der Berufsberater des Arbeitsamtes eingeschaltet werden, der ggf. eine berufsvorbereitende Maßnahme (Arbeitserprobung, Berufsfindung, Förderlehrgang) veranlassen kann.

Eine Ausbildung sollte nicht an Arbeiten mit erhöhter Unfallgefährdung scheitern, die aufgrund der Ausbildungsordnung für das Berufsbild nur während der Ausbildung ausgeführt werden müssen, für das Ausbildungsziel aber nicht wesentlich sind und bei der späteren Berufstätigkeit nicht mehr zwangsweise gefordert werden, beispielsweise Arbeiten an einer Drehmaschine in der Ausbildung zum Technischen Zeichner oder Bereitschaftsdienst in der Ausbildung zum pflegerischen Beruf. Die gesetzlichen Bestimmungen erlauben in vielen Fällen, mit der für die Prüfung zuständigen Stelle zu vereinbaren, dass sie auch dann als erfolgreich abgeschlossen gilt, wenn der Behinderte diese Ausbildungsabschnitte nicht als Ausführender durchlaufen hat.

Bei Behinderten, die nach einer Berufsausbildung – evtl. auch erst im fortgeschrittenen Lebensalter – zu einem Tätigkeitswechsel gezwungen sind, sollte in erster Linie geprüft werden, ob – z. B. im Rahmen einer betrieblichen Umsetzung – die Möglichkeit besteht, weiterhin eine Tätigkeit auszuüben, bei der vorbestehende berufliche Kenntnisse und Erfahrungen verwertet werden können und die den behinderungsbedingten Einschränkungen Rechnung trägt. Die sich dabei ergebenden Fragen sollten zwischen Betroffenem, Betriebsarzt, Fachkraft für Arbeitssicherheit, Arbeitgeber, Be-

triebsrat bzw. Personalrat und ggf. Schwerbehinderten-Vertrauensmann ge-
klärt werden. Erst wenn sich herausstellt, dass dieser Weg nicht möglich
ist, sollte eine Umschulung erwogen werden. Eine fundierte Empfehlung
für einen bestimmten Beruf wird dann oft nur möglich sein, wenn sie sich
auf eine differenzierte, individuelle sozialmedizinische Beurteilung stützen
kann, verbunden mit einer eingehenden psychologischen Untersuchung
und einer praktischen Arbeitserprobung oder einem Praktikum, durch die
verlässliche Anhaltspunkte für die späteren beruflichen Einsatzmöglichkeiten gewonnen werden können.

1.4 Haftungsfragen

Ein epileptischer Anfall während der Arbeitszeit stellt im Allgemeinen keinen
Arbeitsunfall dar, und auch seine Folgen sind nicht zu entschädigen, da es
sich hierbei um einen so genannten Unfall aus innerer Ursache handelt.
Nur wenn betriebliche Umstände wesentlich zur Entstehung oder zur Schwere des Unfalles beigetragen haben, liegt ein Arbeitsunfall vor (z. B. Sturz infolge epileptischen Anfalls in eine besonders gefährdende Maschine).

Ist in einem solchen Ausnahmefall ein Arbeitsunfall anzunehmen, so ist
die Haftung des Unternehmers oder von Arbeitskollegen gegenüber dem
Verletzten regelmäßig beschränkt. Sie sind gegenüber dem Verletzten nur
dann zum Ersatz des Personenschadens verpflichtet, wenn sie den Arbeitsunfall vorsätzlich herbeiführt haben oder wenn der Arbeitsunfall bei der
„gewöhnlichen" Teilnahme am Verkehr (vgl. § 104 Abs. 1 SGB VII) eingetreten ist. Ein Regress des Unfallversicherungsträgers gegen Unternehmer
oder Arbeitskollegen ist nur dann möglich, wenn sie den Arbeitsunfall vorsätzlich oder grob fahrlässig herbeigeführt haben (vgl. § 110 SGB VII).

Unter Berücksichtigung dieser rechtlichen Gegebenheiten besteht kein
Anlass für eine restriktive Beurteilung der beruflichen Möglichkeiten von
Personen mit Epilepsie. Bei sachgerechter Prüfung der Einsatzmöglichkeiten entsprechend den vorliegenden Empfehlungen wird ein grob fahrlässi-
ges oder gar vorsätzliches Handeln des Unternehmers oder von Vorgesetz-
ten selbst dann nicht angenommen werden können, wenn sich wider Erwarten im Einzelfall doch einmal ein Arbeitsunfall infolge eines epileptischen Anfalls ereignen sollte.

▪ 2 Beurteilung der beruflichen Möglichkeiten

Hierzu wurde der jeweilige Schweregrad einer Epilepsie (siehe 1.1) einzelnen
Berufen gegenübergestellt. Sofern zum gleichen Beruf Tätigkeitsfelder mit einer alltäglichen und einer höheren als alltäglichen Gefährdung gehören, wurde dies berücksichtigt. Für die Beurteilung folgt daraus die Abstufung:
▦ grundsätzlich keine Bedenken (Symbol ○)
▦ möglich in der Mehrzahl der Arbeitsplätze (Symbol △)
▦ möglich in besonderen Fällen (Symbol □).

Die Tabellen berücksichtigen nur die Einschränkungen der beruflichen Möglichkeiten, die sich bei Personen mit Epilepsie durch ihre Anfälle ergeben. Darüber hinausgehende Funktionsstörungen (z.B. Lähmungen, psychische Beeinträchtigungen, vermindertes Arbeitstempo, eingeschränkte Umstellfähigkeit) bedürfen gesonderter Beurteilung.

2.1 Industrielle maschinenbautechnische und industrielle elektrotechnische Berufe

Siehe Tabelle 4 und 5.

2.2 Berufe des Gesundheitswesens

Siehe Tabellen 6 bis 11.

2.2.1 Berufsrechtliche Besonderheiten in der Krankenpflege und bei nichtärztlichen Heilberufen

Allgemeine Voraussetzungen für die Erteilung der Erlaubnis zum Führen der Berufsbezeichnung sind in der Krankenpflege § 2 Krankenpflegegesetz (KrPflG), in der Physiotherapie § 2 Masseur- und Physiotherapeutengesetz (MphG), in der Ergotherapie §§ 2, 3 Gesetz über den Beruf des Beschäftigungs- und Arbeitstherapeuten oder in der Logopädie §§ 2, 3 Gesetz über den Beruf des Logopäden festgeschrieben, die besagen, dass der Antragsteller „nicht wegen eines körperlichen Gebrechens oder wegen Schwäche seiner geistigen oder körperlichen Kräfte oder wegen einer Sucht zur Ausübung des Berufs unfähig oder ungeeignet ist". Für Psychologen, die in niedergelassener Praxis tätig werden wollen, bestimmt § 29 der ersten Durchführungsverordnung zum Heilpraktikergesetz (DVO), dass die Berufserlaubnis nicht zu erteilen ist, wenn infolge eines körperlichen Leidens oder wegen Schwäche der geistigen oder körperlichen Kräfte die für die Berufsausübung erforderliche Eignung fehlt.

Die Ausbildung zum Physio- und Ergotherapeuten oder Logopäden ist durch fehlende gesundheitliche Voraussetzungen nicht beschränkt. Anders ist die Regelung in den Pflegeberufen. Hier ist für den Zugang zu einer Ausbildung nach § 6 Abs. 1 bzw. § 10 Abs. 3 KrPflG neben der Vollendung des 17. Lebensjahres die gesundheitliche Eignung zur Ausübung des Berufs Voraussetzung. Für die Zulassung zur Prüfung wird hingegen kein Nachweis über die körperliche Eignung zur Ausübung des Berufs mehr verlangt, da ein solcher Nachweis nach § 6 Abs. 1 und § 10 Abs. 3 KrPflG bereits für den Besuch der Krankenpflegeschule erforderlich ist. Auch wenn dies gesetzlich nicht gefordert wird, so ist es auch im Bereich Physiotherapie, Ergotherapie, Logopädie und Psychotherapie empfehlenswert, die Eignung zur Berufsausübung schon bei Ausbildungsbeginn abzuklären.

Tabelle 4. Gefährdungsbeurteilung – industrielle maschinenbautechnische Berufe

Industrielle maschinenbau-technische Berufe	*	*	*
Hinweise zur Beurteilung der beruflichen Möglichkeiten von Personen mit Epilepsie ○ grundsätzlich keine Bedenken △ möglich in der Mehrzahl der Arbeitsplätze □ möglich in besonderen Fällen *Risiken* insbesondere – drehende, ungeschützte Teile (Backenfutter, Bohrspindeln) – Fehlprogrammierung	Bohrer, Bohrwerksdreher, Dreher, Revolverdreher, Automateneinrichter, Fräser, Universalfräser, Hobler, Universalhobler, Universalschleifer ** *Zerspanungsmechaniker/-in* Fachrichtung: Automatendrehtechnik, Fräs-technik, Drehtechnik, Schleiftechnik *** Facharbeiter für Werkzeugmaschinen, Drehen, Fräsen, Schleifen, Hobeln, Bohren, Facharbeiter für Schleifwerkzeuge Automateneinrichter	Mechaniker, Feinwerk-, Chirurgie-, Büromaschinenmechaniker, Elektromaschinenbauer, Werkzeugmacher, Fluggeräte-, Landmaschinenmechaniker, Maschinen-, Betriebs-, Kunststoffschlosser, Schmelzschweißer, NC-Anwendungsfachmann ** *Industriemechaniker/-in* Fachrichtung: Geräte- und Feinwerktechnik, Produktionstechnik, Maschinen- und Systemtechnik, Betriebstechnik *Werkzeugmechaniker/-in* Fachrichtung: Instrumententechnik, Stanz- und Umformtechnik *Konstruktionsmechaniker/-in* Fachrichtung: Ausrüstungstechnik *Anlagenmechaniker/-in* Fachrichtung: Versorgungstechnik *** *Instandhaltungs-, Flugzeugmechaniker, Land-maschinen- und Traktorenschlosser, Maschinenbauer, Mechaniker, Elektromaschinenbauer, Feinmechaniker, Facharbeiter für Schweißtechnik, Werkzeugmacher*	Güteprüfer, Technischer Zeichner, Teilekonstrukteur *Maschinenbautechniker* Fachrichtung: – Konstruktion – Qualitätswesen – Arbeitsvorbereitung und NC-Technik – Produktionsorganisation Dipl.-Ing. Maschinenbau ** … *** Werkstoffprüfer Metall, Maschinenbauzeichner

	1	2	3
■ anfallsfrei >1 Jahr nach operativer Therapie	○	○	○
■ anfallsfrei >2 Jahre unter Pharmakotherapie			
■ Anfälle nur aus dem Nachtschlaf >3 Jahre			
■ Kategorie „0"			
Anfälle ≤2/Jahr A	○	○	○
B	○	○	○
C	◁	◁	◁
D	□	◁	◁
Anfälle 3–11/Jahr A	○	○	○
B	◁	◁	○
C	◁	◁	◁
D	□	□	◁
Anfälle ≥1/Monat A	○	○	○
B	◁	◁	◁
C	□	□	◁
D	□	□	◁

* Berufe, die zum Teil nach § 25 BBiG aufgehoben oder geändert wurden, sowie Ausbildungsregelungen, die nach § 25 HwO geändert wurden;
** neu geregelte Berufe; *** Facharbeiterberufe, die in der DDR galten

Tabelle 5. Gefährdungsbeurteilung – industrielle elektrotechnische Berufe

Industrielle elektrotechnische Berufe

Hinweise
zur Beurteilung der beruflichen Möglichkeiten von Personen mit Epilepsie

○ grundsätzlich keine Bedenken
△ möglich in der Mehrzahl der Arbeitsplätze
□ möglich in besonderen Fällen

Risiken insbesondere
– ökonomische Risiken durch Fehlprogrammierung
– Arbeiten mit gefährlichen Spannungen

Berufe	Symbol	Berufe	Symbol
* Nachrichtengerätemechaniker/-in, Funk-, Energieanlagen-, Feingeräte-, Informations-, Fernmeldeelektroniker/-in	*	Elektrogeräte-mechaniker/-in	*
		Elektromaschinen-monteur/-in	...
		Energiegeräte-elektroniker/-in	**
** *Kommunikationselektroniker/-in* Fachrichtung: Funktechnik, Informationstechnik, Telekommunikationstechnik	**		...
Energieelektroniker/-in Fachrichtung: Anlagetechnik		*Energieelektroniker/-in* Fachrichtung: – Betriebstechnik – Gerätetechnik	
		Elektromaschinen-monteur/-in	
*** Elektromonteur – Anlagenmonteur *Funkmechaniker* – Tonspeicher- und Rundfunktechnik – Fernsehtechnik *Elektronikfacharbeiter* – Bau- und Funktionsgruppen – Industrielle Elektronik – Instandhaltung *Facharbeiter für elektronische Bauelemente* – Halbleiter Mikroelektronik – Passive Bauelemente *Facharbeiter für Nachrichtentechnik* *Facharbeiter für Fernmeldeverkehr*	***	*Industrieelektroniker* Fachrichtung: – Produktionstechnik – Gerätetechnik	***
		Elektromechaniker Elektromonteur Elektroinstallateur	****
		Elektromeister Elektrotechniker Elektroniktechniker *Dipl.-Ing. Elektrotechnik*	

	1	2	3
anfallsfrei >1 Jahr nach operativer Therapie	○	○	○
anfallsfrei >2 Jahre unter Pharmakotherapie			
Anfälle nur aus dem Nachtschlaf >3 Jahre			
Kategorie „0"			
Anfälle ≤2/Jahr A	○	○	○
B	○	○	○
C	◁	◁	◁
D	□	◁	◁
Anfälle 3–11/Jahr A	○	○	○
B	◁	◁	○
C	◁	◁	◁
D	□	□	◁
Anfälle ≥1/Monat A	○	○	○
B	◁	◁	◁
C	□	□	◁
D	□	□	◁

* Berufe, die zum Teil nach § 25 BBiG aufgehoben oder geändert wurden, sowie Ausbildungsregelungen, die nach § 25 HwO geändert wurden
** neu geregelte Berufe; *** Facharbeiterberufe, die in der DDR galten; **** ungeänderte Techniker- und Ingenieurberufe

Tabelle 6. Gefährdungsbeurteilung Gesundheitswesen – Krankenpflege

Krankenpflege	Grundausbildung	Weiterbildung			
	Krankenpflegehelfer/-in, Krankenpfleger/-schwester	Fachkrankenpfleger/-schwester für Intensivmedizin/für Operationsdienst/Hebamme	Fachkrankenpfleger/-schwester für tumorkranke Patienten, Fachkrankenpfleger/-schwester in der Psychiatrie	Krankenpfleger/-schwester für Hygiene, Leitende Krankenpflegepersonen, Lehrer/-innen für Pflegeberufe	Fachkrankenpfleger/-schwester für Haus- und Gemeindepflege[2]
Fremdgefährdung möglich bei					
■ Notfallsituationen, die ständige Verfügbarkeit erfordern					
■ Alleinarbeit					
■ Sicherung von Patienten					
■ Schichtarbeit, Nachtdienste					
■ anfallsfrei >1 Jahr nach operativer Therapie	○[1]	○[1]	○[1]	○	○
■ anfallsfrei >2 Jahre unter Pharmakotherapie					
■ Anfälle nur aus dem Nachtschlaf >3 Jahre					
■ Kategorie „0"					
Anfälle ≤2/Jahr A	○[1]	□	○[1]	○	△
B	○[1]	□	○[1]	○	△
C	△	□	△	○	□
D	△	□	△	○	□
Anfälle 3–11/Jahr A	○[1]	□	○[1]	○	△
B	△	□	△	○	△
C	□	□	□	○	□
D	□	□	□	○	□
Anfälle ≥1/Monat A	△	□	△	○	□
B	□	□	□	○	□
C	□	□	□	○	□
D	□	□	□	○	□

[1] = △ wenn Bedenken gegen Nachtschichtarbeit; [2] = weitere Einschränkungen können sich bei fehlendem Führerschein ergeben; ○ = grundsätzlich keine Bedenken; △ = möglich in der Mehrzahl der Arbeitsplätze; □ = möglich in besonderen Fällen

Tabelle 7. Gefährdungsbeurteilung Gesundheitswesen – Kinderkrankenpflege

Kinderkrankenpflege	Grundausbildung	Weiterbildung			
	Kinderkrankenpflegehelfer/-schwester	Fachkinderkrankenpfleger/-schwester für Intensivmedizin/für Operationsdienst/Hebamme[2]	Fachkinderkrankenpfleger/-schwester für tumorkranke Patienten, Fachkinderkrankenpfleger/-schwester für Haus- und Gemeindepflege[2]	Fachkinderkrankenpfleger/-schwester in der Psychiatrie	Krankenpfleger/-schwester für Hygiene, Leitende Krankenpflegepersonen, Lehrkrankenpfleger/-schwester
Fremdgefährdung möglich bei					
■ Notfallsituationen, die ständige Verfügbarkeit erfordern					
■ Alleinarbeit					
■ Sicherung von Patienten					
■ Schichtarbeit, Nachtdienste					
■ anfallsfrei >1 Jahr nach operativer Therapie	○[1]	○[1]	○[1]	○	○
■ anfallsfrei >2 Jahre unter Pharmakotherapie					
■ Anfälle nur aus dem Nachtschlaf >3 Jahre					
■ Kategorie „0"					
Anfälle ≤2/Jahr A	△	□	△	○[1]	○
B	△	□	△	○[1]	○
C	□	□	□	△	○
D	□	□	□	△	○
Anfälle 3–12/Jahr A	□	□	□	○[1]	○
B	□	□	□	△	○
C	□	□	□	□	○
D	□	□	□	□	○
Anfälle ≥1/Monat A	□	□	□	△	○
B	□	□	□	□	○
C	□	□	□	□	○
D	□	□	□	□	○

[1] = △ wenn Bedenken gegen Nachtschichtarbeit; [2] = weitere Einschränkungen können sich bei fehlendem Führerschein ergeben; ○ = grundsätzlich keine Bedenken; △ = möglich in der Mehrzahl der Arbeitsplätze; □ = möglich in besonderen Fällen

Tabelle 8. Gefährdungsbeurteilung Gesundheitswesen – Altenpflege

Altenpflege	Grundausbildung		
	Altenpflegehelfer/-in, Altenpfleger/-in	Fachkrankenpfleger/-in für Alten-, Gemeinde- und Hauspflege²	Leitende Altenpflegefachkräfte, Lehrer/-innen für Pflegeberufe
Fremdgefährdung möglich bei			
■ Notfallsituationen, die ständige Verfügbarkeit erfordern			
■ Alleinarbeit			
■ Sicherung von Patienten			
■ Schichtarbeit, Nachtdienste			
■ anfallsfrei >1 Jahr nach operativer Therapie	○[1]	○	○
■ anfallsfrei >2 Jahre unter Pharmakotherapie			
■ Anfälle nur aus dem Nachtschlaf >3 Jahre			
■ Kategorie „0"			
Anfälle ≤2/Jahr A	○[1]	△	○
B	○	△	○
C	△[1]	□	○
D	△	□	○
Anfälle 3–11/Jahr A	○[1]	△	○
B	△	△	○
C	□	□	○
D	□	□	○
Anfälle ≥1/Monat A	△	□	○
B	□	□	○
C	□	□	○
D	□	□	○

[1] = △ wenn Bedenken gegen Nachtschichtarbeit; ² = weitere Einschränkungen können sich bei fehlendem Führerschein ergeben
○ = grundsätzlich keine Bedenken; △ = möglich in der Mehrzahl der Arbeitsplätze; □ = möglich in besonderen Fällen

Tabelle 9. Gefährdungsbeurteilung Gesundheitswesen – nichtärztliche Heilberufe[1]

Nichtärztliche Heilberufe	Physiotherapeut/-in			Arbeits- und Beschäftigungstherapeut/-in/ Ergotherapeut/-in
Eigengefährdung durch ▨ Ertrinken[2] ▨ Verbrennungen[2] ▨ Arbeit an Maschinen mit ungeschützten rotierenden Teilen[4] *Fremdgefährdung* bei ▨ Applikation von Bädern ▨ unzureichender Sicherung von Patienten ▨ Wärmetherapie ▨ Elektrotherapie ▨ fehlender Beaufsichtigung	Kranken- gymnast/-in	Masseur und Bademeister	Masseur	
▨ anfallsfrei > 1 Jahr nach operativer Therapie	○	○	○	○
▨ anfallsfrei > 2 Jahre unter Pharmakotherapie				
▨ Anfälle nur aus dem Nachtschlaf > 3 Jahre				
▨ Kategorie „0"				
Anfälle ≤ 2/Jahr A	○	○	○	○
B	○	○	○	○
C	△	△	○	△
D	△	△	○	△
Anfälle 3–11/Jahr A	○	○	○	○
B	○	○	○	○
C	△	△	○	△
D	△	△	○	△
Anfälle ≥ 1/Monat A	○	○	○	○
B	△	△	○	△
C	□	□	△	□
D	□	□	△	□

[1] = weitere Einschränkungen können sich bei fehlendem Führerschein ergeben; [2,3] gilt für Physiotherapie; [4] gilt für Arbeits- und Beschäftigungstherapie
○ = grundsätzlich keine Bedenken; △ = möglich in der Mehrzahl der Arbeitsplätze; □ = möglich in besonderen Fällen

Tabelle 10. Gefährdungsbeurteilung Gesundheitswesen – nichtärztliche Heilberufe

Nichtärztliche Heilberufe			
Eigengefährdung durch ▪ Ertrinken *Fremdgefährdung* bei ▪ therapeutischem Schwimmen ▪ Sicherung von Patienten ▪ fehlender Beaufsichtigung ▪ anfallsfrei >1 Jahr nach operativer Therapie ▪ anfallsfrei >2 Jahre unter Pharmakotherapie ▪ Anfälle nur aus dem Nachtschlaf >3 Jahre ▪ Kategorie „0"	Klinische Psychologie/ Psychotherapie	Sprachtherapie/ Logopädie	Dipl.-Sportlehrer für Behindertensport und Rehabilitation
	○	○	○
Anfälle ≤2/Jahr A	○	○	○
B	○	○	○
C	○	○	△
D	○	○	△
Anfälle 3–11/Jahr A	○	○	○
B	○	○	○
C	○	○	△
D	△	△	△
Anfälle ≥1/Monat A	○	○	○
B	△	△	△
C	□	□	△
D	□	□	△

○ = grundsätzlich keine Bedenken; △ = möglich in der Mehrzahl der Arbeitsplätze; □ = möglich in besonderen Fällen

Sind in der Krankenpflege, der Physio- oder Ergotherapie, der Logopädie oder bei der Tätigkeit als Heilpraktiver Voraussetzungen für die Erteilung zum Führen der Berufsbezeichnung irrtümlich als gegeben angenommen worden oder sind nachträglich Tatsachen eingetreten, die die Versagung der Erlaubnis rechtfertigen würden, so ist diese zurückzunehmen bzw. zu widerrufen (§ 4 MPhG, § 3 KrPflG, § 3 Gesetz über den Beruf des Beschäftigungs- und Arbeitstherapeuten). Teilgenehmigungen sind nicht vorgesehen.

Die gesundheitliche Eignung ist dann als nicht (mehr) gegeben anzusehen, wenn wesentliche Tätigkeiten des Berufs nicht (mehr) ausgeübt werden können. Gesundheitliche Eignung bezieht sich nicht auf die Fähigkeit, jedwede im Beruf vorkommende Tätigkeit ausüben zu können ([8] S. 110 f.).

Tabelle 11. Gefährdungsbeurteilung Gesundheitswesen – medizinisch-technische Assistenten

Medizinisch-technische Assistenten		
Eigengefährdung durch ■ ätzendes Material, splitterndes Glas ■ infektiöses Material *Fremdgefährdung* durch ■ Fehlbestimmungen ■ Patienten nicht sichern	med.-techn. Laboratoriums-assistent/-in, veterinärmed.-techn. Assistent/-in, med. Sektions- und Präpara-tionsassistent/-in, med.-techn. Assistent/-in für Funktionsdia-gnostik, med.-techn. Radiolo-gieassistent/-in	pharmazeutisch-techn. Assistent/-in, Morpholo-gieassistent/-in, Zytolo-gieassistent/-in, Orthop-tist/-in, Desinfektor/-in
■ anfallsfrei > 1 Jahr nach operativer Therapie ■ anfallsfrei > 2 Jahre unter Pharmakotherapie ■ Anfälle nur aus dem Nacht-schlaf > 3 Jahre ■ Kategorie „0"	○¹	○¹
Anfälle ≤2/Jahr A B C D	○¹ ○¹ △ △	○¹ ○¹ ○¹ ○¹
Anfälle 3–11/Jahr A B C D	○¹ △ △ □	○¹ ○¹ △ □
Anfälle ≥1/Monat A B C D	△ △ △ □	○ ○ △ □

¹ = △ wenn Bedenken gegen Nachtschichtarbeit
○ = grundsätzlich keine Bedenken; △ = möglich in der Mehrzahl der Arbeitsplätze; □ = möglich in besonderen Fällen

2.3 Sozialpflegerische und sozialpädagogische Berufe

Siehe Tabellen 12 bis 14.

2.3.1 Berufsrechtliche Besonderheiten

Nach der Verordnung über die staatliche Anerkennung von Erzieherinnen, Haus- und Familienpflegerinnen und Kinderpflegerinnen wird die Anerkennung erst nach Ableistung des Berufspraktikums, einer positiven fachlichen Beurteilung und dem Freisein von körperlichen, geistigen und seelischen Einschränkungen ausgesprochen.

Tabelle 12. Gefährdungsbeurteilung Gesundheitswesen – sozialpflegerische und sozialpädagogische Berufe – staatlich anerkannte Erzieher[2]

Staatlich anerkannte/r Erzieher/-in			
Eigengefährdung ■ Arbeit an Maschinen mit ungeschützt rotierenden Teilen[3] *Fremdgefährdung* durch ■ fehlende Beaufsichtigung ■ Alleinarbeit	Kindergarten, Kindertagesstätte, Schülerhort	Fachrichtung Jugend- und Heimerziehung	Fachrichtung Arbeitserziehung
■ anfallsfrei >1 Jahr nach operativer Therapie ■ anfallsfrei >2 Jahre unter Pharmakotherapie ■ Anfälle nur aus dem Nachtschlaf >3 Jahre ■ Kategorie „0"	○	○¹	○
Anfälle ≤2/Jahr A	○	○¹	○
B	○	○¹	○
C	△	△	△
D	□	△	△
Anfälle 3–11/Jahr A	○	○¹	○
B	△	△	△
C	△	△	△
D	□	△	△
Anfälle ≥1/Monat A	△	△	△
B	△	△	△
C	□	□	□
D	□	□	□

[1] = △ wenn Bedenken gegen Nachtschichtarbeit; [2] = weitere Einschränkungen können sich bei fehlendem Führerschein ergeben; [3] = gilt für Arbeitserzieher
○ = grundsätzlich keine Bedenken; △ = möglich in der Mehrzahl der Arbeitsplätze; □ = möglich in besonderen Fällen

Die staatliche Anerkennung kann zurückgenommen werden, wenn es zu erheblichen Einschränkungen bei der Wahrnehmung der Aufsichtspflicht bzw. zu Eigengefährdung aufgrund von Störungen im körperlichen, geistigen und seelischen Bereich kommt. Die zuständigen Schul-/Fachaufsichtsbehörden prüfen den jeweiligen Einzelfall.

Auch wenn seitens der staatlichen Aufsichtsbehörde die gesundheitlichen Voraussetzungen zur Berufsausübung erst am Ende der Ausbildung überprüft werden, empfiehlt sich eine solche Abklärung schon vor Ausbildungsbeginn.

Tabelle 13. Gefährdungsbeurteilung Gesundheitswesen – sozialpflegerische und sozialpädagogische Berufe – Kinderpfleger/-in, Haus-Familienpfleger/-in

	Berufsfachschulausbildung	
	Kinderpfleger/-in	Haus- und Familien-pfleger/-in
Eigengefährdung ■ Arbeit an Maschinen mit ungeschützt rotierenden Teilen		
Fremdgefährdung bei ■ unterbrochener Beaufsichtigung ■ Alleinarbeit		
■ anfallsfrei > 1 Jahr nach operativer Therapie	○	○¹
■ anfallsfrei > 2 Jahre unter Pharmakotherapie		
■ Anfälle nur aus dem Nachtschlaf > 3 Jahre		
■ Kategorie „0"		
Anfälle ≤ 2/Jahr A	○	○¹
B	△	△
C	△	△
D	□	□
Anfälle 3–11/Jahr A	○	○¹
B	△	△
C	△	□
D	□	□
Anfälle ≥ 1/Monat A	△	△
B	△	△
C	△	□
D	□	□

[1] = △ wenn Bedenken gegen Nachtschichtdienst; [2] = weitere Einschränkungen können sich bei fehlendem Führerschein ergeben

○ = grundsätzlich keine Bedenken; △ = möglich in der Mehrzahl der Arbeitsplätze; □ = möglich in besonderen Fällen

Tabelle 14. Gefährdungsbeurteilung Gesundheitswesen – sozialpflegerische und sozialpädagogische Berufe – Dipl.-Sozialarbeiter/-in, Dipl.-Sozialpädagoge/Sozialpädagogin

	Fachhochschulausbildung	
Fremdgefährdung bei ■ unterbrochener Beaufsichtigung ■ Alleinarbeit	Diplom-Sozialarbeiter (FH)[2]	Diplom-Sozialpädagoge (FH)[2]
■ anfallsfrei >1 Jahr nach operativer Therapie	○[1]	○[1]
■ anfallsfrei >2 Jahre unter Pharmakotherapie		
■ Anfälle nur aus dem Nachtschlaf >3 Jahre		
■ Kategorie „0"		
Anfälle ≤2/Jahr A	○[1]	○[1]
B	○[1]	○[1]
C	○[1]	○[1]
D	○[1]	○[1]
Anfälle 3–11/Jahr A	○[1]	○[1]
B	○[1]	○[1]
C	△	△
D	□	△
Anfälle ≥1/Monat A	△	△
B	△	△
C	△	□
D	□	□

[1] = △ wenn Bedenken gegen Nachtschichtarbeit; [2] = weitere Einschränkungen können sich bei fehlendem Führerschein ergeben
○ = grundsätzlich keine Bedenken; △ = möglich in der Mehrzahl der Arbeitsplätze; □ = möglich in besonderen Fällen

■ Anschriften für allgemeine Informationen

■ Stiftung Michael, Münzkamp 5, 22339 Hamburg,
Tel.: 0 40 / 5 38-85 40, Fax: 0 40 / 5 38-15 59

■ Informationszentrum Epilepsie (IZE), Herforder Straße 5–7,
33602 Bielefeld, Tel.: 05 21 / 12 41-17, Fax: 05 21 / 12 41-72,
E-Mail: ize@izepilepsie.de, Internet: www.izepilepsie.de

■ Deutsche Epilepsievereinigung, Zillestraße 102, 10585 Berlin,
Tel.: 0 30 / 3 42 44-14, Fax: 0 30 / 3 42 44-66,
E-Mail: info@epilepsie.sh, Internet: www.epilepsie.sh

■ Literatur

1. Arbeitskreis zur Verbesserung der Eingliederungschancen von Personen mit Epilepsie (1984) Empfehlungen zur Beurteilung beruflicher Möglichkeiten von Personen mit Epilepsie. Rehabilitation 23:76–80
2. Arbeitskreis zur Verbesserung der Eingliederungschancen von Personen mit Epilepsie (1994) Empfehlungen zur Beurteilung beruflicher Möglichkeiten von Personen mit Epilepsie. Überarbeitung 1994. Rehabilitation 33:171–178
3. Beghi E, Cornaggia C, for the Risk in Epilepsy Study Group (1997) Epilepsy and everyday life risks. Neuroepidemiology 16:207–216
4. Epilepsie-Kuratorium (Hrsg) (1998) Epilepsie-Bericht '98. Verlag einfälle, Berlin
5. Gemeinsamer Beirat für Verkehrsmedizin beim Bundesminister für Verkehr und beim Bundesminister für Gesundheit. Lewerenz H, Friedel B (Bearb) (1992) Gutachten „Krankheit und Kraftverkehr", 4. Aufl., November 1992, Schriftenreihe des BM für Verkehr, Heft 71. BMV, Bonn
6. Gemeinsamer Beirat für Verkehrsmedizin beim Bundesminister für Verkehr und beim Bundesminister für Gesundheit. Lewerenz H, Friedel B (Bearb) (1988) Begutachtungsleitlinien „Krankheit und Kraftverkehr". 5. Aufl. Schriftenreihe des BM für Verkehr, Heft 73. BMW, Bonn
7. König K, Rabending G (1988) Zu einigen Aspekten der Tauglichkeit bei Epilepsie. Z ärztl Fortbild 82:1023–1027
8. Kurtenbach H, Golombek G, Siebers H (1998) Krankenpflegegesetz, 5. Auf., Kohlhammer, Stuttgart
9. Stiftung Michael (Hrsg) (1998) Verzeichnis der Anfallsambulanzen. Zu beziehen über die Stiftung Michael oder das Informationszentrum Epilepsie. Hamburg
10. The Employment Commission of the International Bureau for Epilepsy (1989) Employing people with epilepsy: Principles for good practice. Epilepsia 30(4):411–412
11. Thorbecke R (1989) Die Bedeutung von Anfallsart und Anfallsform für die Rehabilitation. In: Wolf P (Hrsg) Epilepsie 88. Einhorn, Reinbek
12. Wolf P, Wagner G, Amelung F (Hrsg) (1987) Anfallskrankheiten – Nomenklatur und Klassifikation der Epilepsien, der epileptischen Anfälle und anderer Anfallssyndrome. Springer, Heidelberg
13. Zentralinstitut für Berufsbildung der DDR (Hrsg)/Haink R (Koordinator des Autorenkollektivs) (1989) Hinweise zur Berufswahl für Schüler mit epileptischen Anfallsleiden, 2. Aufl. Staatsverlag der DDR, Berlin

Arbeitskreis zur Verbesserung der Eingliederungschancen von Personen mit Epilepsie

c/o Professor Dr. med. P. Bülau
Ärztl. Direktor der Westerwaldklinik Waldbreitbach
Schwerpunktklinik Neurologie und Psychosomatik
Postfach 12 40
56588 Waldbreitbach

7 Regelungen der Vergabe des „Zertifikates Epileptologie plus"*

(Beschlossen auf der Mitgliederversammlung der Liga
am 20. März 1998)

■ Neuerwerb des „Zertifikats Epileptologie plus*

a) Nachweis der ärztlichen Tätigkeit für 6 Monate in einer Einrichtung mit spezieller Kenntnis auf dem Gebiet der Epileptologie (Kinder und/oder Erwachsene). Der Leiter der Klinik/Abteilung muss im Besitz des „Zertifikates Epileptologie" oder „Epileptologie plus" sein. Alternativ kann eine Tätigkeit von 8 Wochen (die fraktioniert abgeleistet werden kann) in einer vom Liga-Vorstand autorisierten Epilepsieeinrichtung (deren Benennung auf Antrag der Einrichtung durch den Liga-Vorstand erfolgt) anerkannt werden. Diese letztgenannte Ausnahmeregelung gilt nur für Neurologen, Psychiater, Nervenärzte, Pädiater, Kinder- und Jugendpsychiater und Neurochirurgen.
b) Nachweis des EEG-Zertifikats der Deutschen Gesellschaft für Klinische Neurophysiologie.
c) Mitgliedschaft in der Deutschen Sektion der Internationalen Liga gegen Epilepsie (keine Zeitvorgabe)
d) Nachweis von 20 Fortbildungspunkten (s. unten).
e) Erfolgreiche Absolvierung eines Fachgespräches zum Thema „Epileptologie" durch prüfende Kolleginnen und Kollegen. Die Zuteilung zu einem Prüfer erfolgt durch den Vorstand (2. Sekretär). Eine Liste von Prüfern aus der Gruppe der Zertifikatsinhaber „Epileptologie plus" wird vom Vorstand erstellt.

■ Fortführung des erworbenen Zertifikats „Epileptologie plus"

Eine Verlängerung der Zertifikatsgültigkeitsdauer wird alle zwei Jahre nach der Erteilung des Zertifikats fällig. Für die Verlängerung ist der Erwerb von 10 Fortbildungspunkten notwendig. Diese können vom Zertifikatsinhaber durch Teilnahme an Fortbildungsveranstaltungen, deren Punktzahl von

---

* Nachdruck aus Epilepsieblätter 1998; 11:72, mit freundlicher Genehmigung der Liga gegen Epilepsie

der Liga genehmigt wurde, erworben werden. Nach Ablauf der zwei Jahre reicht er diesen Nachweis selbst beim Sekretariat der Liga ein. Nach der Einsendung entsprechender Bescheinigungen der Fortbildungsveranstaltungen wird ihm das neue Zertifikat mit 2-jähriger Gültigkeitsdauer zugesendet. Erteilung und Verlängerung des Epilepsie-Zertifikates ist mit der Errichtung eines Unkostenbeitrages verbunden.

Für die oben erwähnte Punkteregelung gelten folgende Kriterien: Fortbildungsveranstaltungen müssen dem Thema „Epileptologie" gewidmet werden. Sie erhalten dann für eine

Abendveranstaltung mit einem Vortrag	1 Punkt
Halbtags- oder Abendveranstaltung mit mehreren Vorträgen	2 Punkte
Ganztägige Veranstaltung	4 Punkte
Zweitägige Veranstaltung	8 Punkte
Länger als zweitägige Veranstaltung	10 Punkte
Teilnahme an der jährlichen Tagung der Deutschen Sektion der Internationalen Liga gegen Epilepsie oder gleicher Veranstaltungen der jeweiligen Fachgesellschaften in europäischen Ländern oder Nordamerika. Diese Veranstaltungen bedürfen nicht der Liga-Genehmigungen, sondern gelten als autorisiert	10 Punkte

Außer bei den Liga-Veranstaltungen reicht der Veranstalter beim 2. Sekretär der Deutschen Sektion der Internationalen Liga den Vortragsplan der jeweiligen Veranstaltung ein. Der 2. Sekretär erteilt dann die entsprechende Punktzahl, die u.a. im Internet über die Geschäftsstelle der Liga gegen Epilepsie bekannt gegeben wird. In der Veranstaltung sollte dann eine von der Liga entworfene Teilnahmebescheinigung, bei der die Punktzahl deutlich sichtbar vermerkt ist, überreicht werden.

8 Richtlinien für die Ausbildung in der klinischen Elektroenzephalographie (EEG) im Rahmen der Weiterbildung in der klinischen Neurophysiologie*

Deutsche Gesellschaft für Klinische Neurophysiologie
und Funktionelle Bildgebung (Deutsche EEG-Gesellschaft)

Deutsche Sektion der International Federation of Clinical Neurophysiology

1. Voraussetzung

1.1
Voraussetzung für die Ausbildung in der klinischen Elektroenzephalographie ist die Approbation als Arzt.

2. Ausbildungszeit

2.1
Die Ausbildungszeit beträgt bei ganztägiger Tätigkeit ein halbes Jahr, bei Halbtagstätigkeit ein Jahr. Diese Zeitspanne sollte in höchstens zwei Abschnitten absolviert werden.

2.2
Der Beginn einer Ausbildung ist dem Sekretariat der DGKN schriftlich anzuzeigen. Am Ende der Ausbildungszeit wird vom Ausbilder eine Bescheinigung ausgestellt, aus der die Zeit der Ausbildung, die Zahl der untersuchten Patienten gemäß Punkt 3.2, die selbstständige Ableitung von 100 EEG-Kurven und die selbstständige Beurteilung der Kurven hervorgehen (Ausbildungsbuch).

3. Ausbildungsinhalt

3.1
Der Arzt hat in der Ausbildungszeit mindestens 100 EEG-Kurven selbstständig abzuleiten.

---

* Nachdruck aus „Mitgliederverzeichnis Ausbildungsstätten Richtlinien" der DGKN, 2002, mit freundlicher Genehmigung (Professor Dr. D. Claus)

3.2
Er hat in der Ausbildungszeit mindestens 800 EEG-Kurven unter Anleitung des Ausbilders selbstständig auszuwerten.
Hierbei ist folgender Sachkatalog zu beachten:

600 der auszuwertenden Kurven sollten den folgenden Kriterien entsprechen:
- **100** normale EEG von Kindern und Jugendlichen
- **100** normale EEG von Erwachsenen einschließlich alter Menschen
- **30** Schlaf- oder Kurzschlafpolygraphien
- **20** EEG mit abnormen Reaktionen unter Photostimulation
- **100** EEG bei Anfallsleiden
- **50** EEG bei frischen und alten Hirntraumen
- **30** EEG bei raumfordernden Prozessen
- **50** EEG bei Hirngefäßprozessen
- **30** EEG bei Hirn- und Hirnhautentzündungen
- **50** EEG mit erkennbarem Pharmakaeinfluss
- **40** EEG unter Intensivtherapiebedingungen

Es wird empfohlen, dass die Ausbildungsstätten für jeweils fehlende Bereiche ein Kurvenarchiv anlegen.

3.3
Er muss Kenntnisse in der Gerätekunde (analoge und digitale EEG-Technik), den Grundlagen der neurophysiologischen Potentialregistrierung und -darstellung sowie eingehende Kenntnisse in Anatomie, Physiologie und Pathophysiologie des zentralen Nervensystems erwerben.

3.4
Er muss das Ausbildungsbuch der DEUTSCHEN GESELLSCHAFT FÜR KLINISCHE NEUROPHYSIOLOGIE führen, aus dem die Zuordnung nach Punkt 3.2 sowie Datum und Registriernummer der untersuchten Patienten hervorgehen.

3.5
Die Teilnahme an EEG-Fortbildungsveranstaltungen, die von der DEUTSCHEN GESELLSCHAFT FÜR KLINISCHE NEUROPHYSIOLOGIE anerkannt sind, ist wünschenswert.

4. Zertifikat

4.1
Das Zertifikat wird auf Antrag und nach bestandener Prüfung erteilt, in der die eingehenden praktischen und theoretischen Kenntnisse nachzuweisen sind. Es wird nur an Personen vergeben, die die Genehmigung zur Ausübung des ärztlichen Berufes besitzen.

4.2
Die unter 1., 2. und 3. genannten Bedingungen müssen erfüllt sein.

4.3
Der Nachweis eingehender Kenntnisse umfasst eine schriftliche Prüfung und eine Individualprüfung in der praktischen EEG-Ableitung. Das Bestehen der schriftlichen Prüfung ist Voraussetzung für die Zulassung zur praktischen Individualprüfung. Beide Prüfungen können wiederholt werden.

4.4
Zwischen Beendigung der Ausbildung und Antragstellung auf Zertifikaterteilung soll nicht mehr als ein Jahr liegen; andernfalls muss eine zwischenzeitlich regelmäßige EEG-Tätigkeit nachgewiesen werden.

5. Ausbildungsstätten

5.1
Die Ausbildungsstätte muss über einen Durchgang von mindestens 1 800 EEG im Jahr verfügen.

5.2
Die Geräteausstattung muss wenigstens ein Gerät mit mindestens 12 Registrierkanälen umfassen.

5.3
Die Ausbildungsstätte muss von der Deutschen Gesellschaft für Klinische Neurophysiologie anerkannt sein.

6. Ausbilder

6.1
Der Ausbilder muss im Besitz der Ausbildungsberechtigung sein.
Die Ausbildungsberechtigung wird auf Antrag ad personam erteilt, wenn neben den persönlichen Voraussetzungen auch die unter 5.1 und 5.2 genannten Voraussetzungen der Ausbildungsstätte erfüllt sind.
Zwischen Erteilung des Zertifikates und Beantragung einer Ausbildungsberechtigung muss der Antragsteller mindestens zwei Jahre selbstständig auf dem Gebiet des EEG gearbeitet haben.

6.2
Der Ausbilder muss bestätigen, dass er die Ausbildung entsprechend den Richtlinien der DEUTSCHEN GESELLSCHAFT FÜR KLINISCHE NEUROPHYSIOLOGIE durchführt. Der Prüfungs- und Ausbildungsausschuss kann Auskunft über die Zahl der abgeleiteten EEG-Kurven pro Jahr, Geräteausstattung und Ableitprogramme einholen und ein anonymisiertes Beispiel eines Befundes anfordern.

6.3
Die Ausbildungsberechtigung kann durch den Vorstand der DEUTSCHEN GESELLSCHAFT FÜR KLINISCHE NEUROPHYSIOLOGIE entzogen werden, wenn die Voraussetzungen nicht mehr gegeben sind (z. B. Nichteinhalten der

Ausbildungsrichtlinien, mehr als 2-jährige Unterbrechung der Tätigkeit im EEG).

7. Geltungsbereich

Diese Richtlinien für die Ausbildung in der Klinischen Elektroenzephalographie ersetzen die entsprechenden Richtlinien der DEUTSCHEN GESELLSCHAFT FÜR KLINISCHE NEUROPHYSIOLOGIE vom März 1994. Sie gelten für Zertifikatsbewerber, die ihre Ausbildung nach dem Zeitpunkt der Veröffentlichung im Rundbrief 94 (1.7.1999) der DEUTSCHEN GESELLSCHAFT FÜR KLINISCHE NEUROPHYSIOLOGIE UND FUNKTIONELLE BILDGEBUNG begonnen haben.

Darmstadt, Mai 1999   DER VORSTAND

Weitere Informationen unter: http://www.dgkn.de

Teil C Adressen

1 Ambulanzen für Erwachsene und Jugendliche

Klinikum der Stadt Mannheim
Neurologische Klinik
Anfallsambulanz
Theodor-Kutzer-Ufer
68167 Mannheim
PD Dr. med. Wöhrle
Tel.: 0621/383-2442
http://www.klinikum-mannheim.de

Praxis für Neurologie und Psychiatrie
Tunzhoferstr. 14–16
70191 Stuttgart
Dr. med. A. Kowalik
Tel.: 0711/253-2418
Fax: 0711/253-2416

Epilepsiezentrum Kork
Ambulanz für Erwachsene
Landstr. 1
77694 Kehl-Kork
Prof. Dr. med. Bernhard J. Steinhoff
Tel.: 07851/84-250
Fax: 07851/84-555
b.j.steinhoff@telda.net
http://www.epilepsiezentrum.de

Vinzenz von Paul Hospital gGmbH
Abteilung Neurologie
Schwenninger Str. 55
78628 Rottweil a. N.
Dr. med. K.-D. Neher
Tel.: 0741/241-381
http://www.vinzenz.de

ZFP Die Weissenau
Abtlg. Neurologie und Epileptologie
Anfallsambulanz
Weingartshofer Str. 2
88214 Ravensburg-Weissenau
Prof. Dr. med. W. Fröscher
Tel.: 0751/7601-2390
Fax: 0751/7601-2610
http://www.zfp-web.de/k2/index.php3

Neurologische Poliklinik
der Universität Ulm
Epilepsiesprechstunde
Steinhövelstr. 1
89075 Ulm
PD Dr. med. H. Lerche
Tel.: 0731/5002-1431
Fax: 0731/5002-6745
holger.lerche@medizin.uni-ulm.de
http://www.uni-ulm.de/klinik/

Klinikum Innenstadt
der Univ. München
Abtlg. f. Psychiatrie, Neurophysiologie
+ EEG-Diag.
Epilepsieambulanz
Nussbaumstr. 7
80336 München
Dr. med. P. Spatz
Tel.: 089/5160-5550
Tel.: 089/5160-5551
Fax: 089/5160-4749
http://www.psywifo.klinikum.uni-muenchen.de

Klinikum Großhadern
Neurologische Klinik und Poliklinik
Medizinische Fakultät
der Ludwig-Maximilians-Universität
Marchioninistr. 15
81377 München
PD Dr. med. S. Noachtar
Tel.: 089/7095-3690
Fax: 089/7075-8883
noachtar@brain.nefo.med.uni-
muenchen.de
http://www.nefo.med.uni-muenchen.de

Krankenhaus Rummelsberg
Neurologie
Rummelsberg 71
90592 Schwarzenbruck
Prof. Dr. med. Glötzner
Tel.: 09128/50-3437
Fax: 09128/50-3154
neurologie@rummelsberg.de
http://www.rummelsberg.de

Zentrum Epilepsie Erlangen (ZEE)
Neurologische Klinik
Universität Erlangen-Nürnberg
Schwabachanlage 6
91054 Erlangen
Prof. Dr. med. Hermann Stefan
Tel.: 09131/85-4541
Fax: 09131/36469
Hermann.Stefan@neuro.imed.uni-
erlangen.de
http://www.epilepsiezentrum-erlangen.de

Neurologische Univ.-Klinik Regensburg
Epilepsieambulanz
Universitätsstr. 84
93053 Regensburg
Frau Dr. med. D. Flügel
Tel.: 0941/941-3002
Tel.: 0941/941-3003
Fax: 0941/941-3015
dominique.fluegel@bkr-regensburg.de
http://www.bkr-regensburg.de/kliniken/
neurologie/index.htm

Klinik Angermühle
Epilepsieambulanz
Angermühle 8 a
94469 Deggendorf
Dr. med. H.-R. Buchmüller
Tel.: 0991/37055-0
Fax: 0991/370-5599
dr_buchm@degnet.baynet.de
http://www.klinik-angermühle.de

Nervenkrankenhaus Bayreuth
Neurologische Klinik
Nordring 2
95445 Bayreuth
Dr. med. Skiba
Tel.: 0921/283-409
Tel.: 0921/283-1
Fax: 0921/283-399

Berlin

Charité – Campus Mitte
Universitätsklinikum
der Humboldt-Universität zu Berlin
Neurologische Klinik u. Poliklinik
Schumannstr. 20/21
10117 Berlin
PD Dr. med. H. Meierkord
Tel.: 030/4505-60102
Fax: 030/4505-60932
hartmut.meierkord@charite.de
http://www.charite.de

Epilepsiezentrum Berlin-Brandenburg
Standort Berlin
am Evang. Krankenhaus Königin
Elisabeth Herzberge
Herzbergstr. 79
10362 Berlin
Prof. Dr. med. H.-J. Meencke
Tel.: 030/5472-3031
Fax: 030/5472-3502
info@ezbb.de
http://www.ezbb.de

Charité – Campus Virchow-Klinikum
Universitätsklinikum der Humboldt-
Universität zu Berlin
Neurologische Klinik und Poliklinik
Augustenburger Platz 1
13353 Berlin
Frau PD Dr. med. B. Schmitz
Tel.: 030/4505-60038
Fax: 030/4505-60901
bettina.schmitz@charite.de
http://www.charite.de

Brandenburg

Epilepsiezentrum Berlin-Brandenburg
Epilepsieklinik „Tabor"
Bethelweg 1
16321 Lobetal ü. Bernau
MR Dr. med. B. Findeis
Tel.: 03338/66338
Fax: 03338/66343
epilepsie@lobetal.de
http://epilepsiezentrum-bernau.de

Hamburg

Klinik für Neurologie und
Epileptologie d. Evang. Krhs. Alsterdorf
Bodelschwinghstr. 24
22237 Hamburg
Dr. med. S. Stodieck
Tel.: 040/5077-3507
Fax: 040/5077-4942
http://www.alsterdorf.de

Hessen

Hephata-Klinik
Anfalls-Ambulanz f. Erwachsene
und Jugendliche
Schimmelpfengstr. 2
34613 Schwalmstadt-Treysa
PD Dr. med. G. Meyer
Tel.: 06691/18260
hephata@t-online.de
http://www.hephata.de/

Klinik für Neurologie
Klinikum der Philipps-Universität
Marburg
Epilepsie-Ambulanz
Rudolf-Bultmann-Str. 8
35039 Marburg
Prof. Dr. med. F. Rosenow
Tel.: 06421/286-5220
Tel.: 06421/286-5200
Fax: 06421/286-5228
rosenow@mailer.uni-marburg.de
http://www.med.uni-marburg.de

Zentrum für Neurologie
und Neurochirurgie
Neurologische Poliklinik
Am Steg 14
35385 Gießen
Frau Dr. med. A. Wirbatz
Tel.: 0641/99-45317
Fax: 0641/99-45449
Angelika.Wirbatz@neuro.med.uni-
giessen.de
http://www.med.uni-giessen.de/neuro/

Klinikum Darmstadt
Neurologische Klinik
Epilepsie-Ambulanz
Heidelberger Landstr. 379
64297 Darmstadt
Prof. Dr. med. D. Claus
Frau Dr. med. M. Weis
Tel.: 06151/107-4519
Fax: 06151/107-4599
http://klinikum-darmstadt.de

Mecklenburg-Vorpommern

Klinik und Poliklinik für Neurologie
Ernst-Moritz-Arndt-Universität
Epileptologie
Ellernholzstr. 1/2
17489 Greifswald
Prof. Dr. med. U. Runge
Tel.: 03834/866-832
Fax: 03834/866-880
urunge@mail.uni-greifswald.de
http://www.medizin.u ni-greifswald.de/
neurolog/wgroups/epileps/
Epi_index.htm

Niedersachsen

Medizinische Hochschule Hannover
Neurologische Klinik mit klinischer
Neurophysiologie
Carl-Neuberg-Str. 1
30625 Hannover
Prof. Dr. med. H. Müller-Vahl
Tel.: 0511/532-3122
Tel.: 0511/532-3110
Fax: 0511/532-3115
http://www.mh-hannover.de/kliniken/
neurologie/

Georg-August-Universität Göttingen
Neurologische Klinik und Poliklinik
Anfallsambulanz
Robert-Koch-Str. 40
37075 Göttingen
Dr. med. F. Tergau
Dr. med. P.C. Baier
Tel.: 0551/39-8485
Tel.: 0551/39-8484
Fax: 0551/39-2710
ftergau@med.uni-goettingen.de
pdgier@gwdg.de
http://www.neurologie.uni-
goettingen.de/neurophysio.htm

Asklepios Kliniken Schildautal
Neurologie u. Neuropsychiatrie
Ambulanz
Karl-Herold-Str. 1
38723 Seesen
Prof. Dr. med. E. Volles
Dr. med. V. Thorwirth
Tel.: 05381/74-1350
Tel.: 05381/74-0
Fax: 05381/74-1290
http://www.christliches-krankenhaus.de

Christliches Krankenhaus Quakenbrück
Neurologische Abteilung
Anfallsambulanz
Goethestr. 10
49610 Quakenbrück
Dr. med. S. Gsell
Tel.: 05431/15-4751
Tel.: 05431/15-0

Nordrhein-Westfalen

Klinikum Lippe-Lemgo GmbH
Rintelner Str. 85
32657 Lemgo
Prof. Dr. med. P. Vieregge
Tel.: 05261/264-176
Fax: 05261/264-104
peter.vieregge@klinikum-lippe.de
http://www.klinikum-lippe.de/

Epilepsie-Zentrum Bethel
Ambulanz für Anfallskranke
Klinik Mara I
Maraweg 21
33617 Bielefeld
Prof. Dr. med. P. Wolf
Dr. med. Th. Mayer
Tel.: 0521/144-3154
Fax: 0521/144-5246
info@mara.de
http://www.mara.de

Krankenhaus Maria Hilf GmbH
Neurologische Klinik
Südwall 27
41179 Mönchengladbach
Prof. Dr. med. J. Haan
Tel.: 02161/587-3001
Fax: 02161/587-3003
haanj@mariahilf.de
http://www.mariahilf.de

Neurologische Universitätsklinik Essen
Epilepsieambulanz
Hufelandstr. 55
45147 Essen
Prof. Dr. med. A. Hufnagel
Tel.: 0201/723-2180
Tel.: 0201/723-3267
Fax: 0201/723-5985
a.hufnagel@uni-essen.de
http://www.uni-essen.de/neurologie/

Evangelisches Krankenhaus
Duisburg Nord
Neurologische Klinik
Epilepsiesprechstunde
Fahrner Str. 135
47169 Duisburg
PD Dr. med. H. Grehl
Tel.: 0203/508-1271
Tel.: 0203-508-1261
Fax: 0203/508-1263
holger.grehl@ejk.de
http://www.ejk.de/inhalt/kl2.html

St. Josef-Krankenhaus
Abtlg. Neurologie
u. Klin. Neurophysiologie
Asberger Str. 4
47441 Moers
Dr. med. H.-W. Scharafinski
Tel.: 02841/107-2460
Tel.: 02841/107-2462
Fax: 02841/107-2466
neurologie@st-josef-moers.de
http://www.st-josef-moers.de

Klinikum der Universität zu Köln
Klinik und Poliklinik für Neurologie
Spezial-Sprechstunde Epilepsie
Joseph-Stelzmann-Str. 9
50931 Köln
Frau Prof. Dr. med. B. Szelies
Tel.: 0221/478-4015
Fax: 0221/478-5669
http://www.uni-koeln.de/med-fak/
neurologie/

Medizinische Fakultät
der Rheinischen Friedrich-Wilhelms-
Universität Bonn
Klinik für Epileptologie
Epilepsieambulanz
Sigmund-Freud-Str. 25
53127 Bonn
Prof. Dr. med. C. E. Elger
Prof. Dr. med. J. Bauer
Tel.: 0228/287-6195
Tel.: 0228/287-5727
Fax: 0228/287-4486
epi.ambulanz@ukb.uni-bonn.de
http://www.epileptologie-bonn.de/

Bethel Stiftungsbereich Vor Ort
Epilepsieambulanz
von Bodelschwinghstr. 5
58339 Breckerfeld/Zurstraße
Dr. med. Ch. Marshall
Tel.: 02338/899-214
Fax: 02338/899-177

Rheinland-Pfalz

Med. Fakultät der Johannes-Gutenberg-
Universität Mainz
Klinik und Poliklinik für Neurologie
Anfallsambulanz
Langenbeckstr. 1
55131 Mainz
PD Dr. med. F. Thömke
Tel.: 06131/17-3110
fthoemke@neurologie.klinik.uni-manz.de
http://www-klinik.uni-mainz.de/
neurologie/

Westerwaldklinik Waldbreitbach gGmbH
Schwerpunktklinik für Neurologie
und neurologische Psychosomatik
Epilepsie-Ambulanz
Postfach 1240
56588 Waldbreitbach
Prof. Dr. med. Peter Bülau
Tel.: 02638-898-213
Tel.: 02638/898-214
Fax: 02638/898-276
info@westerwaldklinik.de
http://www.westerwaldklinik.de/

Sachsen

Universitätsklinikum C.G. Carus
der TU Dresden
Anfallsambulanz
Haus 11
Fetscherstr. 74
01307 Dresden
PD Dr. med. H. Broeker
Tel.: 0351/458-3113
Fax: 0351/458-5705
http://msdsweb.med.tu-dresden/klinik

Epilepsiezentrum Kleinwachau e.V.
Epilepsieambulanz
Wachauer Str. 30
01465 Liegau-Augustusbad
Dr. med. Wünsche
Tel.: 03528/431-153
Tel.: 03528/431-152
Fax: 03528/431-271
epilepsiezentrum_klein wachau@t-online.de
http://epilepsiezentrum-kleinwachau.de

Sachsen-Anhalt

Klinik für Neurophysiologie
Epilepsieambulanz
Leipziger Str. 1
39120 Magdeburg
Prof. Dr. med. H.J. Heinze
Tel.: 0391/67-15031
Fax: 0391/67-15032
hans-jochen.heinze@medizin.uni-magdeburg.de
http://neuro2.med.uni-magdeburg.de

Thüringen

Klinik für Neurologie
der Friedr.-Schiller-Univ. Jena
Epilepsie-Ambulanz
Philosophenweg 3
07740 Jena
Frau Dr. med. S. Fitzek
Dr. med. G. Hagemann
Tel.: 03641/9-35254
Fax: 03641/9-35399
sabine.fitzek@med.uni-jena.de
georg.hagemann@med.uni-jena.de
http://www.med.uni-jena.de/neuro/

Helios Klinikum Erfurt
Klinik für Neurologie
Epileptologie
Nordhäuser Str. 74
99089 Erfurt
Frau Dr. med. M. Neumann
Tel.: 0361/781-2146
Fax: 0361/781-2132
http://www.helios-kliniken.de/erfurt/default.htm

Zentralklinik Bad Berka GmbH
Klinik für Neurologie
Robert-Koch-Allee 9
99437 Bad Berka
PD Dr. med. R. Both
Tel.: 036458/51701
Tel.: 036458/51700
Fax: 036548/53511
ner@zentralklinik-bad-berka.de
http://www.zentralklinik-bad-berka.de

2 Ambulanzen für Kinder und Jugendliche

Universitäts-Kinderklinik Mannheim
Sektion Neuropädiatrie
Epilepsieambulanz
Grenadierstr. 1
68167 Mannheim
PD Dr. med. St. König
Tel.: 0621/383-2466
Tel.: 0621/383-2891
Fax: 0621/383-2467
Drstkoenig@aol.com
kinderklink@kikli.ma.uni-heidelberg.de
http://www.rzuser.uni-heidelberg.de/
~ne9/kinderklinik.html

Universitäts-Kinderklinik
Pädiatrische Neurologie/SPZ
Epilepsieambulanz
Im Neuenheimer Feld 153
69120 Heidelberg
Prof. Dr. med. D. Rating
Tel.: 06221/56-2327
Tel.: 06221/56-8488
Fax: 06221/56-5744
http://www.med.uni-heidelberg.de/
kinder/neurologie.html

Fachkrankenhaus gGmbH
Anfallsambulanz Neuropädiatrie
Im Spitzerfeld 25
69151 Neckargemünd
Dr. med. R. Knapp
Dr. med. J. Weisser
Tel.: 06223/892278
Fax: 06223/822404
rolf.knapp@fkn.srh.de
http://www.srh.de/fkng/

Kinderklinik des Olgahospitals
Kinderneurologische Sprechstunde
Pädiatrisches Zentrum
Bismarckstr. 8
70176 Stuttgart
Dr. med. B. Köhler
Tel.: 0711/992-2411
Fax: 0711/992-2419
http://www.olgahospital.de/
index_olga.htm

Olgahospital – Pädiatrisches Zentrum
der Landeshauptstadt Stuttgart
Sozialpädiatrisches Zentrum
Bismarckstr. 8
70176 Stuttgart
Frau Dr. med. Chr. Schweizer
Tel.: 0711/992-2421
Tel.: 0711/992-2760
Fax: 0711/992-2429
http://www.olgahospital.de/
sozialpaediatrie.htm

Klinikum Ludwigsburg
Akademisches Lehrkrankenhaus
der Uni Heidelberg
Abt. für Kinder- und Jugendmedizin/
Epilepsieambulanz
Posilipostr. 4
71640 Ludwigsburg
Dr. med. H. Haug
Tel.: 07141/99-6651
Tel.: 07141/99-6580
Fax: 07141/99-7462
http://www.kliniken-lubi.de/home.htm

Universitätskinderklinik Tübingen
Neuropädiatrische Ambulanz
Hoppe-Seyler-Str. 1
72076 Tübingen
Dr. med. M. Wolff
Frau Prof. Dr. med. I. Krägeloh-Mann
Tel.: 07071/29-83806
Tel.: 07071/29-84737
Fax: 07071/29-5473
ingeborg.kraegeloh-mann@med.uni-tuebingen.de
http://www.medizin.uni-tuebingen.de/
kliniken/kinder_kl/abt_3/index.html

Klinikum Schwäbisch-Gmünd
Margaritenhospital
Kinderklinik
Weißensteiner Str. 33
73525 Schwäbisch-Gmünd
Dr. med. Berg
Tel.: 07171/9123-200
Fax: 07171/9123-202

Städt. Klinik für Kinder
und Jugendliche
Neuropädiatrische Abteilung
Hirschlandstr. 97
73730 Esslingen
Dr. med. Buchheim
Tel.: 0711/3103-3651
Fax: 0711/3103-2535
http://www.kliniken-es.de/

Städt. Krankenanstalten
Kinderklinik
Am Gesundbrunnen 20
74078 Heilbronn
Dr. med. W. Beckmann
Tel.: 07131/49-3749
Tel.: 07131/49-0
Fax: 07131/49-3709

Diakonie Krankenhaus Schwäbisch Hall
Neuropädiatrische Ambulanz
Neuropädiatrische Abteilung
Diakoniestr. 10
74523 Schwäbisch Hall
Dr. med. J. Neef
Tel.: 0791/753-4570
Tel.: 0791/753-4509
Fax: 0791/753-4908
kinder-jugendmedizin@diaksha.de

Schwarzacher Hof der
Johannes-Anstalten Mosbach
Frühförderzentrum Neckarelz
Klinik für Neuropädiatrie
Heidelberger Landstr. 20
74821 Mosbach/Neckarelz
Dr. med. W. Broxtermann
Tel.: 06261/971-50
Fax: 06261/971-550
Wolfgang.Broxtermann@jamos.de

Kinderzentrum Maulbronn gGmbH
Klinik f. Kinderneurologie
u. Sozialpädiatrie
Knittlinger Steige 21
75433 Maulbronn
Prof. Dr. med. D. Karch
Tel.: 07043/16-171
info@kize.de
http://www.kize.de

Epilepsiezentrum Kehl-Kork
Anfallsambulanz
f. Kinder u. Jugendliche
Landstr. 1
77694 Kehl-Kork
Dr. med. Hj. Schneble
Dr. med. J.-P. Ernst
Tel.: 07851/84-231
Tel.: 07851/84-230
Fax: 07851/84-553
hschneble@epilepsiezentrum.de
jernst@epilepsiezentrum.de
http://www.epilepsiezentrum.de

Kinderklinik Konstanz
Funktionsbereich Neuropädiatrie
Sozialpädiatrisches Zentrum
Luisenstr. 7
78464 Konstanz
Dr. med. W. Kratzer
Tel.: 07531/801-1651
Fax: 07531/801-1677
wilfred.kratzer@klinikum-konstanz.de
http://www.klinikum-konstanz.de/
medizin/kikli.html

Univ.-Kinderklinik
Neuropädiatrische Ambulanz
Mathildenstr. 1
79106 Freiburg
Prof. Dr. med. R. Korinthenberg
Tel.: 0761/270-4315
Fax: 0761/270-4475
rudokori@kikli.ukl.uni-freiburg.de
http://www.uniklinik-freiburg.de

Universitätskinderklinik
und Poliklinik Ulm
Sozialpädiatrisches Zentrum
und Kinderneurologie
Schillerstr. 15
89077 Ulm
Prof. Dr. med. Bode
Tel.: 0731/500-21731
Fax: 0731/500-21732
http://www.uni-ulm.de/klinik/
kinderklinik/

Bayern

Dr. von Haunersches Kinderspital
Universität München
Lindwurmstr. 4
80337 München
Dr. Kugler, Dr. Mühe, Dr. Springe
Tel.: 089/5160-2811 oder -2812
Tel.: 089/5160-2882
Fax: 089/5160-7745
kugler@kk-i.med.uni-muenchen.de
http://kinderhospital.de

Kinderzentrum München
Anfallsambulanz
f. Kinder und Jugendliche
Heiglhofstr. 63
81377 München
Dr. med. Schiel
Tel.: 089/71009-196
Tel.: 089/71009-197
Fax: 089/71009-199
http://www.bezirk.oberbayern.de/
gesundh/kinderzentrum

Behandlungszentrum Vogtareuth
Neuropädiatrische Ambulanz
Abtlg. Neuropädiatrie
Krankenhausstr. 20
83569 Vogtareuth
Dr. med. H. Holthausen
Dr. med. G. Kluger
Tel.: 08038/90-1411
Fax: 08038/90-3411
http://www.bhz-vogtareuth.de/

Klinik für Kinder und Jugendliche
1. Kinderklinik KZVA Augsburg
Neuropädiatrische Ambulanz
Stenglinstr. 2
86156 Augsburg
Dr. med. Penzien
Tel.: 0821/400-3424
Fax: 0821/400-3332
1kk@klinikum-augsburg.de
http://www.klinikum-augsburg.de

Epilepsieambulanz für Kinder
u. Jugendliche
Klinik für Kinder u. Jugendliche,
St. Elisabeth
Müller-Gnadenegg-Weg 4
86633 Neuburg
Dr. med. Heihoff
Tel.: 08431/54-313
Fax: 08431/54-192
alfred.heihoff@kliniken-st-elisabeth.de
http://www.kliniken-st-elisabeth.de/
kinder.htm

Klinikum Memmingen
Fachepilepsieambulanz für Kinder
u. Jugendliche
Buxacher Str. 16
87700 Memmingen
Dr. med. Robert Weitz
Tel.: 08331/702-294
Tel.: 08331/702-300
Fax: 08331/702-301
http://www.kinderklinik-memmingen.de
spz/index.html

Kinderklinik Fürth
Ambulanz f. anfallkranke Kinder
Jakob-Henle-Str. 1
90766 Fürth
Dr. med. Bosch
Tel.: 0911/7580-1168
Fax: 0911/7580-1889
sbosch@klinikum-fuerth.de
http://www.klinikum-fuerth.de

Univ.-Klinik für Kinder u. Jugendliche
Epilepsie-EEG-Ambulanz
Neuropädiatrie SPZ
Loschgestr. 15
91054 Erlangen
Prof. Dr. med. Wenzel
Tel.: 09131/853-3753
Tel.: 09131/853-3136
Fax: 09131/853-3788
http://www.uniklinik-erlangen.de

Klinik St. Hedwig
Neuropädiatrische Ambulanz
Steinmetzstr. 1–3
93049 Regensburg
Dr. med. A. Fiedler
Tel.: 0941/2080-400
Fax: 0941/2080-442
andreas.fiedler@klinik.uni-
regensburg.de
http://www.klinik-st-hedwig.de

Regensburger Kinderzentrum St. Martin
SPZ/Zentrum f. Kinder
u. Entwicklungsneurologie
Ambulanz
Wieshuber Str. 4
93058 Regensburg
Dr. med. B. Ostertag
Tel.: 0941/4650-20
Fax: 0941/4650-240

Kinderklinik Dritter Orden Passau
Fachkrankenhaus für Kinder
und Jugendliche
Sozialpädiatrisches Zentrum
Bischof-Altmann-Str. 9
94032 Passau
Dr. med. F. Staudt
Tel.: 0851/7205-164
spz@kinderklinik-passau.de
http://www.kinderklinik-passau.de/
spz.htm

Berlin

Universitätsklinikum Charité –
Campus Mitte
Medizinische Fakultät der Humboldt-
Universität zu Berlin
Klinik für Kinderheilkunde
Schumannstr. 20/21
10098 Berlin
Frau Dr. med. Drossel
Tel.: 030/4505-66104
Tel.: 030/4505-66098
Fax: 030/4505-66912
http://www.charite.de

Epilepsiezentrum Berlin-Brandenburg
Standort Berlin
am Ev. Krankenhaus Königin
Elisabeth Herzberge
Herzbergstr. 79
10362 Berlin
Prof. Dr. med. H.-J. Meencke
Frau Dr. med. Potratz
Tel.: 030/5472-3031
Tel.: 030/5472-3501
Fax: 030/5472-3502
info@ezbb.de
http://www.ezbb.de

Universitätsklinikum Charité –
Campus Virchow-Klinikum
Medizinische Fakultät der Humboldt-
Universität zu Berlin
Klinik für Pädiatrie und Schwerpunkt
Neurologie
Augustenburger Platz 1
13353 Berlin
Dr. med. Weschke
Tel.: 030/4505-66408
Fax: 030/4505-66911
http://www.charite.de

Klinik für Kinder- und Jugendmedizin
DBZ
Vivantis
Tagesklinik und Sozialpäd. Zentrum
Platanenallee 23–25
14050 Berlin
Dr. med. H. Hollmann
Tel.: 030/3205-1700
Fax: 030/3205-1765
dbz@mbz-berlin.de
http://www.mbz-berlin.de

Epilepsieambulanz
DRK-Kliniken Westend
Kinderklinik
Spandauer Damm 130
14055 Berlin
Prof. Dr. med. Spohr
Dr. med. Panzer, Dr. med. Freund
Tel.: 030/3035-4455
Fax: 030/3035-4459
h.spohr@drk-kliniken-bln.de
http://www.drk-kliniken-bln.de/westend/
index.htm

Brandenburg

Sozialpädiatrisches Zentrum
Carl-Thiem-Klinikum
Thiemstr. 111
03048 Cottbus
Frau Dipl. Med. Traue
Tel.: 0355/46-2445
Tel.: 0355/46-3159
Fax: 0355/46-2552
spz@ctk.de
http://www.ctk.de

Epilepsieambulanz der Fachklinik
Hohenstücken
Neurologisches Reha-Zentrum
für Kinder und Jugendliche
Brahmstr. 38
14772 Brandenburg
Prof. Dr. med. H. Siemes
Dr. med. M. Köhler
Tel.: 03381/79-1118
Fax: 03381/79-1119
info@fachklinik-hohenstuecken.de
http://www.fachklinik-hohenstuecken.de

Bremen

DRK-Krankenanstalten Wesermünde
Krankenhaus Am Bürgerpark
Kinderklinik II Neuropädiatrie
Schiffdorfer Chaussee 29
27574 Bremerhaven
Dr. med. A. Renneberg
Tel.: 0471/182-1245
Fax: 0471/182-1226
mail@kliniken-wesermuende.de
http://www.kliniken-wesermuende.de/
buergerpark/index.html

Hamburg

Werner-Otto-Institut d. Ev. Stiftung
Alsterdorf
Neuropädiatrie u. Sozialpädiatrie
mit Ambulanz und Klinik
Bodelschwinghstr. 23
22337 Hamburg
Frau Dr. med. Traus
Tel.: 040/5077-3181
Fax: 040/5077-3191
http://www.alsterdorf.de/daten/medizin/
index.html

Altonaer Kinderkrankenhaus von 1859
Neuropädiatrische Abteilung
Anfallsambulanz
Bleickenallee 38
22763 Hamburg
Dr. med. Hertzberg
Tel.: 040/88908-0
Fax: 040/88908-366
http://www.akkev.de

Hessen

Städt. Kliniken Kassel
Abtlg. Neuropädiatrie mit SPZ
Mönchebergstr. 48 e
34125 Kassel
Dr. med. N. Preden
Tel.: 0561/980-3590
Fax: 0561/980-6946
spz@klinikum-kassel.de
http://www.klinikum-kassel.de/kliniken/
kinderkl.html

Med. Zentrum für Kinderheilkunde
Abtlg. Neuropädiatrie u. Stoffwechsel-
erkrankungen
Deutschhausstr. 12
35033 Marburg
Frau Dr. med. Jackowski-Dohrmann
Tel.: 06421/286-2650
Fax: 06424/286-5724
http://www.uni-marburg.de/mzk/

Zentrum für Kinderheilkunde
und Jugendmedizin
Abteilung für Neuropädiatrie
u. Sozialpädiatrie
Klinikum d. Justus-Liebig-Universität
Gießen
Feulgenstr. 12
35392 Gießen
Prof. Dr. med. B. Neubauer
Tel.: 0641/9943-481
Fax: 0641/9943-489
bernd.a.neubauer@paediat.med.uni-
giessen.de

Klinikum der Johann-Wolfgang-Goethe-
Universität
Zentrum für Kinderheilkunde
und Jugendmedizin (ZKi)
Epilepsieambulanz
Theodor-Stern-Kai 7
60590 Frankfurt/Main
Dr. med. Kieslich
Tel.: 069/6301-5725
Tel.: 069/6301-5560
Fax: 069/6301-5765

Darmstädter Kinderkliniken
Prinzessin Margaret
Neuropädiatrische Ambulanz
Dieburger Str. 31
64287 Darmstadt
Dr. med. Golla
Tel.: 06151/402-283
Fax: 06151/402-366
mail@kinderkliniken.de
http://www.kinderkliniken.de

Mecklenburg-Vorpommern

Klinikum Neubrandenburg
Neuropädiatrische Sprechstunde
Kinderklinik
Salvador-Allende-Str. 30
17036 Neubrandenburg
Dr. med. Arndt
Tel.: 0395/775-2953
Tel.: 0395/775-0
http://www.klinikum-nb.de/

Universitätsklinik f. Kinder-
und Jugendmedizin
Abtlg. f. Neuropädiatrie
u. Stoffwechselerkrankungen
Soldmannstr. 15
17487 Greifswald
Prof. Dr. med. H. Lauffer
Tel.: 03834/86-6337
Fax: 03834/86-7359
lauffer@mail.uni-greifswald.de
http://www.medizin.uni-greifswald.de/
kind_med/

Univ.-Kinderklinik und Jugendklinik
Neuropädiatrische Sprechstunde
Rembrandtstr. 16/17
18057 Rostock
Dr. med. D. Hobusch
Frau Dr. med. Popp
Tel.: 0381/494-7011
Fax: 0381/494-7211
http://www-ukj.med.uni-rostock.de

Niedersachsen

Klinikum Oldenburg gGmbH
Zentrum für Kinder-
und Jugendmedizin
– Elisabeth Kinderkrankenhaus – C78
Cloppenburger Str. 363
26133 Oldenburg
PD Dr. med. Ch. Korenke
Tel.: 0441/403-2017
Fax: 0441/403-2112
korenke.christoph@klinikum-
oldenburg.de
http://www.kliniken-oldenburg.de

Kinderkrankenhaus auf der Bult
Abteilung Allgem. Kinderheilkunde
und Neuropädiatrie
Epilepsie-Ambulanz
Janusz-Korczak-Allee 12
30172 Hannover
Prof. Dr. med. H.-J. Christen
Frau Dr. med. D. Dening
Tel.: 0511/8115-621
Fax: 0511/8115-331
bittermann@med.uni-goettingen.de

Zentrum für Kinderheilkunde
der Georg-August-Universität Göttingen
Kinderheilkunde, Schwerpunkt
Neuropädiatrie
Robert-Koch-Str. 40
37075 Göttingen
Prof. Dr. med. F. Hanefeld
Dr. med. Thorwirth
Tel.: 0551/39-8035
Tel.: 0551/39-6225
Fax: 0551/39-6252

Kinderhospital Osnabrück
Neuropädiatrische Ambulanz
Epileptologie
Iburger Str. 187
49082 Osnabrück
Dr. med. K. Muck
Dr. med. H. Trappe
Tel.: 0541/5602-0
http://www.kinderhospital.de

Nordrhein-Westfalen

Klinikum Lippe-Detmold
Kinder- und Jugendmedizinische Klinik
Hofstr. 11
32756 Detmold
Dr. med. Hebing
Tel.: 05231/72-4511
Fax: 05231/72-4403
klaus.wesseler@klinikum-lippe.de
http://www.klinikum-lippe.de

Epilepsie-Zentrum Bethel
Ambulanz f. anfallkranke Kinder
u. Jugendliche
Maraweg 21
33617 Bielefeld
Frau I. Tuxhorn, MB, ChB
Frau Dr. med. E. Korn-Merker
Tel.: 0521/144-3154
Fax: 0521/144-3553
Tux@mara.de
http://www.mara.de

Evangelisches Krankenhaus Düsseldorf
Kinderneurologie
Sozialpädiatrische Ambulanz
Fürstenwall 91
40217 Düsseldorf
Frau PD Dr. med. S. Schweitzer-Krantz
Tel.: 0211/919-1800
Fax: 0211/919-3980
http://www.evk-duesseldorf.de

Universitäts-Kinderklinik der
Heinrich-Heine-Universität Düsseldorf
Abteilung für Neuropädiatrie
Moorenstr. 5
40225 Düsseldorf
Prof. Dr. med. Lenard
Tel.: 0211/811-7640
Tel.: 0211/811-7702
Fax: 0211/811-8757
Budna@med.uni-duesseldorf.de
http://www..uni-duesseldorf.de

Kinderneurologisches Zentrum
Kliniken der Landeshauptstadt
KHS Gerresheim
Gräulingerstr. 120
40625 Düsseldorf
Prof. Dr. med. G. Groß-Selbeck
Tel.: 0211/2800-3556
Tel.: 0211/2800-3557
Fax: 0211/2800-960
gselbeck@uni-duesseldorf.de
http://www.kliniken-duesseldorf.de

Elisabethkrankenhaus Rheydt
Klinik für Kinder und Jugendliche
Epilepsieambulanz
Hubertusstr. 100
41239 Mönchengladbach
PD Dr. med. W. Kölfen
Tel.: 02166/394-2611
Fax: 02166/394-2701
http://www.ekr.de

Zentrum für Kinder-
und Jugendmedizin Wuppertal
Sozialpädiatrisches Zentrum
Anfallsambulanz für Kinder
Heusnerstr. 40
42283 Wuppertal
Dr. med. P. Borusiak
Tel.: 0202/896-1701
Fax: 0202/896-1761
borusiak@klinikum-wuppertal.de
http://www.klinikum-wuppertal.de/klini-
ken/kinder/spz/spz.html

St. Josef-Hospital Bochum
Klinik für Kinder- und Jugendmedizin
Universitätsklinik
Alexandrinenstr. 5
44791 Bochum
Frau Dr. med. U. Schara
Tel.: 0234/509-2631
Tel.: 0234/509-1 (Zentrale)
Fax: 0234/509-2612
http://www.kinderklinik-bochum.de

Univ.-Klinikum Essen
Klinik u. Poliklinik f. Kinder-
u. Jugendmedizin
Zentrum für Kinderheilkunde
Hufelandstr. 55
45122 Essen
Frau Dr. med. Klaeren
Tel.: 0201/723-2408
Fax: 0201/723-2333
http://www.uni-essen.de/kinderklinik

Vestische Kinderklinik Datteln
Epilepsie-Ambulanz
Neuropädiatrie
Lloydstr. 5
45711 Datteln
Prof. Dr. med. F. Aksu
Tel.: 02363/975-230
Tel.: 02363/975-226
Fax: 02363/64211
aksu-fuat@t-online.de
http://www.kinderklinik-datteln.de

Bergmannsheil-Kinderklinik gGmbH
Neuropädiatrisches Zentrum
Westerholter Str. 142
45892 Gelsenkirchen
Dr. med. Meyer-Dietrich
Tel.: 0209/369-1
Fax: 0209/369-222
http://www.kinderklinik-ge.de

Evang. Krankenhaus Oberhausen
Zentrum für Kinderheilkunde
Kinderneurologie/SPZ
Virchowstr. 20
46047 Oberhausen
Dr. med. R. Pothmann
Tel.: 0208/881-4111
Fax: 0208/881-4114
http://www.eko.de

Klinikum Duisburg/Wedau-Kliniken
Klinik f. Kinderheilkunde
und Jugendmedizin
Ambulanz Pädiatrische Epileptologie
Zu den Rehwiesen 9
47055 Duisburg
PD Dr. med. F. Heinen
Tel.: 0203/733-0
Tel.: 0203/733-3208
Fax: 0203/733-3202
dr.f.heinen@t-online.de
http://www.klinikum-duisburg.de

Städtische Krankenanstalten Krefeld
Kinderklinik
EEG-Abteilung
Lutherplatz 40
47805 Krefeld
Dr. med. Meisen
Tel.: 02151/32-2363
Tel.: 02151/32-2364
Fax: 02151/32-2391
http://www.klinikum-krefeld.de/
kinderklinik

Universitäts-Kinderklinik
Bereich Neuropädiatrie
Albert-Schweitzer-Str. 33
48129 Münster
Prof. Dr. med. G. Kurlemann
Tel.: 0251/834-7774
Fax: 0251/834-7765
kurlemg@uni-muenster.de
http://medweb.uni-muenster.de/institut/
paed

Kinderkrankenhaus Köln-Riehl
Neuropädiatrische Abteilung
Sozialpädiatrisches Zentrum
Amsterdamer Str. 59

50735 Köln
Dr. med. Walz
Tel.: 0221/8907-5567
Fax: 0221/8907-5496
spz.riehl@klinikenkoeln.de
http://www.spz-koeln.de

Klinikum der Universität zu Köln
Klinik und Poliklinik
für Kinderheilkunde
Neuropädiatrie/Epilepsie-Ambulanz
Joseph-Stelzmann-Str. 9
50931 Köln
Frau PD Dr. U. Schauseil-Zipf
Dr. med. P. Herkenrath
Tel.: 0221/478-6580
Tel.: 0221/478-4387
Fax: 0221/478-5189
kinderneurologie@medizin.uni-koeln.de
http://www.medizin.uni-koeln.de/
kliniken/kinder/neuro/

Kreiskrankenhaus Waldbröl
Klinik für Kinder- und Jugendmedizin
Epilepsieambulanz
Dr. Goldenbogen-Str. 1–3
51545 Waldbröl
Dr. med. El-Hamid
Tel.: 02291/82-1381
Fax: 02291/82-1600
monikalinke@kkh-waldbroel.de
http://www.kkh-waldbroel.de

Kreiskrankenhaus Gummersbach GmbH
Kinderambulanz der Kinderklinik
Wilhelm-Breckow-Allee 20
51643 Gummersbach
Dr. med. Pretel
Tel.: 02261/17-1565
Fax: 02261/17-1423

Kinderneurologisches Zentrum
der Rheinischen Kliniken
Gustav-Heinemann-Haus
Waldenburger Ring 46
53119 Bonn
Prof. Dr. med. Schlack
Tel.: 0228/6683-130
Fax: 0228/6683-139

Klinik für Epileptologie
Epilepsieambulanz
Universität Bonn
Sigmund-Freud-Str. 25
53127 Bonn
Dr. med. S. Kuczaty
Dr. med. R. Sassen
Tel.: 0228/287-5727
Fax: 0228/287-4328
epi.ambulanz@ukb.uni-bonn.de
http://www.meb.uni-bonn.de/
epileptologie/

DRK Kinderklinik Siegen
Abteilung für Neuropädiatrie
Wellersbergstr. 60
57072 Siegen
Dr. med. A. Knust
Dr. med. Pritsch
Tel.: 0271/2345-227
Fax: 0271/21955
info@drk-kinderklinik.de
http://www.drk-kinderklinik.de/

Allgemeines Krankenhaus
d. Stadt Hagen
Kinderklinik
Neuropädiatrische Abteilung
Grünstr. 35
58089 Hagen
Dr. med. Hammacher
Tel.: 02331/201-2435
Fax: 02331/201-2438
kinderklinik@akh-hagen.de
http://www.akh-hagen.de

Gemeinschaftskrankenhaus Herdecke
Abt. f. Kinderheilkunde
Epileptologie
Gerhard-Kienle-Weg 4
58313 Herdecke
Dr. med. Hasselmann
Tel.: 02330/62-3914
Fax: 02330/62-3220
kontakt@gemeinschaftskrankenhaus.de
http://
www.gemeinschaftskrankenhaus.de

Evang. Krankenhaus Bethanien
Iserlohn gGmbH
Abt. für Kinder- und Jugendmedizin
Bereich Neuropädiatrie, Epileptologie
und Sozialpädiatrie
Hugo-Fuchs-Allee 3
58644 Iserlohn
Dr. med. H. H. Richardt
Tel.: 02371/212-303
Tel.: 02371/212-0
Fax: 02371/212-302
richardt@bethanien-iserlohn.de
http://www.bethanien-iserlohn.de/

Evangelisches Krankenhaus Hamm
Neuropädiatrie/Epileptologie
Nordenwall 22
59065 Hamm
PD Dr. med. John
Tel.: 02381/589-3210
Tel.: 02381/589-3490
Fax: 02381/589-3212
http://www.evkhamm.de

Lebenszentrum Königsborn
Fachklinik für Kinderneurologie
und Sozialpädiatrie Königsborn
mit Sozialpädiatrischem Zentrum
Zimmerplatz 1
59425 Unna
Frau Dr. med. K. Hameister
Tel.: 02303/96700
Fax: 02303/68782
k.hameister@lebenszentrum-
koenigsborn.de
http://www.lebenszentrum-
koenigsborn.de

Rheinland-Pfalz

Kinderneurologisches Zentrum
Ambulanz u. Klinik f. behinderte Kinder
Institut für Soziale Pädiatrie
Hartmühlenweg 2–4
55122 Mainz
Dr. med. Peters
Tel.: 06131/378-151
Tel.: 06131/378-152
Fax: 06131/378-200
info@kinzmainz.de
http://www.kinzmainz.de

Univ.-Kinderklinik
Neuropädiatrische Ambulanz
Langenbeckstr. 1
55131 Mainz
Prof. Dr. med. B. Reitter
Tel.: 06131/17-2104
Fax: 06131/17-6646
http://www.kinder.klinik.uni-mainz.de

Kinder-, Jugend- und Familienhilfe
Sozialpädiatrisches Zentrum
Ambulanz für entwicklungsgefährdete
Kinder und Behinderte
Bühler Weg 24
55543 Bad Kreuznach
Dr. med. J. Kohler
Frau Dr. med. G. Weiermann
Tel.: 0671/605-2365
Fax: 0671/605-3244

Klinik für Kinder- und Jugendmedizin
Städtisches Klinikum Kemperhof
Koblenzer Str. 115–155
56065 Koblenz
Dr. med. Th. Hoppen
Dr. med. T. Sandrieser
Tel.: 0261/499-2615
Tel.: 0261/499-2610
Fax: 0261/499-2600
http://www.koblenz.de/soziales/
kemperhof/kikli.htm

St. Elisabeth Krankenhaus
Klinik für Kinder- und Jugendmedizin
Epilepsie-Ambulanz
Friedrich-Ebert-Str. 59
56564 Neuwied
Frau Dr. med. Zerwas
Tel.: 02631/82-0
Fax: 02631/82-1298
http://www.elisabeth-krankenhaus-
neuwied.de/

Epilepsie-Ambulanz f. Kinder
u. Jugendliche
am Pfalzinstitut für Kinder-
u. Jugendpsychiatrie
Weinstr. 100
76889 Klingenmünster
Dr. med. M. Brünger
Tel.: 06349/900-3005
Fax: 06349/900-3899

Saarland

Univ.-Klinik für Kinder-
und Jugendmedizin
Neuropädiatrische Ambulanz
EEG-Abteilung
Orthstr.
66424 Homburg/Saar
Dr. med. Shamdeen
Tel.: 06841/168-343
http://www.med-rz.uni-sb.de/med_fak/
kinderklinik/index.html

Kinderklinik Kohlhof
Neuropädiatrische Ambulanz
Klinikweg 1–5
66539 Neunkirchen-Kohlhof
Frau Dr. med. E. Feldmann
Tel.: 06821/363-0
Fax: 06821/363-365
http://www.kinderklinik-kohlhof.de/

Sachsen

Universitätsklinik der
Carl-Gustav-Carus-Universität
der TU Dresden
Klinik und Poliklinik
für Kinderheilkunde
Fetscherstr. 74
01307 Dresden
Frau Dr. med. D. Friebel
Tel.: 0351/458-2082
Tel.: 0351/458-2083
Fax: 0351/458-5868
dolores.friebel@mailbox.tu-dresden.de
http:www.tu-dresden.de/medkindh./
index.htm

Epilepsiezentrum Kleinwachau e.V.
Epilepsieambulanz
Wachauer Str. 30
01465 Liegau-Augustusbad
Dr. med. Wünsche
Tel.: 03528/431-153
Tel.: 03528/431-152
Fax: 03528/431-271
epilepsiezentrum_kleinwachau@t-
online.de
http:www.epilepsiezentrum-
kleinwachau.de

Universität Leipzig
Klinikum u. Poliklinik f. Psychiatrie,
Psychotherapie u. Psychosomatik
Riemannstr. 34
04107 Leipzig
Prof. Dr. med. Ettrich
Tel.: 0341/972-4010
Fax: 0341/972-4019
welkem@medizin.uni-leipzig.de

Sachsen-Anhalt

Otto-von-Guericke-Universität
Magdeburg
Zentrum für Kinderheilkunde
Halberstädter Str. 13
39112 Magdeburg
Dr. med. F. Wien
Tel.: 0391/67-17090
Fax: 0391/67-17002
http://www.med.uni-magdeburg.de/fme/
zkh/klinik1.html

Schleswig-Holstein

Medizinische Universität zu Lübeck
Klinik für Pädiatrie, Bereich
Neuropädiatrie
Kahlhorststr. 31–35
23538 Lübeck
PD Dr. med. Sperner
Tel.: 0451/500-2613
Tel.: 0451/500-2605
Fax: 0451/500-6064
sperner@paedia.ukl.mu-luebeck.de
http://www.paedia.mu-luebeck.de/

Christian-Albrechts-Universität
Klinik für Neuropädiatrie
Anfalls-Ambulanz
Schwanenweg 20
24105 Kiel
Prof. Dr. med. U. Stephani
Tel.: 0431/597-1768
Fax: 0431/597-1769
stephani@pedneuro.uni-kiel.de
http://uni-kiel.de:8080/pediatrics/Neuro-
pädiatrie/star.htm

Norddt. Epilepsiezentrum
DRK Landesverband Schleswig-Holstein
Klinik für anfallskranke Kinder
Henry-Dunant-Str.
24223 Raisdorf
Frau Dipl.-Med. S. Rinnert
Tel.: 04307/909-02
Fax: 04307/909-175
http://www.epilepsie.drk-sh.de/

Fachklinik für Kinder-
und Jugendpsychiatrie
Epilepsieambulanz
Friedrich-Ebert-Str. 5
24837 Schleswig
Dr. med. Gabriel
Frau Dr. med. Hoyndorf
Tel.: 04621/832-131
Fax: 04621/832-4888

Kreiskrankenhaus Heide
Kinderklinik
EEG-Abteilung
Esmarchstr. 50
25746 Heide
PD Dr. med. E. Dieterich
Tel.: 0481/785-1901
Fax: 0481/785-1909

Thüringen

Klinikum der FSU Jena
Klinik für Kinder- u. Jugendmedizin
Abtlg. für Neuropädiatrie/SPZ/
Epilepsieambulanz
Kochstr. 2
07745 Jena
Prof. Dr. med. U. Brandl
Tel.: 03641/938-420
Tel.: 03641/938-263
Fax: 03641/938-073
Ulrich.Brandl.@med.uni-jena.de
http://www.med.uni-jena.de/kjm/

Die SRH-Gruppe
Zentralklinikum Suhl gGmbH
Sozialpädiatrisches Zentrum
Postfach 100144
98490 Suhl
Dr. med. C. Wurst
Tel.: 03681/356-380
Fax: 03681/356-381
Carsten.Wurst@zentralklinikum-suhl.de
http://www.srh.de/zs/med-11.html

HELIOS-Klinikum Erfurt
Klinik für Kinder- und Jugendmedizin
Pädiatrische Neuropädiatrie mit
Epileptologie und Epilepsiambulanz
Am Schwemmbach 32a
99012 Erfurt
Frau Dr. med. Haupt
Tel.: 0361/781-4500
Tel.: 0361/781-4526
Fax: 0361/781-4502
http://www.helios-kliniken.de

3 Zentren für prächirurgische Epilepsiediagnostik

Baden-Württemberg

Zentrum für Erwachsene und Kinder
Epilepsiezentrum Kork – Ambulanz
Landstr. 1
77694 Kehl-Kork
Prof. Dr. med. B. J. Steinhoff
Tel.: 07851/84-250
Tel.: 07851/84-251
Fax: 07851/84-555
info@epilepsiezentrum.de
www.epilepsiezentrum.de

Zentrum für Erwachsene und Kinder
Neurozentrum der Universität Freiburg
(im Verbund mit den Zentren Kehl-
Kork, Stuttgart und Heidelberg)
Ambulanz der Sektion Prächirurgische
Epilepsiediagnostik
Breisacher Str. 64
79102 Freiburg
Dr. med. A. Schulze-Bonhage
Tel.: 0761/270-5366
Fax: 0761/270-5003
schulzeb@nz.ukl.uni-freiburg.de
www.ukl.uni-freiburg.de/neurozen/nlo/
homede.htm

Bayern

Zentrum für Erwachsene
Neurologische Klinik und Poliklinik
am Klinikum der Universität München
Marchioninistr. 15
81377 München
PD Dr. med. S. Noachtar
Tel.: 089/7095-3690
Tel.: 089/7095-0
Fax: 089/7075-8883
noachtar@brain.nefo.med.uni-
muenchen.de
www.nefo.med.uni-muenchen.de

Zentrum für Kinder und jugendliche
Erwachsene
Behandlungszentrum Vogtareuth
Krankenhausstr. 20
83569 Vogtareuth
Dr. med. H. Holthausen
Dipl. Med. T. Pieper
Tel.: 08038/90 14 12
Fax: 08038/99 34 11
h.holthausen@bhz-vogtareuth.de
www.bhz-vogtareuth.de

Zentrum für Erwachsene
Neurologische Universitäts-Klinik
mit Poliklinik
Zentrum Epilepsie Erlangen (ZEE)
Schwabachanlage 6
91054 Erlangen
Prof. Dr. med. H. Stefan
Tel.: 09131/853-4541
Fax: 09131/853-6469
hermann.stefan@neuro.med.uni-
erlangen.de
www.epilepsiezentrum-erlangen.de

Berlin

Zentrum für Erwachsene
Epilepsiezentrum Berlin-Brandenburg
Standort Berlin
am Ev. Krankenhaus Königin
Elisabeth Herzberge
Herzbergstr. 79
10362 Berlin
Prof. Dr. med. H.-J. Meencke
Frau Dr. med. Potratz
Tel.: 030/5472-3031
Tel.: 030/5472-3501
Fax: 030/5472-3502
info@ezbb.de
www.ezbb.de

Hessen

Zentrum für Erwachsene
Neurologische Universitätsklinik
der Philipps-Universität Marburg
Rudolf-Butmann-Str. 8
35033 Marburg
Prof. Dr. med. F. Rosenow
Tel.: 06421/286-5220
Tel.: 06421/286-5200
Fax: 06421/286-5228
rosenow@mailer.uni-marburg.de
http://www.med.uni-marburg.de

Mecklenburg-Vorpommern

Zentrum für Erwachsene
Neurologische Klinik
der Ernst-Moritz-Arndt-Universität
Epilepsieambulanz
Ellerhohstr. 1–2
17489 Greifswald
Prof. Dr. med. U. Runge
Tel.: 03834/866-832
Fax: 03834/866-880
urunge@mail.uni-greifswald.de
http://www.medizin.uni-greifswald.de/
neurolog/wgroups/epileps/
Epi_index.htm

Nordrhein-Westfalen

Zentrum für Erwachsene und Kinder
Epilepsiezentrum Bethel
Ambulanz für Anfallskranke
Klinik Mara 1
Maraweg 21
33617 Bielefeld
Dr. med. A. Ebner
Frau I. Tuxhorn, MB, ChB
Tel.: 0521/144-3154
Fax: 0521/144-5246
www.mara.de

Zentrum für Erwachsene und Kinder
Klinik für Epileptologie
der Universität Bonn
Epilepsieambulanz
Sigmund-Freud-Str. 25
53105 Bonn
Prof. Dr. med. C. E. Elger
Tel.: 0228/287-5727
Tel.: 0228/287-6195
Fax: 0228/287-4328
epi.ambulanz@ukb.uni-bonn.de
http://www.epileptologie-bonn.de/

4 Berufsbildungswerke

Baden-Württemberg

Berufsbildungswerk
Neckargemünd GmbH
Im Spitzerfeld 25
69151 Neckargemünd
Tel.: 06223-890
Fax: 06223-892139
bbw@ngdbz.srh.de
www.srh.de/bbw.htm

Berufsbildungswerk
Nikolauspflege Stuttgart
Am Kräherwald 271
70193 Stuttgart
Tel.: 0711-6564103
Fax: 0711-6564100

Berufsbildungswerk
Waiblingen
Steinbeiss-Str. 16
71332 Waiblingen
Tel.: 07151-50040
Fax: 07151-5004208

Berufsbildungswerk
Paulinenpflege Winnenden
Forststr. 4
71364 Winnenden
Tel.: 07195-6950
Fax: 07195-695203

Berufsbildungswerk
Mosbach
Neckarburkener Str. 2–4
74821 Mosbach/Baden
Tel.: 06261-880
Fax: 06261-88671

Jugenddorf Offenburg
Berufsbildungswerk
Zähringer Str. 42–59
77652 Offenburg
Tel.: 0781-79080
Fax: 0781-70790

Berufsbildungswerk
Adolf Aich GmbH
Schwanenstr. 92
88214 Ravensburg
Tel.: 0751-8090
Fax: 0751-809115

Bayern

Berufsbildungswerk
München
für Hör- und Sprachgeschädigte
Musenbergstr. 30
81929 München
Tel.: 089-957280
Fax: 089-9570963

Berufsbildungswerk
Waldwinkel
Waldwinkler Str. 1
84554 Aschau am Inn
Tel.: 08638-640
Fax: 08638-64248

Stiftung Berufsbildungswerk
St. Zeno
Am Hirtenfeld 11
85614 Kirchseeon
Tel.: 08091-5530
Fax: 08091-55302

Berufsbildungswerk
Augsburg
Fritz-Wendel-Str. 4
86159 Augsburg
Tel.: 0821-59790
Fax: 0821-5979115
bbw.augsburg@post.de

Berufsbildungswerk
Dürrlauingen
St. Nikolaus-Str. 6
89350 Dürrlauingen
Tel.: 08222-9980
Fax: 08222-998435

Berufsbildungswerk
Nürnberg
für Hör- und Sprachgeschädigte
Pommernstr. 25
90451 Nürnberg-Eibach
Tel.: 0911-64140
Fax: 0911-6414400

Berufsbildungswerk
Wichernhaus Rummelsberg
Rummelsberg 74
90592 Schwarzenbrück
Tel.: 09128-503700
Fax: 09128-503717

Berufsbildungswerk
St. Franziskus Abensberg
Regensburger Str. 60
93326 Abensberg
Tel.: 09443-7090
Fax: 09443-709222

Berufsbildungswerk
Hof Lernhof
Südring 96
95032 Hof (Saale)
Tel.: 09281-7590
Fax: 09281-759166

Berufsbildungswerk Caritas
Don-Bosco-Werk Würzburg GmbH
Schottenanger 15
97082 Würzburg
Tel.: 0931-41920
Fax: 0931-4192241

Berlin

Annedore-Leber-Berufsbildungswerk
Berlin
Pastor-Behrens-Str. 88
12359 Berlin
Tel.: 030-665880
Fax: 030-66588134

Rotkreuz-Institut
Dr. Dietrich Blos
Berufsbildungswerk
Krampnitzer Weg 83-87
14089 Berlin
Tel.: 030-365020
Fax: 030-3656856

Bremen

Reichsbund Berufsbildungswerk
Bremen
Universitätsallee 20
28359 Bremen
Tel.: 0421-23830
Fax: 0421-2383209

Hamburg

Berufsbildungswerk
Hamburg
Reichsbahnstr. 55
22525 Hamburg
Tel.: 040-57230
Fax: 040-5723-102

Hessen

Berufsbildungswerk
Nordhessen
Zweigeinrichtung Kassel
Hoffmann-von-Fallersleben-Str. 21
34117 Kassel
Tel.: 0561-728900
Fax: 0561-773890

Berufsbildungswerk
Nordhessen
Mengeringhäuser Str. 3
34454 Bad Arolsen
Tel.: 05691-804 0
Fax: 05691-804 246

Berufsbildungswerk
Südhessen
Am Heroldshain 1
61184 Karben
Tel.: 06039-4820
Fax: 06039-482199
www.bbw-suedhessen.de

Mecklenburg-Vorpommern

Berufsbildungswerk
Greifswald
Pappelallee 2
17489 Greifswald
Tel.: 03834-8730
Fax: 03834-873105

Niedersachsen

Annastift e.V.
Berufsbildungswerk
Wülfeler Str. 60
30539 Hannover-Bemerode
Tel.: 0511-86030
Fax: 0511-8603605

Berufsbildungswerk
Lingen
Augustusstr. 5–7
49809 Lingen-Laxten
Tel.: 0591-91420
Fax: 0591-9142329

Nordrhein-Westfalen

Kolping-Berufsbildungswerk
Brakel
Bohenkamp 30
33034 Brakel
Tel.: 05272-3010
Fax: 05272-301499

Berufsbildungswerk
Bethel
An der Rehwiese 57–63
33617 Bielefeld
Tel.: 0521-1444182
Fax: 0521-1444079

Jugenddorf Dortmund
Berufsbildungswerk
Am Oespeler Domey 41-65
44149 Dortmund
Tel.: 0231-96910
Fax: 0231-9691188

Kolping-Berufsbildungswerk
Essen
Am Zehnthof 100
45307 Essen-Kray
Tel.: 0201-89830
Fax: 0201-277782

Jugenddorf Niederrhein
Berufsbildungswerk
Pestalozzistr. 1
47445 Moers-Utfort
Tel.: 02841-14090
Fax: 02841-140916

Berufsbildungswerk
Benediktushof Maria Veen
Meisenweg 15
48734 Reken/Maria-Ven
Tel.: 02864-8890
Fax: 02864-889111

Jugenddorf Frechen
Berufsbildungswerk
Clarenbergweg 81
50226 Frechen-Bachern
Tel.: 02234-5160
Fax: 02234-516198

Berufsbildungswerk
Volmarstein
Am Grünewald 10–12
58300 Wetter
Tel.: 02335-639800
Fax: 02335-6397790

Berufsbildungswerk
für Blinde und Sehbehinderte
Soest
Hattroper Weg 57
59494 Soest
Tel.: 02921-6840
Fax: 02921-684109

Berufsbildungswerk
Josefsheim Bigge
Pappelallee 3
59939 Olsberg-Bigge
Tel.: 02962-80003
Fax: 02962-800444

Rheinland-Pfalz

Berufsbildungswerk
Heinrich-Haus Neuwied
Stiftsstr. 1 – Heimbach Weis –
PF 210320
56540 Neuwied
Tel.: 02622-8881
Fax: 02622-888339

DRK-Berufsbildungswerk
Worms
Eckenbertstr. 60
67549 Worms
Tel.: 06241-9530
Fax: 06241-953154

Saarland

Jugenddorf Homburg/Saar
Berufsbildungswerk gGmbH
Schwarzenbach
Einöder Str. 80
66424 Homburg-Schwarzenbach
Tel.: 06841-691216
Fax: 06841-691319

Sachsen

Berufsbildungswerk
Sachsen
Weinbergstr. 52–54
01129 Dresden
Tel.: 0351-843750
Fax: 0351-8489422

Berufsbildungswerk
Leipzig
Knautnaundorfer Str. 2
04249 Leipzig
Tel.: 0341-41370
Fax: 0341-4137488

Berufsbildungswerk
für Blinde und Sehbehinderte
Chemnitz
Flemmingstr. 8
09116 Chemnitz
Tel.: 0371-3530
Fax: 0371-353350

Sachsen-Anhalt

Kolping-Berufsbildungswerk
Hettstedt
Aschenslebener Str.
06333 Walbeck/Hettstedt
Tel.: 03476-856999
Fax: 03476-856995

Reichsbund Berufsbildungswerk
Stendal
Werner-Seelenbinder-Str. 2 und 4
39576 Stendal
Tel.: 03931-5450
Fax: 03931-312187

Schleswig-Holstein

Bugenhagen Berufsbildungswerk
Strandallee 2
23669 Timmendorfer Strand
Tel.: 04503-6040
Fax: 04503-604130

Theodor-Schäfer-Berufsbildungswerk
Theodor-Schäfer-Str. 14–28
25813 Husum
Tel.: 04841-89920
Fax: 04841-8992-118

Thüringen

Jugenddorf Gera
Berufsbildungswerk gGmbH
Am Ferberturm 72
07546 Gera
Tel.: 0365-4354500
Fax: 0365-4354699

Quelle:
Eine Liste der Berufsbildungswerke
finden Sie auch im Internet unter:
http://195.185.214.164/reha/bbw/
bbw_start.html

5 Informationszentren für Vergiftungsunfälle

In folgenden Krankenanstalten und Kliniken bestehen offizielle Informationszentren für Vergiftungsfälle. Diese Zentren geben Tag und Nacht telefonisch Auskunft. Ihnen liegt die vom Bundesinstitut für gesundheitlichen Verbraucherschutz und Veterinärmedizin (BGVV) zusammengestellte Informationskartei über toxische Stoffe vor, die in Haushalts-, Pflanzenschutz- und Schädlingsbekämpfungsmitteln enthalten sind. (Reihenfolge nach PLZ).

13353
Charité
Universitätsklinikum der
Humboldt-Universität zu Berlin
Campus Virchow-Klinikum
Station 43 a/b
(Internistische Intensivstation)
Augustenburger Platz 1
13353 Berlin
Tel.: (030) 450-553555
Fax: (030) 450-553909
Giftinfo@charite.de
www.charite.de

14050
Beratungsstelle für Vergiftungserscheinungen und Embryonaltoxikologie
(ITOX im BBGes)
Spandauer Damm 130
14050 Berlin
Tel.: (030) 19240
Fax: (030) 30686-721
berlintox@giftnotruf.de
www.giftnotruf.de

37075
Giftinformationszentrum-Nord
der Länder Bremen, Hamburg,
Niedersachsen und Schleswig-Holstein
(GIZ-NORD)
Georg-August-Universität Göttingen
Zentrum Pharmakologie und
Toxikologie
Robert-Koch-Straße 40
37075 Göttingen
Tel.: (0551) 383180
Tel.: (0551) 19240
Fax: (0551) 3831881
Giznord@med.uni-goettingen.de
www.giz-nord.de

53113
Informationszentrale
gegen Vergiftungen
Zentrum für Kinderheilkunde
der Rheinischen Friedrich-Wilhelms-
Universität
Adenauerallee 119
53113 Bonn
Tel.: (0228) 2873211
Tel.: (0228) 19240
Fax: (0228) 2873314
gizbn@mailer.ukb.uni-bonn.de
www.meb.uni-bonn.de/giftzentrale

55131
Klinische Toxikologie
Beratungsstelle bei Vergiftungen
Universitätsklinikum
Langenbeckstraße 1
55131 Mainz
Tel.: (06131) 19240
Tel.: (06131) 232466
Fax: (06131) 176605
mail@giftinfo.uni-mainz.de
www.giftinfo.uni-mainz.de

66421
Universitätskliniken
Klinik für Kinder- und Jugendmedizin
66421 Homburg/Saar
Tel.: (06841) 19240
Fax: (06841) 162 84 38
kigift@med-rz.uni-sb.de
www.med-rz.uni-sb.de/med_fak/
kinderklinik/klklb.htm

79106
Informationszentrale für Vergiftungen
Universitäts-Kinderklinik
Mathildenstraße 1
79106 Freiburg
Tel.: (0761) 19240
Fax: (0761) 2704457
giftinfo@kikli.ukl.uni-freiburg.de
www.giftberatung.de

81675
Giftnotruf München
(Toxikologische Abteilung der II. Medizinischen Klinik rechts der Isar der TU)
Ismaninger Straße 22
81675 München
Tel.: (089) 19240
Fax: (089) 4140-2467
tox@lrz.tum.de
www.toxinfo.org

90419
Medizinische Klinik 2
Klinikum Nürnberg
Lehrstuhl Innere Medizin
Gerontologie
Prof.-Ernst-Nathan-Straße 1
90419 Nürnberg
Giftnotruf (0911) 3982451
Tel.: (0911) 3983478
Fax: (0911) 3982192
muehlberg@klinikum-nuernberg.de
www.giftinformation.de

99089
Giftnotruf Erfurt
Gemeinsames Giftinformationszentrum
der Länder Mecklenburg-Vorpommern,
Sachsen, Sachsen-Anhalt und Thüringen
c/o HELIOS Klinikum Erfurt
Nordhäuser Straße 74
99089 Erfurt
Tel.: (0361) 730730
Tel.: (0361) 7307317
shared.ggiz@t-online.de
www.mv-regierung.de oder
www.thueringen.de

Informations- und Behandlungszeiten
für Vergiftungen – Europa –
unter
http://www.srz-berlin.de/rl1106/rest/
info_ze1.htm

6 Informationsadressen

Deutsche Sektion der
Internationalen Liga gegen Epilepsie
Frau Petra Gehle
Geschäftsstelle
Herforder Str. 5–7
33602 Bielefeld
Tel.: 0521-124117
Fax: 0521-124172
p.gehle@izepilepsie.de
www.ligaepilepsie.org

Informationszentrum Epilepsie
Herforder Str. 5–7
33602 Bielefeld
Tel.: 0521-124117
Fax: 0521-124172
ize@izepilepsie.de
www.izepilepsie.de

Stiftung Michael e.V.
Herr Dr. Helmuth Reith
Münzkamp 5
22339 Hamburg
Tel.: 040-5388540
Fax: 040-5381559
StiftungMichael@t-online.de
www.stiftung-michael.de

Sozialarbeit bei Epilepsie e.V. i.G.
Frau Gisela Schüler
Neidenburger Allee 5
Berlin
Tel.: 030-3021947
www.sozialarbeit-bei-epilepsie.de

Sozialarbeit bei Epilepsie e.V. i.G.
Frau Astrid Mattner
Epilepsiezentrum Berlin
Herzbergstr. 79
10362 Berlin
Tel.: 030-54723564
www.sozialarbeit-bei-epilepsie.de

Deutsche Epilepsievereinigung e.V. (DE)
Klaus Göcke
Geschäftsstelle
Zillestr. 102
10585 Berlin
Tel.: 030-3424414
Fax: 030-3424466
info@epilepsie.sh
www.epilepsie.sh

Landesverband für Epilepsie Selbsthilfe
Nordrhein-Westfalen e.V.
Geschäftsstelle
Westhoffstraße 8–12
44145 Dortmund
Tel.: 0231-831247
Fax: 0231-831247
torsten.aue@epilepsie.sh
nrw.epilepsie.sh/

Epilepsie Landesverband Bayern e.V.
Frau Renate Windisch
Geschäftsstelle und Vorstand
Mittelstr. 10
90596 Schwanstetten
Tel.: 09170-1890
Fax: 09170-28148
www.epilepsy-bayern.de

Landesverband Epilepsie
Baden-Württemberg
Frau Barbara Schuster
Geschäftsstelle
Haußmannstr. 6
70188 Stuttgart
Tel.: 0711-2155111
Fax: 0711-2155113

e. b. e. Epilepsie Bundes-Eltern-
verband e.V.
Frau Bärbel Popp
Geschäftsstelle
Streitbergstr. 59
81249 München
Tel.: 089-86488823
Fax: 089-86488823
ebe-popp@t-online.de
www.epilepsie-elternverband.de

e. b. e. Epilepsie Bundes-Eltern-
verband e.V.
Frau Barbara Lillge
Vorsitzende
Schloßstr. 3
14059 Berlin
Tel.: 030-32104253
Fax: 030-32104254
epilepsylv@aol.com
www.epilepsie-elternverband.de

7 Links

Fachgesellschaften

Deutsche Sektion der Internationalen
Liga gegen Epilepsie
http://www.ligaepilepsie.org
deutsch/englisch
Webseite der Fachgesellschaft der Epi-
leptologen Deutschlands: der Deutschen
Sektion der Int. Liga gegen Epilepsie,
u. a. Tagungskalender der Fachtagungen

DGN – Deutsche Gesellschaft
für Neurologie e.V.
http://www.dgn.org/
deutsch
Website der Deutschen Gesellschaft für
Neurologie e.V., Adressen Neurologischer Kliniken, Ansprechpartner und
Mitglieder, Veranstaltungskalender, be-
rufspolitische Informationen und Dis-
kussionen, Stellenbörse

DGKN – Deutsche Gesellschaft
für Kinische Neurophysiologie
http://www.dgkn.de/
deutsch
Website der Deutschen Gesellschaft für
Klinische Neurophysiologie, u. a. mit
allen Richtlinien und Empfehlungen der
DGKN (Ausbildungsrichtlinien EEG,
Evozierte Potentiale, EMG etc.)

DGNC – Deutsche Gesellschaft
für Neurochirurgie
http://www.dgnc.de/
deutsch
Website der Deutschen Gesellschaft
für Neurochirurgie,
u. a. Empfehlungen, Richtlinien

**Internationale
Epilepsieorganisationen**

American Epilepsy Society
http://www.aesnet.org/
englisch
Epilepsierelevante Themen für Fachkreise übersichtlich präsentiert von der
großen Fachgesellschaft American Epilepsy Society

Epilepsy Foundation of America
http://www.efa.org/
englisch
Website der größten Fachgesellschaft
der USA mit vielen aktuellen Informationen

ILAE – International League Against
Epilepsy
http://www.ilae-epilepsy.org
englisch
Website der Internationalen Liga gegen
Epilepsie

IBE – International Bureau for Epilepsy
http://www.ibe-epilepsy.org
englisch
Website des International Bureau for
Epilepsy

Informationen zu Epilepsie

Informationszentrum Epilepsie
http://www.izepilepsie.de
deutsch
umfangreichste Informationsseite zu allen Themen rund um die Epilepsien für
interessierte Laien und Ärzte anderer
Fachbereiche, Adressen, Linklisten, um-
fangreicher Fachtagungs-Kalender, News
zur Epilepsie, ein Newsletter kann abon-
niert werden

Stiftung Michael e.V.
http://www.stiftung-michael.de
deutsch
Website der Stiftung Michael e.V. mit
Informationsangeboten für Fachkreise
und Interessierte

Deutsches Epilepsiemuseum Kehl-Kork
http://www.epilepsiemuseum.de/
deutsch/englisch/französisch/spanisch
Website des Museums für Epilepsie und
Epilepsiegeschichte in Kehl-Kork mit
der Möglichkeit zu einem virtuellen
Rundgang...

Das Epilepsie-Netz
http://www.epilepsie-netz.de
deutsch
Fachinformationen zum Thema
Epilepsie

EUREPA (European Epilepsy Academy)
http://www.eurepa.de/
englisch
Website der European Epilepsy Academy
mit umfangreichem Fortbildungsangebot

Literaturrecherche

Die Deutsche Bibliothek
http://www.ddb.de/
deutsch/englisch
Zugang zu Deutscher Bücherei Leipzig,
Deutsche Bibliothek Frankfurt/Main,
Deutsches Musikarchiv Berlin:
Kataloge und Datenbanken

Pub Med
http://www.ncbi.nlm.nih.gov/entrez/
query.fcgi
englisch
Recherche wissenschaftlicher Artikel
kostenlos

DIMDI (Deutsches Institut für Medizinische Dokumentation und Information)
http://www.dimdi.de/
deutsch/englisch
Free Medline-Recherche sowie kosten-
pflichtige Recherche

DBI-Link, Datenbankservice des Deutschen Bibliothekinstitutes
http://www.dbilink.de/
deutsch
kostenpflichtiger Versand von Direktko-
pien

Free Medline
http://www.medline.de
deutsch/englisch
kostenlose Medline-Recherche-Möglich-
keit, Artikel können online bestellt werden (kostenpflichtig)

Selbsthilfe

e.b.e. Epilepsie Bundes-Elternverband e.V.
http://www.epilepsie-elternverband.de
deutsch
Webseite für betroffene Eltern, die Kontakt zu anderen Betroffenen und Interessierten suchen. Informationen zu Epilepsien, Tipps für Eltern, Literaturempfehlungen, umfangreiche Linkliste, Register örtlicher Selbsthilfe- und Elterngruppen

Landesverband für Epilepsie Selbsthilfe Nordrhein-Westfalen e.V.
http://nrw.epilepsie.sh/
deutsch
Website der Selbsthilfe Nordrhein-Westfalen mit lokalen Ansprechpartnern

Epilepsie Landesverband Bayern e.V.
http://www.epilepsy-bayern.de
deutsch
Website der Selbsthilfe Bayern

Deutsche Epilepsievereinigung e.V. (DE)
http://www.epilepsie.sh
deutsch
Website der Deutschen Epilepsievereinigung (DE)

Zeitschriften

Archives of Neurology (American Medical Association)
http://archneur.ama-assn.org/
englisch

Brain
http://brain.oupjournals.org/contents-by-date.0.shtml
englisch

Epilepsia
http://www.epilepsia.com/
englisch

Journal of Neurology Neurosurgery and Psychiatry
http://www.jnnp.com/
englisch

Nature
http://www.nature.com/
englisch

Neurology
http://www.neurology.org/
englisch

New England Journal of Medicine
http://nejm.org/
englisch

The Lancet
http://www.thelancet.com/
englisch

Deutsches Ärzteblatt
http://www.aerzteblatt.de/
deutsch

Science
http://www.sciencemag.org/
englisch

The Journal of Neuroscience
http://www.jneurosci.org/
englisch

Journal of the American Medical Association JAMA
http://jama.ama-assn.org/
englisch

BMJ – British Medical Journal
http://bmj.com/
englisch

Brain Research
http://www.sciencedirect.com
englisch

Annals of Neurology
http://www3.interscience.wiley.com/journalfinder.html
englisch

Electroencephalography and Clinical
Neurophysiology
http://www.sciencedirect.com/
englisch

Epilepsy & Behavior
http://www.idealibrary.com
englisch

Epilepsy Research
http://www.sciencedirect.com/
englisch

Der Nervenarzt
http://link.springer.de/link/service/jour-
nals/00115/index.htm
deutsch

Epilepsie-News
http://www.epilepsie-news.de
deutsch/englisch

Journal of Neurology
http://link.springer.de/link/service/jour-
nals/00415/index.htm
englisch

„Nützliches"

The Whole Brain Atlas
http://www.med.harvard.edu/AANLIB/
home.html
englisch

Kongresskalender der Zeitschrift
Nervenarzt
http://www.link.springer.de/link/service/
journals/00115/congress.htm
deutsch

LEO – Wörterbücher online
http://dict.leo.org/
deutsch/englisch

Suchmaschinen

Webverzeichnis Neuroguide
http://www.neuroguide.com/
englisch

Google
http://www.google.de
deutsch

Druck: Strauss Offsetdruck, Mörlenbach
Verarbeitung: Schäffer, Grünstadt